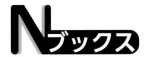

応用栄養学概論〔第2版〕

編著 渡邉早苗・松田早苗・真野由紀子

共著 小長井ちづる・髙泉佳苗・深作貴子・増野弥生
水野時子・矢ケ﨑信子・山田恒代

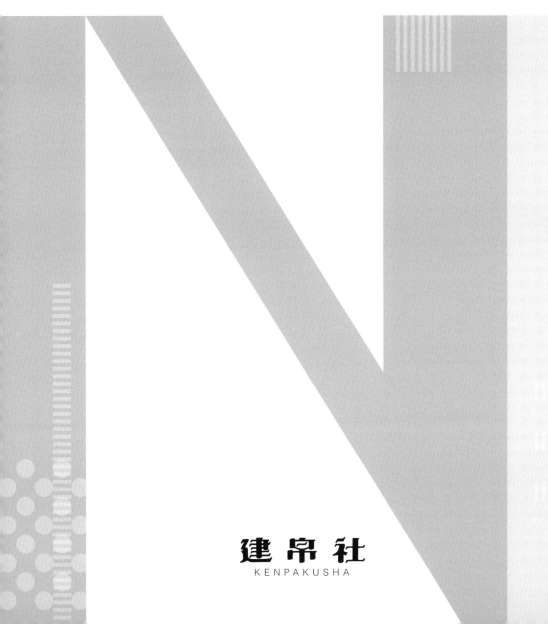

建帛社
KENPAKUSHA

　人間の一生は受胎から始まり，発育・発達し，生産年齢を経て成熟到達となり，さらには加齢による老化現象から死に至るライフサイクルと，思春期以降の生殖機能による子孫へのバトンタッチがあります。それぞれのライフステージにおいて，健康に過ごすことが充実した人生へとつながり，その間に得られた経験を次世代へ伝えることで社会全体の発展に貢献することができます。

　各ライフステージをいかに健康に過ごすかについては，日常の生活が大きくかかわっていることはいうまでもありません。健康を支える主な柱は，「運動」「食事」「休養」の３本です。「運動」は生活習慣として各ライフステージに合わせた適正な運動量が必要です。「食事」は何をどれだけ・いつ・どのように食べるか，食に関することすべてを含んでおり，単に何を食べるのが良いか悪いかの問題だけではありません。「休養」については身体と心の両方のリフレッシュが必要です。

　誰もが健康な生活を送れるようにサポートすることが，専門職としての栄養士の職務ですから，栄養士自身も健康であり，かつ，人の一生の概説を学んで理解し，個々の人びとの的確な栄養管理を行う能力を身につける学習が大切です。

　本書は全15章からなり，第１章で人の成長・発達・加齢（老化の概念），第２章で栄養ケアマネジメントを，次いで，第３〜11章では，妊娠期から高齢期までの各期の特性，病態や疾患と栄養ケア，栄養摂取を記述しています。さらに，第12章では障がい者と栄養，第13章では食事摂取基準の科学的根拠，第14章では運動・スポーツと栄養，第15章では特殊な環境やストレスと栄養との関係について学べるように構成されています。

　栄養士教育のコアカリキュラムに準拠し，わかりやすさを重視して，図表を多用するとともに，初学者にとっては難しいあるいはなじみが薄いと思われる事柄を簡潔に解説する側注を充実させました。

　本書がより多くの人びとに使用されることを願いつつ，ご批判，ご教示を頂きながら，今後さらに使いやすい教材にしたいと願っています。

2017年９月

編者一同

応用栄養学概論
目 次

第 1 章

成長・発達・加齢（老化）

1. ライフサイクルの概念

　人のライフサイクルは，**オギャー**と誕生したときから死に至るまでと考えられますが，誕生する以前には**排卵・受精・細胞分裂**という過程によって，人の生命が誕生に向けて育まれています。したがって，胎生期から始まり，小児期（乳児・幼児），学童期，思春期，成人期（含む更年期）を経て老年期が人の一生となります（図1-1）。

1.1　成　　長

　身長が伸び，体重が増え，体格が大きくなることを成長といいます。一生のうちで最も身長が伸びるのは，生後１年間です。**新生児**の身長は約50cm，１歳児は約75cmで，１年間でおよそ25cmも伸びます。次に伸びるのは９〜12歳頃の間で，１年間で約10cm前後も身長が伸びます。出生直後は４頭身ですが，成人では８頭身となります（図1-2）。一方，**体重は標準体重**で考えると，新生児の体重は約３kg，１歳児では３倍の９kgとなり，１年間で約６kg増加することになります。幼児期や学童期の体重増加

オギャー
第一啼泣（ていきゅう）といい，出産直後にあげる産声。肺呼吸を始めた合図である。

排　卵
卵巣の中で成熟した卵胞から卵子が出てくること。生理後約14日に排卵がある。

受　精
卵子は排卵後約８時間しか，射精された精子（寿命は２〜３日）と受精できない。

細胞分裂
受精卵は，受精後35時間頃から卵管の中で細胞分裂を繰り返し，およそ３日で16分割の桑実胚になる。

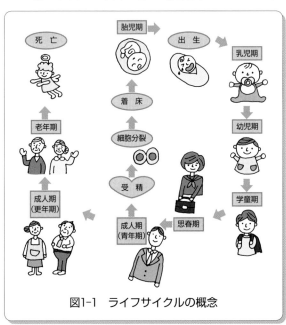

図1-1　ライフサイクルの概念

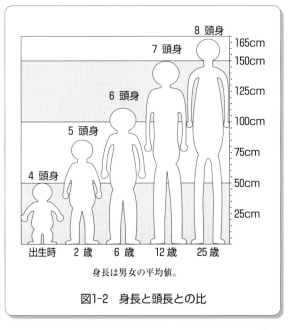

身長は男女の平均値。

図1-2　身長と頭長との比

新生児
出生後 4 週間までの赤子
をいう。
標準体重
当該月齢・年齢階級の中
央時点における統計的中
央値。

末梢
身体の中心に対して端の
ほう，つまり，手足など
の部分。

スキャモン
Scammon, Richard
Everingham
1883〜1952年，米国の医
学者，人類学者。
第二次性徴
思春期には内分泌器官が
発達し，性ホルモンの分
泌が盛んになることで男
女の性差がはっきりして
くること。

退行性
逆戻りで，ここでは以前
の状態に戻ること。細胞
数の減少や機能の低下を
意味する。

は，1 年間で約 2 〜 3 kg ですが，思春期には約 5 〜 6 kg で，20歳以降は標準体重を維持するのが健康の保持・増進によいとされています。

1.2　発　　達

　発達とは，精神や運動能力が向上することで，複雑な思考や機能が働くようになることをいいます。乳幼児の発達過程は，頭部から下部の方向へ，また，身体の中心から末梢の方向へ進みます。まず首がすわり，お座りができるようになり，その後，つかまり立ち，自立歩行の順にできるようになります。上肢の運動は，肩や肘の運動から始まり，手首，手掌，そして指先へと発達します。

　学童期以降になると，自我に目覚めるようになり，筋肉や骨格の発達に伴って，運動能力や体力の発達が著しくなります。

　発育は成長と発達の両方を含む言葉です。1928（昭和 3 ）年，米国の 0 〜18歳の子どもたちの発育変化を，スキャモンが調査しています。日本の現代の子どもと比べると，リンパ型，神経型，一般型はそれほど変わりませんが，生殖型は時代背景や文化の影響を受けやすいことから変化がみられ，現代の子どもたちでは第二次性徴の発現が，親の世代より 2 歳程度早まっているといわれています（図1-3）。

1.3　加　　齢

　加齢は，生まれてから死ぬまでの時間経過をいい，加齢に伴い身体の細胞や器官に退行性の変化が生じることを老化といいます（図1-4）。老化は，筋力，神経伝導速度，

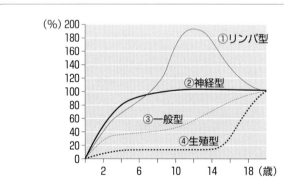

①：胸腺，リンパ組織は，急激に成長し，思春期頃に最大となり，その後は低下する。これらの成長と並行し，抵抗力は思春期までに最大となる。
②：脳・神経系および頭囲などの頭部に関する成長は，乳幼児から幼児期に大きく，生後 6 年までに成人の90％に達し，その後の成長は緩慢になる。
③：身長・体重および骨格，筋肉，血液量，腎臓，消化器官，呼吸器官などの臓器の成長度が上昇するが，その後緩慢となり，思春期に再びその速度は増す。
④：生殖器の成長は，思春期までは全成長過程の10％に過ぎず，その後20歳までに残りの90％が成長する。この生殖器の成長に伴い，第二次性徴が発現する。
　主な各器官はこの時期にほぼ完成される。

図1-3　スキャモンの発育型

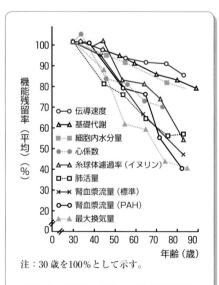

注：30歳を100％として示す。

図1-4　加齢に伴う人の生理機能の
低下（Shock, N. W.）

肺活量，病気に対する抵抗力などの生体機能が低下することで，このような機能低下は，一般に生殖年齢以降に始まり，早い遅いの個人差はありますがすべての人にみられます。

老人の定義は，65〜74歳を「准高齢者」，75〜89歳を「高齢者」，90歳以上を「超高齢者」（日本老年学会・日本老年医学会，2017）としていますが，一般には，65歳以上を高齢期としてとらえ，老化や老衰に対する栄養管理を考えなければなりません。

社会的・経済的背景や精神的・心理的要因，身体諸機能の低下の程度など個々の特徴を十分理解したうえで栄養を管理することが大切で，高齢者のみ世帯，独居，2世代または3世代家族との同居など，その生活環境で大きく左右されます。

2．成長・発達に伴う心身の変化と栄養

2.1　身長・体重，体組成

身長は5歳児で2倍（約100cm）となり，体重は3歳児で4倍（約12kg），4歳児で5倍（約15kg）となります。乳児の体表面積は，成人に比べて大きく，**不感蒸泄**や汗で失われる水分量が多いので体内水分量は約80%（成人は55〜60%）を占めています。皮下脂肪は生後3〜4か月頃が最高で，その後はハイハイなどの動きにより減ってきます。身長は，栄養状態にそれほど左右されずに伸びますが，体重は，栄養状態の良否で肥満ややせが生じます。

身長・体重の発育曲線は，乳児期後半から傾斜が緩やかになってきます。乳幼児の体格や栄養状態の評価には**パーセンタイル曲線**（図1-5）や**カウプ指数**が用いられます。

不感蒸泄
呼吸したときの呼気に含まれる水分と，皮膚や粘膜から蒸発する水分（汗を除く）で，自身では感知できない水分の排出。

パーセンタイル曲線
パーセンタイルとは，計測値の分布を示すもので，例えば10パーセンタイルは，100人中身長であれば低いほうから10番目以内ということを表す。

カウプ指数
体重（g）÷身長²（cm）×10で算出する。0〜5歳までの体格指数として用いられる。

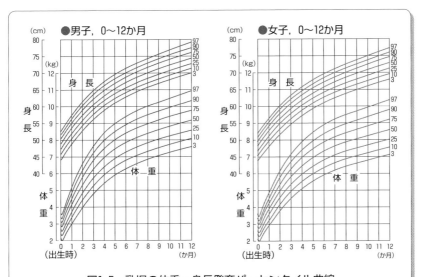

図1-5　乳児の体重・身長発育パーセンタイル曲線

〔パーセンタイル値の判定〕50；該当年齢における平均値。10〜90；大半は健康。
3〜10または90〜97；発育の偏りの疑い。3未満または97以上；発育の偏り（要精査）。
出典）厚生労働省：平成22年乳幼児身体発育調査報告書（2010）

学童の発育速度は，ほぼ一定（年間で身長5cm，体重3kg程度）で，学童期の体格や栄養状態の評価には，身長・体重の年齢別年間増加量（学校保健統計調査），**肥満度，ローレル指数**などが用いられます。思春期に入ると，発育は再び急激な加速現象（思春期スパート）となり，身長は，スパート終了後はほとんど伸びなくなります。思春期以前では男女間に体格の差はほとんどありません。しかし，スパート開始までの体格と，スパート期の成長度が，男子は女子より大きいことから，成人では，一般に男性のほうが女性より体格が大きくなります。成人の体格の評価には，**BMI**が用いられます。

2.2　代　　謝

　新生児期は，**母乳中の成分**に合わせて，**リパーゼ**による脂肪の分解が主なエネルギー源となります。生後1か月を過ぎると，**ペプシンとトリプシン**の活性化でたんぱく質の分解も始まりますが，量的には少ないので，エネルギーは糖質に依存しなければなりません。乳糖を分解する**ラクターゼ**は生後2～3日で活性がみられますが，でんぷんを分解する**アミラーゼ**は，生後4～6か月頃に活性化されます（表1-1）。生後5～6か月頃になると，乳児の消化機能もしだいに発達して，離乳食を摂取することができるようになります。乳児は主に腹式呼吸で，呼吸筋の発育や胸郭の拡張などにより，3歳頃から胸式呼吸へと移行します。幼児の呼吸数は20～30回/分です。体温は成人に比べ一般的に高く，この時期は汗腺の発達が不十分なため，周囲の温度によって体温は変化を受けやすいので注意が必要です。体温調節能は，10歳頃には成人と同程度になります（表1-2）。

　乳歯はほぼ3歳までに20本生えそろい，この間に咀しゃく力が発達し，6歳頃から永久歯に変わり始めるので，ある程度硬いものが食べられるようになります（図1-6）。幼児・学童期の胃の形は，乳児期の筒状から特有の湾曲がみられるようになり，鈎針状で内容積も増加します。体格の発育に伴って，腸の長さが増し，**蠕動運動**も活発になってきます（図1-7）。

　高齢期では，歯の欠損や消化液の分泌減少，筋肉の低下などから**咀しゃく・嚥下**や

用語

肥満度
｜実測体重（kg）－身長別標準体重（kg）｜÷身長別標準体重×100（%）で算出する。6～17歳までの体格指数として用いられる。

ローレル指数
体重（kg）÷身長³（cm）×10で算出する。6～17歳までの体格指数として用いられる。

BMI
body mass index
体重（kg）÷身長²（m）で算出する。18歳以降の体格指数として用いられる。

母乳中の成分
エネルギー比率でP（主にアルブミン）6%，F（中・長鎖脂肪酸）55%，C（乳糖）39%。

リパーゼ
胃液や膵液中の脂肪分解酵素。

ペプシン，トリプシン
胃液中のペプシンと膵液中のトリプシンでたんぱく質を分解する。

ラクターゼ
乳糖（ラクトース）をグルコースとガラクトースに分解する。

アミラーゼ
唾液や膵液中の多糖類の消化酵素。

蠕動運動
大腸が収縮と弛緩（緩やかになること）を繰り返して，腸の内容物を肛門まで運ぶ動き。

咀しゃく・嚥下
口腔内で食べ物をかみ砕き，唾液と混合して舌で喉の奥へ移動させ，飲み込むこと。

表1-1　消化酵素の発達

消化酵素	栄養素	新生児の特徴および発達
ラクターゼ	乳糖	生後2～3日で活性を示す
スクラーゼ マルターゼ	ショ糖 麦芽糖	胎児期から活性がみられる
唾液アミラーゼ	でんぷん	生後6か月から成人に近い活性レベルとなる
膵アミラーゼ		生後4か月までは分泌されない
膵リパーゼ	脂肪	胎時期で活性が出始め，新生児で成人並みに
胃・膵ペプシン 膵トリプシン	たんぱく質	出生時は少ないが1か月で急速に活性化

表1-2　生理機能の発達の目安

生理機能	1歳	10歳	成人
脈拍数（/分）	120	80	60～80
呼吸数（/分）	30	20	15～20
体温（℃）	36.0～37.4		35.5～36.9
血圧（収縮/拡張）（mmHg）	100/60	110/70	120/80
尿量（L/日）	0.5	1.0	1.0～1.5

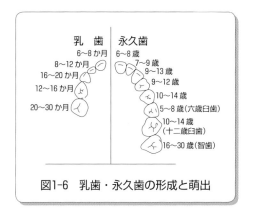

図1-6　乳歯・永久歯の形成と萌出

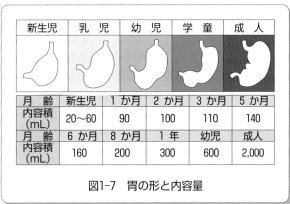

月　齢	新生児	1か月	2か月	3か月	5か月
内容積 (mL)	20～60	90	100	110	140
月　齢	6か月	8か月	1年	幼児	成人
内容積 (mL)	160	200	300	600	2,000

図1-7　胃の形と内容量

日常動作に障害がみられるようになります。さらに，高血圧，高血糖，血中の脂質異常により，**動脈硬化**が発症しやすくなります。

動脈硬化
動脈が年齢とともに老化し，弾力性が失われて硬くなること。また，動脈内に様々な物質が沈着して血管が狭くなり，血液の流れが滞る状態。

2.3　社　会　性

　乳幼児の社会性は，身体機能や精神の発達とともに育まれます。2歳頃から言語の発達に伴い，子ども同士での追いかけっこなど，ほかの子とかかわりをもとうとし，3歳ではけんかをするようになります。4歳では友だちを自分の家に誘う，5歳になるとほかの子に注意するなどの社会性を発揮するようになります。

　学童・思春期では，自我に目覚め，自主性が発達し，抽象的な思考ができるようになり，社会的規範を守ることや社会に対する積極的なかかわりを求めるようになります。しかし，一方で親に甘えていたい気持ち，大人になりたい気持ち，子どものままでいたい気持ちなど両面性のある不安定な精神状態にあるのもこの時期の特徴です。思春期では，ときに社会的な規範を逸脱することで不満の解消を図ることもあります。

2.4　発達障害

　発達障害とは，主に先天性の脳機能障害が原因で，乳幼児期に生じる発達の遅れや精神障害，知能障害を伴う場合もある症状（発達障害者支援法により定義されている）で，三つに分類されています（表1-3）。同じ種類の発達障害でも，個々の子どもによって，症状は様々です。発達障害のある子どもの療育は，その子どものもっている力を引き出し，充実した生活を送れるようにするための援助であり，社会的な自立への支援です。

表1-3　発達障害の分類と主な特徴

・**広汎性発達障害（自閉症，アスペルガー症候群，トゥレット症候群）**：コミュニケーション・対人関係・社会性の障害，行動にパターン化がみられる。また，記憶力がとても優れている場合がある。
・**学習障害（LD）**：知的な発達に遅れがない場合が多く，聞く・読む・書く・計算するなどの能力のひとつ，またはいくつかを身につけることに困難が生じる。
・**注意欠陥多動性障害（ADHD）**：不注意（集中力がない）・多動性（じっとすることができない）・衝動性（善悪を判断せずに行動してしまう）などがある。

3．加齢に伴う心身の変化と栄養

3.1　加齢のメカニズム

　加齢による老化現象のメカニズムには仮説が多数あり，老化の一部を説明できてもすべてを説明することはできませんが，現在では次のような説が考えられています。

　① **プログラム説**（テロメア）　それぞれの細胞には，分裂できる限界がはじめから設定されていて，分裂できる限界数は，おおむね寿命と比例していることから，現在，有力な説のひとつです。テロメアは細胞分裂のたびに短くなることから，このプログラム説の機構を行う部分とされています（図1-8）。

　② **エラー説**　細胞分裂の際に少しずつ発生する突然変異が徐々に蓄積され，最終的に破綻することで細胞機能が失われ，死に至るのではないかと考えられています。

　③ **活性酸素説**（フリーラジカル）代謝に伴い発生する活性酸素により身体がダメージを受け，老化が起こるという

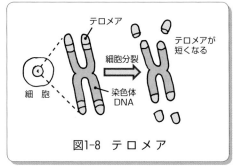

図1-8　テロメア

説です。活性酸素の発生量の多い生物ほど寿命が短くなる傾向にあることから考えられ，活性酸素がテロメアの短縮に影響しているという説もあります。

　④ **その他**　摂取エネルギー説（低エネルギーの摂食は多くの動物の平均寿命と最長寿命を延ばす）。老廃物蓄積説（**アミロイド**などが細胞内に蓄積する）。糖化反応説（高血糖状態が続くと生体のたんぱく質は非酵素的に糖化反応を発生させ，たんぱく質本来の機能を損い死に至ることになる）。病気説（老化が急速に進行する病気，早老症としてウェルナー症候群，ハッチンソン・ギルフォード・プロジェリア症候群が知られている）。

3.2　代　　謝

　心臓以外の各臓器の細胞数が減少するため，**除脂肪体重**（LBM）が低下し，体重，骨塩量，体水分量が減り体格が小さくなります（図1-9）。**味蕾**（みらい）の細胞数が減るので味覚がにぶくなり，味が濃くないとおいしさを感じにくくなります（図1-10）。

　脳の萎縮，容積や重量の減少により，知能や記憶学習能力が低下します。血管の動脈は弾力性を失って硬くなり，心拍出量が低下するので，心臓はより強く収縮し，その結果，血圧が上昇します。肺の弾性収縮力が低下し肺活量は低下します。筋肉量の低下により，基礎代謝，**インスリン感受性**，エネルギー摂取量，食欲，呼吸，歩行，身体活動が低下します。咀しゃくや嚥下力が低下し，むせや**誤嚥**（ごえん）しやすくなり，誤嚥性肺炎を生じやすくなります。胃酸の分泌量が減少し，酸度が弱くなるので，消化不良を起こしやすく，糖質偏重になることから，便秘がちになります。

　骨量が徐々に減少し，特に女性は**エストロゲン**合成の停止によって骨量の低下が著

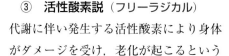

テロメア
染色体の末端にある染色体を保護する構造物。テロメアは細胞が分裂するたびに短くなっていく。

フリーラジカル
不対電子をもつ原子（分子）で，反応性が強く身体の細胞膜や組織を攻撃する。活性酸素にはフリーラジカルとそうでないものがある。

アミロイド
認知症の多くはアミロイドβとタウたんぱく質の蓄積によって引き起こされる脳神経細胞の死滅が原因。

除脂肪体重
lean body mass
全体重から体脂肪量を除いた，筋肉や骨，内臓の総重量。

味　蕾
舌や軟口蓋にある，食べ物の味を感じる小さな器官。人間の舌には約１万個の味蕾がある。

肺活量
息を最大限吸い込んだ後に肺から吐き出せる空気量。男性４〜4.5L，女性３〜４Lが標準的な値。

インスリン感受性
ブドウ糖と結びついたインスリンを受け取る働き。インスリン受容体の働き。インスリン感受性が低い，またはインスリン抵抗性が高いという。

誤　嚥
誤って気道内に食物が流入してしまうこと。嚥下障害がある人にみられる。

エストロゲン
主に卵巣から分泌される女性ホルモンのひとつ。第二次性徴の発現を促進させる。

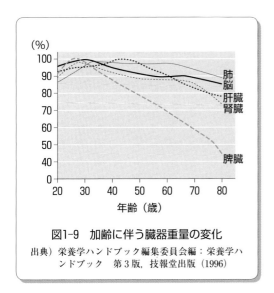

図1-9　加齢に伴う臓器重量の変化

出典）栄養学ハンドブック編集委員会編：栄養学ハ
　　　ンドブック　第3版，技報堂出版（1996）

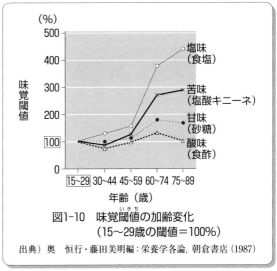

図1-10　味覚閾値の加齢変化
（15〜29歳の閾値＝100%）

出典）奥　恒行・藤田美明編：栄養学各論，朝倉書店（1987）

しくなり，骨粗鬆症や骨折の原因になります。腎臓の**エリスロポエチン**分泌量が減少し，貧血を生じやすくなります。免疫機能は，胸腺が急激に萎縮し，その結果，感染症やがんに罹患しやすくなり，リウマチなどの**自己免疫疾患**も発症しやすくなります。

エリスロポエチン
腎臓から分泌される造血因子。赤血球の産生を促進する糖たんぱく質。

自己免疫疾患
自分自身に対する免疫反応のことを自己免疫といい，自己免疫が原因で起こる病気。代表的なものに膠原病がある。

3.3　高齢者の生活環境

　高齢者にとって大切なことは，身体機能に合わせた活動を継続的に規則正しく行い，日常生活の維持・向上を図ることです。転倒を防止し，社会への参加意欲をもつよう周囲の人びとが支援する生活環境づくりが必要です。転倒は，寝たきり状態，閉じこもり，低栄養を招きやすくなります。ひとり暮らしや高齢者のみの生活では，生命の保障のためにも地域とのつながりをもつことは大切です。

　高齢者を対象とした入所施設には，病弱者や慢性疾患を有していて，介護保険の要介護認定を受けている高齢者のための介護老人福祉施設（特別養護老人ホーム），老人保健施設，療養型医療施設，比較的健常者に近い高齢者のための養護高齢者施設（養護老人ホーム，軽費老人ホーム，ケアハウス）などがあります。

　高齢者は，身体状況，日常生活機能，心理の要因などに個人差が大きいので，集団の場であっても個々の対応が必要です。栄養スクリーニングを実施し，可能な限りきめ細かいアセスメントを行い，栄養ケア計画を立てます（第2章参照）。

　食事計画では，食歴，嗜好，疾病の有無，摂食機能の程度，宗教などきめ細かい配慮が必要で，料理，食器，食堂では家庭的な雰囲気を演出し，イベント（行事食や誕生日食など）を取り入れ，喫食時間は長く取り，ゆっくり食べるように配慮します（第2章参照）。

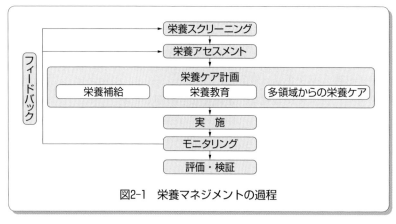

図2-1　栄養マネジメントの過程

第 2 章

栄養マネジメント

1. 栄養マネジメントの概略

　栄養マネジメントとは，栄養状態を判定し，健康増進や栄養改善上の問題を解決するための方法で，保健・医療・福祉など様々な職種の人たちと連携しながら，適正な栄養補給や栄養教育を計画し，栄養の専門職が実行することです。

　今日では，医療や介護分野において，障がい者や増加する高齢者（居宅や施設入所者）に対するQOLの向上のためにも必要とされ，その場合は，**介護支援専門員**（ケアマネジャー）が中心となって行われます。

1.1　栄養マネジメントの定義

　栄養アセスメントに基づいて，対象者の**リスク**を判定し，必要に応じて栄養に関するケアプランを作成し，実施・モニタリングを行い，さらに評価によって**フィードバック**させて，よりよい栄養状態とすることです。

1.2　栄養マネジメントの過程

　栄養マネジメントの過程は，栄養スクリーニング ⇒ 栄養アセスメント ⇒ 栄養ケア計画（栄養ケアプラン）⇒ 栄養ケアの実施 ⇒ モニタリング ⇒ 評価 ⇒ 結果のフィードバックで行われます（図2-1）。

　① **栄養スクリーニング**　対象者の中から栄養的リスクのある者をBMIや血液中のアルブミン値を**一定基準**でふるい分け，**介入**が必要かどうかを判定します。

　② **栄養アセスメント**　栄養スクリーニングで見い出された栄養的リスクのある対象者に対し，様々な評価項目（1.3参照）を用いて，栄養状態を測定し，客観的・総合的に判定します。

　③ **栄養ケア計画**　栄養ア

介護支援専門員
要支援・要介護認定者からの相談を受け，介護サービスの給付計画を作成し，介護サービス事業者との連絡，調整等を取りまとめる有資格者。

リスク
医療の場合，その人の健康や生命に被害や悪影響，危険を与える可能性をいう。病気への危険度，危険性。

フィードバック
心理学・教育学で，行動や反応をその結果を参考にして修正し，より適切なものにしていく仕組み。

一定基準
高齢者では，BMIは20未満，アルブミン値は3.5g/dL未満で低栄養のリスクありとなる。

介入
援助者が利用者に対して行う問題解決のための積極的な支援。

8

セスメントによって抽出された問題点の中から改善するべき項目を取り上げ「栄養補給」「栄養教育」「他職種からのケア」について，到達目標を定め，実施に向けての詳細（期間，方法，資源の利用，経費，マンパワーなど）を立案します。

④　**栄養ケアの実施**　栄養ケア計画に従って，それぞれの関係者が分担して実施します。

⑤　**モニタリング**　栄養ケア計画が適切に実施され，目標に達しているかどうかを監視します。

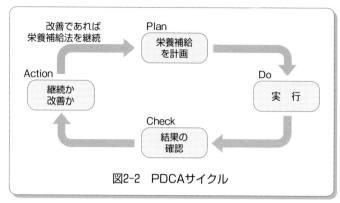

図2-2　PDCAサイクル

⑥　**評　価**　モニタリングで得られた情報を踏まえ，実施するうえで問題がなかったかどうか，目標設定どおりに改善・達成された**成果（アウトカム）**を検討します。

⑦　**結果のフィードバック**　PDCAサイクル（図2-2）の手法に従って，対象者の栄養状態が改善方向に向かった場合はそのまま継続するが，計画と結果に差が生じた場合は，栄養ケア計画の見直しをして改善を重ねます。

　現在，日本は，諸外国に例をみないスピードで**高齢化**が進行し，65歳以上の人口割合は増加し，国民の医療や介護の需要は，さらに増すこととなり，それを支える若者の数は減少するので「肩車型」社会となることが見込まれます（図2-3）。

　傷病者や高齢者が，可能な限り住み慣れた地域で，自分らしい暮らしを人生の最期まで続けることができるよう，地域の包括的な支援・サービス提供体制（**地域包括ケアシステム**）の構築（厚生労働省，2025年目途に）が進んでいます（図2-4）。

　衣食住に関する様々な支援・サービスの中でも「食への支援」は，心身ともに「生きる力」となり，栄養の専門職として，栄養マネジメントができるようになる必要があります。

成果（アウトカム）
実際に社会にどのような影響を与えたかを評価するための考え方から生まれた言葉。

PDCAサイクル
事業活動における生産管理や品質管理などの管理業務を円滑に進める手法で，4段階を繰り返すことにより業務を継続的に改善する。

高齢化
65歳以上の人口に占める割合が7％から14％になるのに，フランスでは115年，スウェーデンでは85年かかったが，日本では24年であった。

地域包括ケアシステム
地域に生活する高齢者の住まい・医療・介護・予防・生活支援を一体的に提供するためのケアシステム。

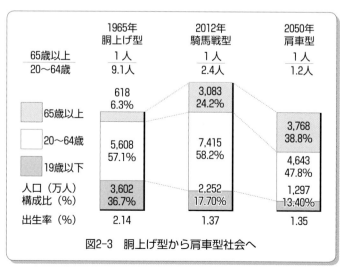

図2-3　胴上げ型から肩車型社会へ

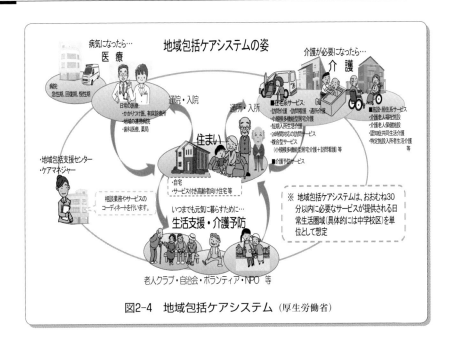

図2-4　地域包括ケアシステム（厚生労働省）

1.3　栄養アセスメント

　入院患者，居宅での療養患者，介護保険施設の入所者や利用者，障がい者などにとって栄養状態を判定し，リスクを早期に発見するには，栄養状態を評価する（アセスメント）必要があります。栄養アセスメントは**主観的**な判断ではなく，**客観的**なデータを中心に判断することが大切です。栄養アセスメントの評価項目は，大きく五つ（頭文字をとってA～Eまで）に分類されます（表2-1）。

　食事調査の目的は，食事摂取状況を調査して，摂取食品の種類や量，エネルギーおよび栄養素の摂取量，食習慣などを推定することで，分析法（**陰膳法**）や食事記録法があり，対象者の年齢や人数，経費，時間などによって適する方法を用います。

　① **食事記録法**　目安量記録法と秤量記録法があり，食べているものを記録してもらう方法です。目分量や計測器で測って記録してもらいますが，写真などに撮影して

主観的
自分だけの見方にとらわれているさま。表象・判断が，個々の人間や，人間間の心理的性質に依存しているさま。

客観的
特定の立場にとらわれず，物事を見たり考えたりするさま。主観または主体を離れて独立に存在するさま。

陰膳法
対象者が実際にとった食事と同じものをもう1食用意してもらい，試料とする方法。

表2-1　栄養アセスメントの評価項目

A：身体計測 (Anthropometric method)	身長，体重，体脂肪率，筋肉量などを測定して得られる情報。
B：臨床検査 (Biochemical method)	血液・尿などの生化学検査や免疫能，生理機能の状態が記されるカルテからの情報。
C：臨床診査 (Clinical method)	体調，病歴，職業，服薬，食嗜好などの問診や観察から得られる情報。
D：食事調査 (Dietary method)	食事回数，食事時間，摂取栄養量やバランスなど，種々の手法で得られる食事からの情報。
E：環境 (Environment)	生活環境（行動，態度，スキル，家族，経済，地域など）に関する情報。

おくと，確認するときにより精度が高くなります。食事記録から各食品の摂取栄養量を食品成分表で計算する場合，標準成分値ですから実際に食べたものとは異なり，正確な値を知ることは不可能ですが，おおむねの摂取栄養量を把握することができます。

② **24時間思い出し法**　前日（24時間）の食事内容を栄養士が聞き取り，摂取栄養量を推定する方法です。調査時間は30〜60分程度で，対象者の負担も少なくてすみます。栄養士の聞き取り方によって精度が左右されるので訓練が必要です。フードモデルや料理写真などを使用すると精度が上がります。

③ **食物摂取頻度調査法**（FFQ：food frequency questionnaire）　食習慣についての質問紙を使用して調査する方法です。**定性的調査法**と**定量的調査法**があります。簡便で安価なので対象者の多い**疫学調査**に使用されることが多い方法です。事前に対象者の食べている食品リストを作成し，質問項目としますが，数が多く，複雑な回答になると，対象者の負担が増えます。

④ **食事歴法**　食事パターンと食物摂取頻度に関する食事歴質問票（DHQ：diet history questionnaire）を用いて食行動や調理法などのエネルギー，栄養素以外の情報を得ることができます。

栄養アセスメントを機能別に分類すると以下になります。

- ●静的アセスメント：施設入所者や利用者など集団のスクリーニングや栄養アセスメントに用いられます。ある一時点の栄養状態を評価するもので，指標（パラメータ）は身体計測，免疫能，半減期の長い血清アルブミンなどです。
- ●動的アセスメント：経時的に測定し，短期間の個人の栄養状態の変化を評価できます。術前・術後の経静脈栄養や経腸栄養を積極的に施行して栄養改善を行うときに用いられる方法です。指標は半減期の短い急速代謝回転たんぱく質（RTP：rapid turnover protein），**エネルギー代謝動態**，**窒素出納**，握力などです。
- ●予後アセスメント：入院患者の手術前に用いられます。術前に栄養状態を改善しておくと，術後の合併症のリスク軽減につながることや回復が早い場合がみられ，がん患者の手術前に使われています。

1.4　栄養ケア計画

栄養ケア計画を作成するには，詳細にアセスメントした情報を用いて，以下の三つの観点から，文章化した案をつくります。

- ●栄養補給：経口摂取が可能かどうか。摂取エネルギー量や栄養素量について，食事の形態，嗜好，**禁忌**，アレルギーなどに配慮して計画します。経管栄養法や経静脈栄養法の利用なども検討します。
- ●栄養教育：望ましい食行動や食習慣の形成や生活習慣・健康行動をどのように変容させるかの**カウンセリング**や健康自己管理能力（セルフコントロール）を養う具体的方策を計画します。
- ●他職種からの栄養ケア：栄養士以外のサービス担当者からの情報を共有し，それ

定性的調査
被験者のとった食事の種類や成分をおおまかに特定することを目的とする。

定量的調査
被験者のとった食事の量や成分をある程度詳しく特定することを目的とする。

疫学調査
ある事象の原因や異状の状態などを，集団を対象として明らかにする調査方法。

エネルギー代謝動態
エネルギーの摂取と消費の状態を測定すること。

窒素出納
生体への窒素の取り込みと排出の量的な状態。窒素出納を測定することによってたんぱく質の増減を概算することができる。

禁　忌
ここでは，避けるべき食物など。

カウンセリング
心理的な問題や不安を抱え，その解決・解消を求めようとする個人に対して，専門的な視点・観点から心理的な援助・支援をする行為。

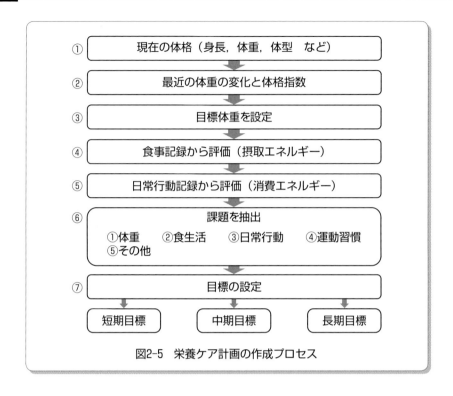

①　現在の体格（身長，体重，体型　など）

②　最近の体重の変化と体格指数

③　目標体重を設定

④　食事記録から評価（摂取エネルギー）

⑤　日常行動記録から評価（消費エネルギー）

⑥　課題を抽出
　①体重　　②食生活　　③日常行動　　④運動習慣
　⑤その他

⑦　目標の設定

短期目標　　　中期目標　　　長期目標

図2-5　栄養ケア計画の作成プロセス

ADL（Activities of Daily Living）
日常生活動作。具体的には，食事や排泄，整容，移動，入浴等の基本的な行動。

IADL（Instrumental Activities of Daily Living）
手段的日常生活動作。ADLより複雑で高次な動作（調理，掃除，買い物，金銭管理，服薬状況など）。

褥　瘡
床ずれのこと。寝たきりで栄養状態が悪いと発症しやすい。

ケアカンファレンス
医療や福祉でサービス提供のためにスタッフや関係者が，情報の共有や共通理解を図り，問題の解決を検討するための会議。

ぞれの専門職が連携を保ちながら，実施できる事項を計画します。

　栄養ケア計画の作成プロセスは，体格の評価をすることから始め，栄養的なリスクの有無を見極め，課題を抽出し，目標を設定します（図2-5）。目標を設定するうえでは，上記三つの観点を考慮し，ケアにかかわるマンパワー（家族や友人など）を含めた資源（表2-2）の活用や費用などを具体的に考えることが必要です。例えば，介護保険施設での実際のケアマネジメントでは，栄養（食事）以外にもADL，IADL，認知・コミュニケーション能力，排尿・排便，褥瘡・皮膚の問題，口腔衛生など多くの項目がアセスメントされ，その結果をふまえて，ケアマネジャーを中心としたサービス担当者会議（**ケアカンファレンス**）が開かれ，ケア計画が作成されます（図2-6）。栄養士は，サービス担当者（表2-3）として栄養アセスメントの情報を提供します。カンファレンスの結果，ケアマネジャーから対象者本人や家族への説明があり，同意を得て初めてケア計画が実行されます。

　目標設定は，短期（1〜3か月），中期（6か月程度），長期（1〜2年）で達成できる目標を設定します。短期・中期目標はその期間で定量的評価が可能なものにします（表2-4）。

表2-2　ケアにかかわる社会資源の例

マンパワー	家族，親戚，近隣住民，友人，同僚，ボランティア　など
公的施設	医療法人施設…訪問看護ステーション，老人保健施設，デイケア　など 社会福祉法人施設…デイサービス，配食サービス，ショートステイ　など 民間非営利法人（NPO）施設…移送サービス，配食サービスなど
公的制度	医療保険制度，介護福祉制度，児童福祉制度，障害者総合支援制度　など

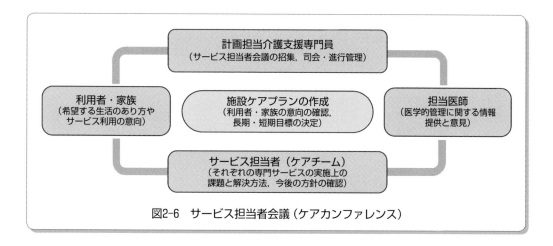

図2-6　サービス担当者会議（ケアカンファレンス）

表2-3　介護保険施設のサービス担当者（介護支援専門員を除く）

指定介護療養型医療施設	医師，薬剤師，栄養士，理学療法士，作業療法士，看護職員，介護職員，精神保健福祉士，言語聴覚士など
介護老人保健施設	医師，薬剤師，栄養士，理学療法士，作業療法士，看護職員，介護職員，言語聴覚士，支援相談員，調理員など
指定介護老人福祉施設 （特別養護老人ホーム）	医師，栄養士，介護職員，看護職員，機能訓練指導員，生活相談員など

表2-4　栄養ケア（低栄養状態の場合）の短期・中期目標の例

① 欠食を防ぎ，3食食べる
② 1日の摂取エネルギー量，たんぱく質量を増やす
③ 朝食に卵を1個食べる
④ 10時に間食（牛乳コップ1杯）をとる
⑤ 3時に間食（カステラ1切）をとる
⑥ 夕食の主菜を，魚・肉・大豆製品とし，3日ごとに繰り返す
⑦ 毎食，主食・主菜・汁・副菜を整える

■ケア実践の事例：介護が必要な高齢者■

基本情報：夫87歳，妻85歳，娘夫婦（近隣に居住），息子2人（遠方に居住）
　　　　住宅地のバリアフリー戸建住宅に居住し年金での生活。夫は，かつては朝夕に犬の散歩をしていた。妻は家にいることが多い。夫は3か月前に脳梗塞にて入院，近々退院予定，右半身麻痺にてリハビリテーションが必要。妻は5年前に心臓病にて手術，退院後は静養生活にて筋肉の衰えがあり，体力低下。週に2日程度，娘が買い物や調理，掃除，洗濯などの家事を手伝っている。
　　　　夫の退院後のリハビリテーションや日常生活の介護，妻の体力回復などで支援を受けたい。

　障がい者や介護が必要な高齢者が，居宅や施設で介護保険サービスでのケアを受けるには，**地域包括支援センター**に相談し，以下のような手順を経てケア計画が実施されます。
① 　地域包括支援センターはケアマネジャー（ケアマネと略す）の在籍する居宅介護支援事業所や訪問介護事業所を紹介。
② 　ケアマネとサービス担当者が当人や家族に面接し，要介護認定の申請手続きを市町村に行う。
③ 　市町村では申請を検討し，介護認定結果を要介護者に通知（おおむね1か月後）（この例では，夫は**要介護2**，妻は**要支援1**となった）。
④ 　退院前に，ケアマネが主治医・看護師・管理栄養士からの情報を踏まえて，本人や家族からの希望を聞き，利用するサービスの内容を相談。
⑤ 　事業所では，ケアマネがケアカンファレンス（栄養士，理学療法士，看護師，ヘルパーなど参加）を開きケア計画（原案）を作成。

> **栄養士からの情報**：アセスメント（BMI＝夫21，妻20，アルブミン値＝夫3.5g/dL，妻3.3g/dL）。夫婦とも経口摂取可能。夫は誤嚥しやすい，濃い目の味を好む，肉や牛乳は好まない。朝・夕食は米飯・佃煮・漬物。昼食は簡単なものですませる。間食なし。
> **本人・家族の意向**：自宅での生活を希望。娘のくる日以外にサービスを受けたい。夫の食事はできるだけ妻が整え，食事は2人でとりたい。通所や入浴介助はヘルパーにお願いする。
> **課題**：夫婦とも軽度の低栄養状態。妻の体力回復と調理能力をつける。

⑥ 　ケアマネから当人と家族にケア計画（原案）を説明。修正してケア計画を決定し，同意を得る（主なサービス：夫は週に3回の通所リハビリテーション・入浴介助。妻は週に1回の通所リハビリテーション，栄養士から嚥下対応食調理方法を習う）。
⑦ 　ケアマネが作成したケア計画について，当人と事業所とが契約。

> **栄養ケア計画**：栄養状態の改善。嚥下対応食調理法の習得。デイサービスの利用で生活にハリを。
> **短期目標**：民間の配食サービス（嚥下食対応）を利用しつつ，妻がとろみ剤の使用法を習う。朝食に卵を一人1個食べる。間食にビスケットやカステラ，牛乳・乳製品をとる。
> **中期目標**：妻が嚥下対応食の調理ができるようになる。夫のADL，IADLを向上させる。
> **長期目標**：夫婦ともBMI＝22。夫は犬の散歩ができること。夫婦で旅行に行けるようになる。

⑧ 　実施と（⑨）モニタリングを経て，
⑩ 　評価；夫は通所や入浴の介助回数が減り，要支援2に移行。妻は総合事業（介護保険の認定を受けずに利用できる介護予防事業）に切り替え，週2回の通所型サービス利用となった。

地域包括支援センター
設置主体は市町村等各自治体。保健師，社会福祉士，主任ケアマネジャーが配置され，地域住民の介護予防をサポート。

要介護（1〜5）
1：日常生活動作を行う能力が一部低下し，何らかの介助が必要。
2〜5：介護なしでは生活できない，問題行動や理解力の低下の4段階。

要支援（1・2）
1：日常生活の基本動作は自分ででき，悪化予防に支援が必要。
2：日常生活動作能力がわずかに低下し，部分的な介護が必要。

第 3 章

妊 娠 期

1. 妊娠期の概要

　妊娠とは「受精卵の着床にはじまり，胎芽または胎児および付属物の排出を終了するまでの状態」と定義されます（日本産科婦人科学会）。妊娠経過を正常に保ち，胎児の順調な発育につなげるために，妊娠による体内でのホルモン分泌や体重の変化を踏まえた栄養管理が大切です。

1.1　妊娠の成立・維持

　受精後，受精卵が子宮腔内に運ばれ子宮内膜に着床した時点をもって，妊娠の成立とします（図3-1）。妊娠期間は，初期（〜13週6日），中期（14週0日〜27週6日），後期（28週0日〜）に区分されます（表3-1）。

　初期には，分割した胚が子宮内膜に着床し，胎芽が発生します。中期は，母体と胎児の物質交換の場となる胎盤が完成し，将来，身体各部の器官となる細胞の分化も進み，ヒトとしての基本構造や機能が整う期間です。後期は，身体の各器官が完全に整い，体外の生活に適応するための機能を充実させる期間です。

1.2　胎児付属物

　胎盤，卵膜，臍帯，羊水は，胎児の生命維持と発育に必要な器官です。これらを総称して「胎児付属物」といい，分娩時に排出されます。

　胎盤は胎児の生命維持の役割を担っています。母体から胎児に酸素および栄養素を供給し，胎児から母体側へ老廃物や炭酸ガスを運ぶ，呼吸・栄養・排泄機能をもっています。胎児が分娩された後，子宮からはがれて排出されます。

　卵膜は胎児および臍帯を羊水中に包み込む薄い膜です。子宮側から脱落膜，絨毛膜，羊膜の3層により構成され，最内層の羊膜は羊水を分泌します。

　臍帯は胎盤と胎児を結ぶ管で，2本の臍帯動脈と1本の臍帯静脈で構成されており，表面は羊膜に覆われています。

　羊水は羊膜上皮細胞から分泌される無色透明の液体と，胎児尿や母体血液からの浸出液でできています。胎児を包み込み，衝撃を和らげて守る役割があります。また分娩時には，胎児の産道通過を容易にします（図3-2）。

着　床
着床の時期は診断できないため，妊娠期間は最終月経初日から起算する。

胎　芽
妊娠7週までを胎芽といい，8週目以降を胎児という。

胎　盤
妊娠7週頃から作られはじめ，4か月末までに機能や形態が完成し，10か月頃まで増大する。

卵　膜
脱落膜は子宮内膜が肥大・増殖したもの。絨毛膜は受精卵の全表面を覆っている。羊膜は胎児の皮膚となる。

臍　帯
へその緒のこと。妊娠後期では太さは1〜2cm，長さは25〜70cmになる。

羊　水
弱アルカリ性の液体で，胎児は羊水を飲み，尿として羊水中に排泄するが，老廃物は臍帯を通じて母体に排出される。

分　娩
出産のこと。妊婦が胎児，胎盤を産道から母体外に出す過程。

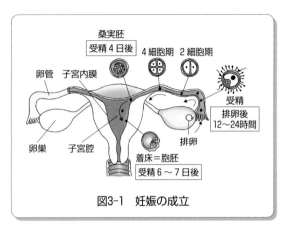

図3-1　妊娠の成立

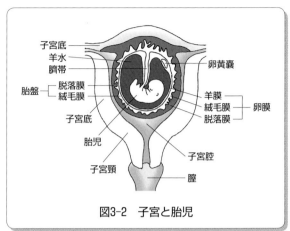

図3-2　子宮と胎児

表3-1　妊娠期間の区分

妊娠初期							妊娠中期									妊娠後期									
0～3 (週)	4～7	8～11	12	13	14	15	16～19	20	21	22	23	24～27	28～31	32～35	36	37	38	39	40	41	42	43	44～		
早期流産 (12週未満)			後期流産 (12週～22週未満)							早　産 (22週～37週未満)					正期産 (37週～)						過期産 (42週～)				
胎　芽			胎　児																						

出典）日本産科婦人科学会，2018

1.3　胎児の成長

　受精卵は，胚を経て妊娠 5 週頃から胎芽（ヒトとしての形成はされていない）となり，8 週頃になると胎児（ヒトとしての形となる）と呼ばれます。11週までには体の様々な器官が形成されます。妊娠 4 ～ 7 週は臨界期（りんかいき）といい，母親が催奇形因子（さいきけいいんし）にさらされると胎児の先天異常の原因となります。妊娠中期では安定した胎児の成長となり，身長は約40cm弱，体重は約1.5kg弱と目覚ましい増加がみられます。妊娠後期では胎児の身長の伸びは穏やかになり，体重が倍になり分娩を迎えます（表3-2）。

1.4　母体の変化

（1）体重の変化

　妊娠の進行により，体重は増加します。これは胎児や胎児附属物の成長，子宮・乳房の増大，循環血液量の増加，母体へのたんぱく質や脂肪の蓄積などのためです。通常の正期産の場合の，体重増加は 9 ～12kgとなります。

（2）子宮の変化

　受精卵着床後，子宮は肥大し，子宮壁も 4 か月で 3 cmに肥厚します。これは，子宮の筋繊維や結合組織などの肥大，増殖によるものです。胎盤の基となる胎児由来の絨毛組織からヒト絨毛性ゴナドトロピンやヒト胎盤性ラクトーゲンなどのホルモンが大

臨界期
妊娠初期のなかでも薬剤による催奇形性の危険性が最も高い時期。

催奇形因子
感染症（風疹ウイルス，水痘・帯状疱疹ウイルスなど），抗生剤・抗凝固剤，放射線，高血糖（糖尿病合併妊娠）など。

結合組織
器官の構造を支える支持組織のひとつ。

絨毛組織
指状の突起物で，母体からの栄養素を取り入れる。

ヒト絨毛性ゴナドトロピン
脳下垂体から分泌されるホルモンの一種で，性腺刺激ホルモンともいう。卵胞刺激ホルモンと黄体形成ホルモンの二つがある。妊娠のマーカーとして使われる。

ヒト胎盤性ラクトーゲン
妊娠中に胎盤から分泌される。抗インスリン作用などにより，母体の糖質・脂質代謝を調節し，その結果として，胎児への栄養供給が促進される。

表3-2　胎児の発育と母体の変化

	初　期			中　期	
	第2月（4～7週）	第3月（8～11週）	第4月（12～15週）	第5月（16～19週）	第6月（20～23週）
胎児の発育	身長約2cm 体重約4g まだ胎芽と呼ばれる。	身長約9cm 体重約20g 心臓，肝臓が活動し始める。頭，胴，四肢がはっきり区別できる。	身長約16cm 体重約120g 胎児の発育が活発になる。血液が体内を流れ始める。胎盤が完成する。	身長24～26cm 体重350g 活発に動き始める。髪の毛や爪が生える。聴診器で心臓の音が聞ける。	身長32～34cm 体重600～800g 羊水の中で動きまわる。全身にうぶ毛が生えてくる。
母体の変化	つわりが始まる。基礎体温は高温が続く。下腹が張ったり腰が重くなる。	尿の回数が多くなり便秘になりやすい。乳房が目立って張ってくる。このころまでが最も流産しやすい。	安定期に入る。つわりがおさまり食欲も出てくる。	体重が増え下腹がやや目立つようになる。	胎動を感じる。乳房がますます発達する。

	中　期	後　期		
	第7月（24～27週）	第8月（28～31週）	第9月（32～35週）	第10月（36～39週）
胎児の発育	身長37～39cm 体重1.1～1.3kg 心臓の音がはっきり聞こえる。頭を下にしてうずくまっている。	身長42～44cm 体重1.7～1.9kg 胎内での位置がほぼ一定する。手足の筋肉も丈夫になり活発に動くが，まだ皮下脂肪は少ない。	身長46～48cm 体重2.4～2.7kg 全身に皮下脂肪がつく。	身長49～51cm 体重2.9～3.4kg 外形上の発育は完了する。
母体の変化	おなかの上部もふくらんでくる。足にむくみや静脈瘤が現れやすい。貧血になりやすい。	妊娠線が出てくる。胃が押し上げられ，食事がつかえる。	心臓や胃が圧迫され動悸がしたり胃がつかえたりする。おりものがやや増えてくる。	体重は妊娠前より9～12kg増えている。子宮の位置が下がり，おなかが前につきでる。

（財）母子衛生研究会：母子健康手帳読本　赤ちゃんそのしあわせのために，一部改変。
出典）江澤郁子・津田博子編著：Nブックス　四訂応用栄養学　第2版，p.53，建帛社（2016）

量に分泌されます。子宮壁は，5か月以降胎児の発育が著しく，妊娠期間が進むにつれて薄くなり，妊娠後期には1.5cm以下になります。妊娠後期には，子宮重量は非妊時に比べて約25倍（約1kg），容積は約500倍（4～5L）となります。

（3）乳房の変化

　妊娠8週頃から乳房は乳腺が肥大，増殖し，脂肪組織の増加によって肥大します。

妊娠後期には非妊時の2〜3倍の重量になります。これは卵巣や胎盤から分泌される**プロゲステロンやエストロゲン**の作用によるものです。

（4）皮膚の変化

　妊娠2〜3か月頃から乳頭，乳輪部，腹部，**外陰部**などに暗褐色の色素沈着が起こります。子宮や乳房が急速に大きくなるにつれて，下腹部や乳房，**大腿部**，**臀部**などに赤紫色の妊娠線がみられるようになります。

（5）消化器系の変化

　妊娠初期には，つわりがあり，症状は，食欲不振，胸やけ，**悪心**，**嘔吐**，唾液分泌亢進，嗜好の変化などで，妊娠12〜16週には自然に症状は消失します。過度な心配をせず，心身の安静を保ち，食事は，水分補給を心がけ，食べたいときに食べられる物を食べるようにします。症状は，特に起床時や空腹時に強く出るため，簡単に食べられる食品（クッキー，飴など）を用意しておきます。また，口腔内も歯肉炎や**むし歯**が発生しやすくなるので清潔を心がけます。

　妊婦では，便秘しやすく，食物繊維を多く含む食品摂取を心がけ，規則正しい食生活を送ることが大切です。

（6）泌尿器系

　子宮の増大や胎児の圧迫により，尿意頻回，**尿失禁**，**尿の滞留**が起こりやすくなります。腎臓のろ過機能が過剰となり，浮腫や一過性の尿たんぱく出現や尿糖陽性を示すことがあります。

（7）神経系の変化

　自律神経系の変調により，心拍数の増加をきたし，また，情緒不安，憂うつ傾向，全身倦怠，頭痛，歯痛，などが生じ，味覚，嗅覚，視力が変化することがあります。

（8）血液成分の変化

　妊娠後期には，循環血液量が非妊娠時に比べて30〜50％増加します。赤血球の増加に比べて**血漿**の増加量が大きいために，ヘマトクリット値は下がります。また，アルブミンが減少し，総コレステロール，中性脂肪は上昇します。妊娠後期には**フィブリノーゲン**の上昇が認められます。

1.5　分　　娩

　胎児およびその付属物が排出されることで，陣痛とともに子宮筋の収縮が始まり，初産婦では15〜18時間，経産婦では7〜10時間程度の時間を要します。分娩直後は体重が4〜6kg減少します。

プロゲステロン
黄体ホルモンともいい，卵巣から分泌される。

エストロゲン
卵胞ホルモンともいう。性ステロイドホルモンで，主に卵巣から分泌されるが，精巣，副腎，皮質などでも産生され，妊娠中は絨毛上皮からも多量に分泌される。

外陰部
体外に現れている生殖器のこと。

大腿部
足のつけ根から膝までの部分。ふとももともいう。

臀部
お尻のこと。

悪心
吐き気とも呼ばれる。吐きたいような気分が起こり，顔面は蒼白となり，めまい，脱力，頭重，発汗などを伴う症状。

嘔吐
胃の内容が口から吐き出される反射運動をいう。

むし歯
う蝕，う歯ともいい，細菌の感染によって引き起こされ，歯質が崩壊される疾患である。

尿失禁
尿が漏れるのを制御できない状態。せき，くしゃみなどの腹圧の上昇に伴う腹圧性尿失禁，尿意を感じたときに排尿を抑制できない切迫性尿失禁などがある。

尿の滞留
尿が滞って排出できないこと。

自律神経系
意志に関係なく機能する器官（消化器・血管系・内分泌腺・生殖器など）の働きを調節する神経で，交感神経と副交感神経に分かれ，互いに拮抗する作用がある。

血漿
赤血球，白血球，血小板を除いた血液中の液体成分。

フィブリノーゲン
血液を凝固させる作用をもつ血漿中のたんぱく質。

2．栄養アセスメント

2.1　臨床診査

　母体や胎児の異常を早期に発見し，正常な出産と児の成長発達のために，年齢，既往歴，妊娠・出産歴・分娩歴，喫煙，飲酒，服薬，労働環境などを聞き取ります。

2.2　臨床検査

　梅毒（ばいどく），風疹（ふうしん），HIVなどのほかに，それぞれの早期発見のために次の検査項目があります。血圧と尿たんぱくは妊娠高血圧症候群の，ヘモグロビンとヘマトクリット，赤血球数などは貧血の，尿糖は妊娠糖尿病の検査項目です。

梅　毒
性行為での感染が多く，妊婦が感染すると流産，早産の原因となる。また，新生児にも感染する。

風　疹
発疹性感染症で，妊婦が感染すると，新生児が目・耳・心臓に障害をもつリスクが高くなる。

HIV
ヒト免疫不全ウイルスのことで，この感染により後天性免疫不全症候群（AIDS）となる。

2.3　身体計測

　体重，腹囲，子宮底長を測定し，浮腫の有無を観察します。体重の変化は妊婦の栄養状態や胎児の発育状態を示す重要な項目です。妊娠全期間を通しての推奨体重増加量については厚生労働省による基準（表3-3）が示されています。

　子宮底の測定は胎児の発育状態を示します。下肢にできる浮腫は正常な妊婦にもみられますが，全身にみられる場合は，心臓や腎臓の疾患の場合もあるので，精密検査を実施する必要があります。

表3-3　体格区分別推奨体重増加量

体格区分[*1]	推奨体重増加量	
	妊娠全期間	妊娠中期から後期における1週間あたり[*4]
低体重（やせ）：BMI 18.5未満	9〜12kg	0.3〜0.5kg/週
ふつう　　：BMI 18.5以上25.0未満	7〜12kg[*2]	0.3〜0.5kg/週
肥　満　　：BMI 25.0以上	個別対応[*3]	

＊1　体格区分は非妊娠時の体格による。
＊2　体格区分が「ふつう」の場合，BMIが「低体重（やせ）」に近い場合には推奨体重増加量の上限側に近い範囲を，「肥満」に近い場合には推奨体重増加量の下限側に近い範囲を推奨することが望ましい。
＊3　BMIが25.0をやや超える程度の場合は，おおよそ5kgを目安とし，著しく超える場合には，他のリスクなどを考慮しながら，臨床的な状況を踏まえ，個別に対応していく。
＊4　妊娠初期については体重増加に関する利用可能なデータが乏しいことなどから，1週間あたりの推奨体重増加量の目安を示していないため，つわりなどの臨床的な状況を踏まえ，個別に対応していく。

3．病態・疾患と栄養ケア

3.1　低体重・過体重，低栄養

　妊婦の低体重や体重増加が少ない場合，胎児発育不全の可能性が高く，低出生体重児の出産率が高くなります。低出生体重児は，成長すると肥満や生活習慣病を招きやすいとされています。また，母体の合併症，切迫流産（せっぱくりゅうざん），早産（そうざん）の危険性も高くなります。妊婦の過体重は，妊娠高血圧症候群，妊娠糖尿病などの合併症を引き起こし，胎児の

切迫流産
妊娠22週未満で出血や痛みの症状を伴い，流産しかかっている危険な状態をいう。

早　産
在胎週数が23週〜37週未満の分娩のこと。

巨大化のリスクも高まり，小児肥満や将来の生活習慣病につながります。

妊娠時の低栄養状態は，母体には衰弱，貧血，流産，早産，分娩困難，産後の回復の遅れなど，胎児には貧血，発育不良，くる病などのリスクが生じます。

3.2 悪阻（おそ），妊娠高血圧症候群

妊娠5〜6週から起こる食欲不振，悪心，嘔吐などのつわり症状が悪化し，脱水，著しい体重減少，代謝障害を引き起こすことを悪阻といいます。肝・腎・神経障害にまで進行することがあり，入院して輸液での治療が必要になります。

日本産科婦人科学会は，妊娠時に高血圧を認めた場合，妊娠高血圧症候群とすると定義しています（高血圧合併妊娠）。分類は，病型による分類（妊娠高血圧，妊娠高血圧腎症，加重型妊娠高血圧腎症），発症時期による分類があります（表3-4）。初産，高齢，肥満・高血圧・糖尿病の罹患歴や家族歴のある妊婦でなりやすく，妊婦では肺水腫，肝障害，腎障害，胎盤剥離，胎児では周産期死亡，新生児では仮死の発生リスクが高く

高血圧合併妊娠
高血圧が妊娠前あるいは妊娠20週までに存在し，加重型妊娠高血圧腎症を発症していない場合をいう。

妊娠高血圧
妊娠20週以降に高血圧を発症し，分娩後12週までに正常に回復する。

妊娠高血圧腎症
妊娠20週以降に高血圧を発症し，かつたんぱく尿を伴い，分娩後12週までに正常に回復する。

加重型妊娠高血圧腎症
妊娠20週以前に高血圧があり，妊娠20週以降にたんぱく尿を伴う。または妊娠20週以前に高血圧，たんぱく尿があり，妊娠20週以降症状が悪化する。

周産期死亡
妊娠25週以降の死産と早期新生児死亡を合わせたもの。

表3-4　妊娠高血圧症候群の症候による亜分類

重 症		次のいずれかに該当するものを重症と規定する。なお，軽症という用語はハイリスクでない妊娠高血圧症候群と誤解されるため，原則用いない。 1．妊娠高血圧・妊娠高血圧腎症・加重型妊娠高血圧腎症・高血圧合併妊娠において，血圧が次のいずれかに該当する場合 　・収縮期血圧　160mmHg以上の場合 　・拡張期血圧　110mmHg以上の場合 2．妊娠高血圧腎症・加重型妊娠高血圧腎症において，母体の臓器障害または子宮胎盤機能不全を認める場合
発症時期	早発型	妊娠34週未満に発症するもの
	遅発型	妊娠34週以降に発症するもの

出典）日本妊娠高血圧学会，2018

表3-5　妊娠高血圧症候群の栄養指導（食事指導）

項　目	概　要
エネルギー摂取 （総エネルギー）	・非妊娠時BMI 24以下の妊婦（30kcal×理想体重）＋200kcal/日 ・非妊娠時BMI 24以上の妊婦（30kcal×理想体重）（予防には妊娠中の適切な体重増加が勧められる） ・予防には妊娠中の適切な体重増加が勧められる。　BMI＜18　　では10〜12kg増 　　　　　　　　　　　　　　　　　　　　　　　　BMI 18〜24では7〜10kg増 　　　　　　　　　　　　　　　　　　　　　　　　BMI＞24　　では5〜7kg増
食　塩	・7〜8g/日に制限する（極端な食塩制限は勧められない）（予防には10g/日以下が勧められる）。
水　分	・1日尿量500mL以下や肺水腫では前日尿量に500mLを加える程度に制限するが，それ以外は制限しない。 ・口渇を感じない程度の摂取が望ましい。
たんぱく質	・理想体重×1.0g/日（予防には理想体重×1.2〜1.4g/日が望ましい）
その他	・動物性脂肪と糖質は制限し，高ビタミン食とすることが望ましい。 ・予防には食物摂取カルシウム（1日900mg）に加え，1〜2g/日のカルシウム摂取が有効との報告もある。また海藻中のカリウムや魚油，肝油（不飽和脂肪酸），マグネシウムを多く含む食品に高血圧予防効果があるとの説もある。

注）重症，軽症ともに基本的には同じ指導で差し支えない。混合型ではその基礎疾患の病態に応じた内容に変更することが勧められる。
出典）日本妊娠高血圧学会：妊娠高血圧症候群の診療指針2015-Best Practice Guide

なります。治療は，安静と食事療法で，適正なエネルギー摂取と，動物性脂肪・糖質・
食塩摂取を控え，たんぱく質・ビタミン・ミネラルを十分摂取します（表3-5）。

3.3　妊娠貧血

　妊娠中期以降は貧血になりやすく，妊娠期の貧血の判定基準は，ヘモグロビン濃度
11g/dL以下，ヘマトクリット値33％以下としています。妊娠中期より循環血液量が増
加しますが，赤血球の増加に比べ血漿の増加が大きいこと，また，この時期は胎児の
発育が著しく，鉄の需要が高まり，さらに母体の鉄の摂取不足などが要因です。妊娠
中の貧血は約95％が鉄欠乏性貧血であり，動悸・息切れ，めまい，疲労感などの症状
がみられます。低体重児の出生や分娩時の陣痛微弱，多量出血，産褥期の母体の回復
の遅れや，乳汁分泌不足などのリスクが高まります。動物性たんぱく質，ビタミンC，
特に鉄については，食事摂取基準に示された推奨量に付加した量を摂取する必要があ
ります。また，造血にかかわる栄養素を含む食品の摂取も大切です（表3-6）。

> **産褥期**
> 出産後母体が回復するま
> での6～8週間。子宮が
> 非妊時にもどる。

3.4　妊娠糖尿病

　日本糖尿病・妊娠学会は，妊娠糖尿病について「妊娠中にはじめて発見または発症
した糖尿病にいたっていない耐糖能異常」と定義し，妊娠中の明らかな糖尿病と糖尿
病合併妊娠は含みません。胎児では先天性奇形，巨大児，仮死，分娩では流産，早産，
巨大児による難産，新生児では低血糖，黄疸，呼吸障害などの発生リスクが高くなり
ます。母体の耐糖能は，分娩とともに正常化しますが，5～10年経って糖尿病の発症
率が高くなるので長期的栄養管理が必要です。栄養管理は，体重，および血糖コント
ロールの適正化と胎児の良好な発育を方針とします。1日の適正なエネルギーを，食
後の血糖値上昇を予防するために分食して摂取し，胎児の発育のため，たんぱく質や
ビタミン，ミネラルは十分摂取します。食事療法で良好な血糖コントロールが行われ
ない場合はインスリン療法を併用します（表3-7）。

> **黄疸**
> 血液中のビリルビンが増
> 加して，皮膚や粘膜が黄
> 色くなった状態をいう。

> **分食**
> 食事回数を1日5～6回
> とする食事法。胃切除後
> 症候群。糖尿病などの患
> 者に処方される。1回の
> 食事は約300kcal程度。

表3-6　造血にかかわる栄養素とその生理作用

栄養素	生理作用	比較的多く含む食品
動物性たんぱく質	・赤血球産生に必要　　・鉄吸収促進	肉類，魚介類，卵
鉄	・ヘモグロビン構成成分	肉類（レバーを含む），うなぎ，牡蠣，卵黄，そら豆，大豆，こまつな，プルーン，レーズン
銅	・造血成分（ヘモグロビン合成）	レバー，牡蠣，ごま，ひじき，わかめ
ビタミンB$_{12}$	・赤血球成熟（核酸合成）	レバー，あさり，牡蠣，しじみ，いわし，卵，スキムミルク，チーズ
葉酸	・赤血球成熟（核酸合成） ・ヘモグロビン合成におけるポルフィリン環形成	レバー，牡蠣，アスパラガス，ブロッコリー，レタス，ほうれんそう，きのこ
ビタミンB$_6$	・たんぱく質代謝の補酵素	肉類（レバーを含む），卵，チーズ，にんじん，ほうれんそう
ビタミンC	・非ヘム鉄の還元促進（鉄吸収促進）	新鮮な野菜，果物

出典）渡邉早苗ほか編：新しい臨床栄養管理　第3版，医歯薬出版（2010）

表3-7　妊娠中の糖代謝異常と診断基準（日本産科婦人科学会，日本糖尿病・妊娠学会，2019）

1）妊娠糖尿病（GDM）
　75gOGTTにおいて次の基準の1点以上を満たした場合に診断する。
　　①空腹時血糖値≧92mg/dL（5.1mmol/L）
　　②1時間値≧180mg/dL（10.0mmol/L）
　　③2時間値≧153mg/dL（8.5mmol/L）
2）妊娠中の明らかな糖尿病（overt diabetes in pregnancy）[*1]
　以下のいずれかを満たした場合に診断する。
　　①空腹時血糖値≧126mg/dL
　　②HbA1c（NGSP）≧6.5%
　　・随時血糖値≧200mg/dLあるいは75gOGTT≧200mg/dLの場合は，妊娠中の明らかな
　　　糖尿病の存在を念頭に置き，①または②の基準を満たすかどうか確認する[*2]。
3）糖尿病合併妊娠（pregestational diabetes mellitus）
　　①妊娠前にすでに診断されている糖尿病
　　②確実な糖尿病網膜症があるもの

[*1]　妊娠中の明らかな糖尿病には，妊娠前に見逃されていた糖尿病と，妊娠中の糖代謝の変化の影響を受けた
　　糖代謝異常，および妊娠中に発症した1型糖尿病が含まれる。いずれも分娩後は診断の再確認が必要である。
[*2]　妊娠中，特に妊娠後期は妊娠による生理的なインスリン抵抗性の増大を反映して糖負荷後血糖値は非妊時
　　よりも高値を示す。そのため，随時血糖値や75gOGTT負荷後血糖値は非妊時の糖尿病診断基準をそのまま当て
　　はめることはできない。

3.5　肥満，脂質代謝異常

　日本産科婦人科学会は，BMIが初期で24以上，中期で26以上，後期で28以上を妊娠肥満としています。妊婦では妊娠高血圧症候群，妊娠糖尿病，高血圧，糖尿病，胎児では巨大児，分娩では巨大児による帝王切開の発生リスクが高くなります。肥満により**インスリン抵抗性**が亢進するため，食後の血糖値上昇が顕著になるとともに脂質異常症も同時に現れます。栄養管理は，胎児の成長を考慮し，極端なエネルギー制限はせず，糖質，脂質を控え，十分なたんぱく質，ビタミン，ミネラルを摂取します。

インスリン抵抗性
血中インスリン濃度に見合うインスリン作用が得られない状態。糖尿病，高血圧，脂質異常症を生じ，動脈硬化性疾患を惹起する。

3.6　生活習慣

　妊娠期の生活習慣では，喫煙・飲酒・服薬に注意し，適度な運動習慣を取り入れることが重要です。

ニコチン
タバコのアルカロイドの主成分。末梢神経や中枢神経を刺激し血管収縮，興奮作用と神経節遮断を生じさせる。

- ●喫煙や受動喫煙によってタバコの煙を吸入すると**ニコチン**や一酸化炭素が胎児への酸素供給量を減少させ，胎児の発育遅延の原因となります。低出生体重児，自然流産，新生児死亡などの発生頻度が高くなります。

- ●慢性的な多量飲酒により，胎児の奇形や知能の発達遅延，発育不全などが発生しやすくなります。

- ●薬の副作用を考え，妊娠初期には服薬は最小限の量とします。

- ●腹圧を高めないように，日常動作にも気を配ります。重いものをもちあげる，中腰で長時間の立ち仕事などは避けます。

- ●就労妊婦は妊娠・分娩の異常が多く，深夜労働や立ち仕事の場合は注意が必要です。食生活については，厚生労働省が策定した「妊産婦のための食生活指針」（2006）を参考にします。

4．栄養摂取

4．1　食事摂取基準・付加量

　妊娠中は**基礎代謝が亢進**するので，エネルギーの増加をはじめ，各栄養素を多く摂取する必要があります。妊婦の食事摂取基準は非妊時・非授乳時の同年齢女性の健康の維持に必要な量に加え，エネルギー，たんぱく質，ビタミンA，鉄については，妊娠に伴って増加する量を1日あたりの付加量として，初期・中期・後期に分けて示しています。付加量は妊娠中の活動量や体重変化などに応じて活用します。

基礎代謝が亢進
約8～15%，後半では20
～30%亢進する。

1）エネルギー

　付加量は最終体重増加量を11kgとして補正した，妊娠による総エネルギー消費量の変化量とエネルギー蓄積量の和としています。付加量は，1日あたり初期50kcal，中期250kcal，後期450kcalです。

2）たんぱく質

　妊娠期間中の体カリウム増加量より算出した**体たんぱく質蓄積量**を最終体重増加量11kgで補正し，妊娠各期の蓄積量比率によって各期1日あたりの蓄積量を求め，さらにたんぱく質蓄積効率で除して，推定平均必要量の付加量としています。付加量（推奨量）は推奨量算定係数1.25を乗じて1日あたり初期0g，中期5g，後期20gです。

たんぱく質蓄積量
分娩時の出血，乳汁分泌
に備えるため，約1kgの
たんぱく質が蓄積され，
約半分は胎児や付属物に，
残りは母体の各組織に取
り込まれる。

3）脂　　質

　脂肪エネルギー比率は20～30％エネルギー，飽和脂肪酸の目標量は7％エネルギーで，非妊時と同様です。

　n-6系脂肪酸は日本人の妊婦の中央値をもとに設定されており9g/日です。特にアラキドン酸やDHA（ドコサヘキサエン酸）は，胎児の神経組織や網膜を構成しているので胎児にとって必要です。n-3系脂肪酸は，日本人の妊婦において摂取量が多かった30～49歳の摂取量の中央値をもとに設定されており，1.6g/日です。

4）ビタミン

　①　**ビタミンA**　　胎児へのビタミンAの移行蓄積量から付加量（推奨量）は，初期・中期は0，後期は80μgRAE/日です。

　②　**ビタミンD**　　胎児の骨格形成のためカルシウムの需要が高まるのに伴って，ビタミンD摂取も必要となりますが，数値を算定するだけのデータがないことから，目安量は非妊娠時と同量の8.5μg/日とされています。

　③　**ビタミンB$_1$・B$_2$，ナイアシン**　　ビタミンB$_1$・B$_2$は，エネルギー要求量に応じて必要量が高くなることから算定されています。妊娠後期の値を妊娠期間を通じた必要量とし，妊娠によるエネルギー付加量に推奨量の参照値（ビタミンB$_1$：0.54mg/1,000kcal，ビタミンB$_2$：0.6mg/1,000kcal）を乗じて算定されています。付加量（推奨量）は，1日あたりビタミンB$_1$は0.2mg，ビタミンB$_2$は0.3mgです。

　ナイアシンもエネルギー付加量に基づいて算定しますが，非妊時と比べるとトリプトファン－ニコチンアミド転換率が増大するため，付加量は設定されていません。

④ **ビタミンB₆**　胎盤や胎児に必要な体たんぱく質の蓄積を考慮して，非妊娠時での推定平均必要量算定の参照値と妊娠期のたんぱく質の蓄積量をもとに算定して，妊娠期を通して付加量（推奨量）は0.2mg/日です。

⑤ **ビタミンB₁₂**　胎児は肝臓にビタミンB₁₂を平均$0.1 \sim 0.2 \mu$g/日蓄積します。その中間値0.15に吸収率（50％）を考慮して付加量（推定平均必要量）とし，係数1.2を乗じて付加量（推奨量）を0.4μg/日としています。

⑥ **葉 酸**　妊娠によって葉酸の必要量が高まります。日常の適正な食事に対して100μg/日の**プテロイルモノグルタミン酸**を補充することで葉酸の赤血球濃度を維持できるという報告から，付加量（推奨量）は**食事性葉酸**に換算した200μgに推奨量算定係数1.2を乗じて240μg/日としています。

5）ミネラル

① **カルシウム**　妊娠によりカルシウムの腸管吸収率は著しく増加します。一方，母体に多く摂取されたカルシウムは尿中に排泄されるという報告から，付加量は必要ないとされています。

② **鉄**　妊娠期には基本的な鉄損失に加え，胎児の成長に伴う鉄貯蔵や臍帯（さいたい）・胎盤中への鉄貯蔵，循環する血液量の増加に伴う赤血球の増加によって，鉄の需要が増えます。増加量は妊娠の初期，中期，後期によって異なり，また，鉄の吸収率が体内需要によって変動するため，付加量（推奨量）は1日あたり初期2.5mg，中期・後期は9.5mgで，月経がない場合の推定平均必要量・推奨量に付加します。

4.2　脂溶性ビタミンの過剰

蓄積性があるので脂溶性ビタミンの過剰摂取には注意が必要です。特にビタミンAの妊娠中の過剰摂取は胎児の先天性奇形のリスクを高めます。中でも動物性食品に多く含まれるレチノールやサプリメントの摂取に注意しましょう。

4.3　葉酸欠乏

葉酸欠乏により，胎児の神経管閉鎖障害や脊椎分離症などの奇形が発生します。妊娠第5週頃には，すでに胎児では神経をはじめ基本的な器官が完成しつつあるので，妊娠前から積極的に摂取しておくことが必要です。妊娠可能な女性は，神経管閉鎖障害予防としてプテロイルモノグルタミン酸で400μg/日の摂取が望まれ，食事性葉酸では800μg/日になります。

プテロイルモノグルタミン酸
ビタミンB複合体で，グルタミン酸1〜11個の天然に存在するものを総称して葉酸という。

食事性葉酸
平均的な食事中の葉酸の遊離型プテロイルモノグルタミン酸に対する相対生体利用率は50％。

第 4 章

授 乳 期

1. 授乳女性の生理的特徴

　妊娠，分娩により変化した母体が妊娠前の状態に回復するまでの6～8週間を産褥期といい，母乳分泌も始まります。分娩後，子宮から排出される血液や子宮粘膜の分泌液などを悪露といいます。悪露の滞留に細菌感染を伴い感染症を起こすことがあり，発熱すると産褥熱といわれます。分娩後，子宮が元に戻るために収縮し，痛み（後陣痛）を感じることがあります（復古現象）。

1.1　体重・体組成の変化

　妊娠中に増加した体重は，分娩後5か月くらいで非妊娠時に戻すようにします。胎児やその付属物の排出によって4～6kgは減少しますが，残り4～6kgは乳汁分泌のためのエネルギーとしても消費されます。体内では胎盤からのエストロゲン，プロゲステロンが減少し，乳汁分泌のためのホルモンが分泌されます。

　分娩直後の子宮は小児の頭ぐらいの大きさで，授乳により徐々に収縮し，12～14日では腹壁外に触れなくなります。3～4週間後では子宮内膜に再生する子宮の復古現象が起こり，早ければ分娩後2～3か月程度で排卵が再来します。

1.2　乳汁分泌の機序

　乳児が乳頭を吸うとその刺激が間脳視床下部に伝わり，乳汁分泌にかかわるホルモンの**プロラクチン**と**オキシトシン**の分泌がうながされます。出生直後から乳児の**吸啜刺激**を頻回に受けることが大切です。そのため生後数日間は母乳分泌が十分でなくても乳首を吸わせることが必要です。

　また，オキシトシンには子宮収縮促進作用があるので，産後の子宮回復に効果があります（図4-1，4-2）。さらに，オキシトシンの分泌は不安感を弱め，ストレスを軽減させることがわかっています。

1.3　初乳，成乳

　母乳の量は乳児による吸啜刺激によりプロラクチンとオキシトシンの分泌が高まり，次第に増加してきます。また，分娩後0～4日の乳汁は初乳と呼ばれ，たんぱく質，ミ

プロラクチン
脳下垂体前葉から分泌され，乳腺を発達させる。乳汁分泌促進ホルモン。

オキシトシン
脳下垂体後葉から分泌され，乳腺周囲の筋肉と乳腺を収縮させ，乳汁分泌を促進させるホルモン。

吸啜刺激
赤ちゃんが乳首を強く吸う刺激のこと。この刺激が母乳の分泌をうながす。

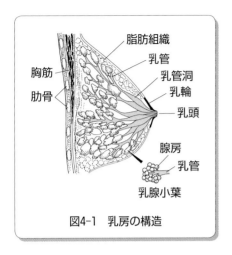

図4-1 乳房の構造

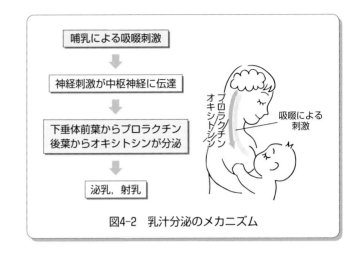

図4-2 乳汁分泌のメカニズム

出産後日数（日）	0～1	2	3	4	5	6	7	8～14	15～28	29～
乳汁量（mL/日）	5～20	50～70	140～250	230～310	270～400	290～450	320～	500～	700～	900～
呼　　称	初　　乳			移　行　乳					成　　乳	
色　　調	透明水様			帯黄色→クリーム→うすクリーム			乳白色		→	帯青白色
性　　状	蜜様		やや粘稠	強い粘稠性		やや弱い粘稠性	不透明		さらさら	

図4-3 乳汁の変化

出典）栢下　淳・上西一弘編：応用栄養学，羊土社（2014）を改変

ネラルを多く含み，特に分泌型免疫グロブリンAが多く，新生児を感染から守ります。

　次に移行乳になり，たんぱく質と分泌型免疫グロブリンAは減少し，脂肪と乳糖が増加し，総エネルギーも増加します。分娩後15日より成熟乳（成乳）になると，初乳に比べてさらに乳糖が増加し，たんぱく質とミネラルは減少してきます。初乳，移行乳，成乳各々の色調や性状について図4-3に示します。

1.4　母乳の利点と成分

（1）母乳の利点

免疫グロブリン
主に抗体として働くたんぱく質。γグロブリンともいう。

ラクトフェリン
哺乳動物の乳に多く含まれる，非ヘム性の鉄結合性糖たんぱく質。抗酸化作用，抗炎症，抗ウイルス作用などの効果がある。

アルブミン
アミノ酸のみが結合している単純たんぱく質で，消化しやすい。

　① 生後5～6か月までの乳児の成長に必要な成分組成で，かつ，消化器や腎臓への負担が少なくてすみます。② **免疫グロブリン**や**ラクトフェリン**などを含み，感染防御作用があります。③ 母乳のたんぱく質は**アルブミン**で，乳児がアレルギー反応を起こしにくくなっています。④ 抱いて授乳することにより，スキンシップが図れるので，乳児の情緒的安定や母子の愛情の結びつきが形成されます。⑤ 母乳を吸うことにより，乳児の口唇，舌，頰の運動機能の発達をうながします。⑥ 分娩後の母体の回復を早めます。⑦ 衛生的かつ経済的で手間もかからず授乳できます。⑧ 厚生労働省の調査で人工栄養と比べて，肥満や2型糖尿病の発症リスクが低いと報告されています。

（2）母乳の成分

母乳中には乳児に必要な栄養素が最適な状態で含まれています（表4-1，4-2）。

1）たんぱく質

母乳のたんぱく質は消化がよく，消化酵素が未発達な乳児に負担をかけません。母乳（成熟乳）にはたんぱく質が1.1g/100mL含まれていて，母親の栄養状態による影響はほとんど受けません。また，たんぱく質濃度は初乳で高く，成乳になるに従い少なくなります。

乳汁中のカゼインはカルシウムやリンを含み，熱や酸で固まる性質がありますが，母乳中のカゼインは胃酸で凝固しても柔らかく，**ソフトカード**と呼ばれています。一方，牛乳中のカゼインは母乳の約7〜10倍量含まれますが，胃酸で凝固して硬くなります。**ハードカード**と呼ばれ，乳児の消化には負担となります。カゼイン以外のたんぱく質をホエイ（乳清たんぱく質）といい，40種類の酵素を含み，消化を助けます。母乳は牛乳よりホエイが多く，ホエイ中に含まれる免疫グロブリンは腸管粘膜の表面から侵入

ソフトカード
乳児の消化・吸収に適する構造。

ハードカード
乳児が消化・吸収しにくい構造。

表4-1　母乳の組成の代表値（g/100mL）

脂質	合　計	4.2
	不飽和多価脂肪酸（%）	14
たんぱく質	合　計	1.1
	カゼイン	0.4
	α-ラクトアルブミン	0.3
	ラクトフェリン（アポラクトフェリン）	0.2
	免疫グロブリンA	0.1
	免疫グロブリンG	0.001
	リゾチーム	0.05
	アルブミン	0.05
炭水化物	ラクトース	7
	オリゴ糖	0.5
ミネラル	カルシウム	0.03
	リン	0.014
	ナトリウム	0.015
	カリウム	0.055
	塩　素	0.043

・母乳の組成は，母体の摂取した食品や環境によって変化することに留意。
出典）United Nations University Centre：Constituents of human milk.

表4-2　母乳・乳児用調製粉乳・普通牛乳の成分比較（/100mL）

			人乳（母乳）		乳児用調製粉乳	普通牛乳
			初乳	成熟乳		
	エネルギー	kcal	66	62	66	63
	たんぱく質	g	2.1	1.1	1.6	3.4
	脂　質		3.2	3.6	3.5	3.9
	コレステロール	mg	—	15	8	12
	炭水化物	g	7.1	7.3	7.3	5.0
ミネラル	ナトリウム	mg	34	15	18	42
	カリウム		74	49	65	155
	カルシウム		29	27	48	114
	リ　ン		—	14	29	96
	鉄		0.05	0.04	0.8	0.02
	亜　鉛		0.5	0.3	0.4	0.4
	クロム		—	0	0.5	0
ビタミン	A	μg	194	47	73	39
	D		—	0.3	1.2	0.3
	E（α-トコフェロール）	mg		0.4	0.7	0.1
	K	μg		1	3	2
	ナイアシン	mg	0.1	0.2	0.7	0.1
	C		7	5	7	1

・人乳（初乳）は夏季・冬季の平均値。『日本小児栄養消化器病学会雑誌』5，145（1991），同9，8（1995），同10，11（1996）による。
・人乳（成熟乳），乳児用調製粉乳，普通牛乳は，『日本食品標準成分表2020年版（八訂）』による。
・人乳（成熟乳）は100mL：101.7gで換算，乳児用調製粉乳は13%調乳した値，普通牛乳は100mL：103.2gで換算。

するウイルスや細菌の防御に重要な役割を果たします。

2）脂　　質

　母乳中の脂質は，母乳エネルギーの約50％を供給し，その約90％が中性脂肪です。高濃度の必須脂肪酸，DHA（ドコサヘキサエン酸），IPA（イコサペンタエン酸）などの多価不飽和脂肪酸などが含まれています。脂肪分解酵素のリパーゼも含まれているため，効率よく消化されます。

　DHA，IPAはα-リノレン酸の代謝産物で，IPAからは**アレルギー反応**を抑制する生理活性物質の**イコサノイド**がつくられます。DHAは脳の発達の促進，中枢神経系や網膜の細胞構成成分としても重要です。アラキドン酸は発育や脳の発達を促進します。

3）炭水化物（糖質）

　母乳中の糖質は，7.2g/100mL含まれており，その80％以上が乳糖で，その他種々の**オリゴ糖**などが含まれています。

　乳糖は小腸でガラクトースとグルコースに分解され，エネルギー源になります。ガラクトースは，中枢神経系発達や腸内ビフィズス菌の増殖をうながし，吸収されなかった乳糖は，鉄とカルシウムの吸収を促進させます。オリゴ糖は感染防御機能をもっています。腸内での**ビフィズス菌**の増殖を促進し，大腸菌の増殖を阻止します。

4）ビタミン

　母乳中には，ビタミンA，E，ナイアシン，Cは十分に含まれていますが，D，K，B_1，B_2は少なく，特にDとKについては注意が必要です。

　生後1週間はビタミンAの濃度が高く，しだいに減少していきます。ビタミンEは初乳に多く含まれ，抗酸化作用をもっています。

5）ミネラル

　母乳中のミネラル濃度は比較的一定しており，マグネシウム以外のミネラルは，初乳で高く，しだいに低下します。

　カルシウムとリンは骨や歯の成分となり，カルシウムは神経の伝達作用や筋肉の収縮の調節にも関係しています。母乳中の鉄，亜鉛は吸収率がよいので不足することはなく，腸管に負担を与えずに必要量を摂取できます。

1.5　母乳の問題点

- ●乳汁の分泌量がわからないため母乳不足の不安を招くことがあります。母乳の過不足については，乳児の体重が順調に増加していれば乳汁分泌量は充分と判断します。
- ●母乳黄疸が生じることがあり1～2か月症状が続きますが，母乳は継続します。
- ●母親がウイルス感染症（成人T細胞白血病，AIDS，サイトメガロウィルス）にかかると母乳を介して乳児に感染する可能性があります。
- ●母親の乳頭の奇形，裂傷，乳腺炎で授乳が困難になることがあります。

アレルギー反応
あるものに対して過敏に反応する状態で，免疫反応が関係する。免疫は身体を守るための防御システムで，例えばダニや花粉，食物たんぱく質に対してできるIgEという抗体は，増えるとその物質に対して敏感に反応してしまう。

イコサノイド
エイコサノイドともいい，炎症を促進または抑制する作用がある。

オリゴ糖
少糖類ともいい，単糖が数個結合した糖で，分子量は300～3,000。

ビフィズス菌
乳酸菌の一種で，強い殺菌性があり，腸内環境を整える。

２．栄養アセスメントと栄養ケア

2.1　授乳女性の生活習慣

　体重は，分娩後5か月で非妊時の体重に戻すのが理想です。妊娠肥満や高齢出産の場合，分娩後，肥満になりやすく，排卵遅延や血栓症，生活習慣病を招きます。バランスのとれた食事と，悪露の消失に伴い適度な運動を加えます。運動は**マタニティブルー**の解消にもなります。授乳しない場合は，母乳分泌のため妊娠時に蓄積した脂肪を消費するためにエネルギー摂取量を制限します。

　アルコール，ニコチン，カフェインは，プロラクチンの分泌を低下させるので母乳の分泌量が減少します。乳児の発育を抑制するので飲酒，喫煙，嗜好品は控えます。服薬は，母乳を介して乳児に移行し，肝臓や腎臓の薬物処理能が未熟な乳児に影響を与えるので，母乳に影響しない治療法に変えるか，授乳を人工栄養に切り替えます。

マタニティブルー
妊娠中や出産後にみられる情緒不安定な状態。自然に治り，産後うつ病とは異なる。

2.2　母体の回復，母乳分泌と食事・栄養

　母乳の分泌をよくするには次のことに注意しましょう。

● **のどの渇きを覚えたら，そのつど水分をとるようにしましょう。**

　とりすぎは母乳の分泌を減らすことがあるので注意し，甘味飲料の多飲は避けます。

● **主食を中心に，エネルギーをしっかりとりましょう。**

　母乳育児には，母乳の分泌のために1日あたり450kcalのエネルギー付加量が必要となります。ごはんやパン，麺などの炭水化物を食事の中心として適切な量をとり，必要なエネルギーを摂取します。

● **副菜で，不足しがちなビタミン・ミネラルをしっかりとりましょう。**

　野菜・きのこ・いも・海藻などのビタミン・ミネラル・食物繊維などを豊富に含む食べ物をとり，身体の調子を整えます。

● **身体づくりの基礎となる主菜は，適量を心がけましょう。**

　主菜はたんぱく質が中心となるので，焼く，炒める，揚げる，ゆでる，蒸す，煮るなどの調理法や和・洋・中華風など味の変化を楽しみながらバランスよく摂取します。

● **牛乳・乳製品などの食品を組み合わせて，カルシウムを十分にとりましょう。**

　たんぱく質とエネルギー補給に効果的な牛乳や乳製品は，カルシウムも豊富で，効率よく摂取することができます。そのほか，カルシウムを多く含む食品には，緑黄色野菜，大豆・大豆製品，小魚，海藻などがあります。

2.3　授乳・離乳の支援ガイド　（巻末資料参照）

　授乳の進行を適切に支援することは，母子の健康維持，健やかな親子関係の形成を促し，育児に自信をもたせるために重要です。厚生労働省より2019（平成31）年3月に公表された「授乳・離乳の支援ガイド（2019年改定版）」は母子を取りまく現状や社会環境に応じたガイドラインとして策定され，支援のポイントを示しています（表4-3）。

表4-3 「授乳・離乳の支援ガイド」（2019年改定版）に示された授乳等の支援のポイント

	母乳の場合	育児用ミルクを用いる場合
妊娠期	・母子にとって母乳は基本であり，母乳で育てたいと思っている人が無理せず自然に実現できるよう，妊娠中から支援を行う。 ・妊婦やその家族に対して，具体的な授乳方法や母乳（育児）の利点等について，両親学級や妊婦健康診査等の機会を通じて情報提供を行う。 ・母親の疾患や感染症，薬の使用，子どもの状態，母乳の分泌状況等の様々な理由から育児用ミルクを選択する母親に対しては，十分な情報提供の上，その決定を尊重するとともに，母親の心の状態に十分に配慮した支援を行う。 ・妊婦及び授乳中の母親の食生活は，母子の健康状態や乳汁分泌に関連があるため，食事のバランスや禁煙等の生活全般に関する配慮事項を示した「妊産婦のための食生活指針」を踏まえた支援を行う。	
授乳の開始から授乳のリズムの確立まで	・特に出産後から退院までの間は母親と子どもが終日，一緒にいられるように支援する。 ・子どもが欲しがるとき，母親が飲ませたいときには，いつでも授乳できるように支援する。 ・母親と子どもの状態を把握するとともに，母親の気持ちや感情を受けとめ，あせらず授乳のリズムを確立できるよう支援する。 ・子どもの発育は出生体重や出生週数，栄養方法，子どもの状態によって変わってくるため，乳幼児身体発育曲線を用い，これまでの発育経過を踏まえるとともに，授乳回数や授乳量，排尿排便の回数や機嫌等の子どもの状態に応じた支援を行う。 ・できるだけ静かな環境で，適切な子どもの抱き方で，目と目を合わせて，優しく声をかける等授乳時の関わりについて支援を行う。 ・父親や家族等による授乳への支援が，母親に過度の負担を与えることのないよう，父親や家族等への情報提供を行う。 ・体重増加不良等への専門的支援，子育て世代包括支援センター等をはじめとする困った時に相談できる場所の紹介や仲間づくり，産後ケア事業等の母子保健事業等を活用し，きめ細かな支援を行うことも考えられる。	
	・出産後はできるだけ早く，母子がふれあって母乳を飲めるように支援する。 ・子どもが欲しがるサインや，授乳時の抱き方，乳房の含ませ方等について伝え，適切に授乳できるよう支援する。 ・母乳が足りているか等の不安がある場合は，子どもの体重や授乳状況等を把握するとともに，母親の不安を受け止めながら，自信をもって母乳を与えることができるよう支援する。	・授乳を通して，母子・親子のスキンシップが図られるよう，しっかり抱いて，優しく声かけを行う等温かいふれあいを重視した支援を行う。 ・子どもの欲しがるサインや，授乳時の抱き方，哺乳瓶の乳首の含ませ方等について伝え，適切に授乳できるよう支援する。 ・育児用ミルクの使用方法や飲み残しの取扱等について，安全に使用できるよう支援する。
授乳の進行	・母親等と子どもの状態を把握しながらあせらず授乳のリズムを確立できるよう支援する。 ・授乳のリズムの確立以降も，母親等がこれまで実践してきた授乳・育児が継続できるように支援する。	
	・母乳育児を継続するために，母乳不足感や体重増加不良などへの専門的支援，困った時に相談できる母子保健事業の紹介や仲間づくり等，社会全体で支援できるようにする。	・授乳量は，子どもによって授乳量は異なるので，回数よりも1日に飲む量を中心に考えるようにする。そのため，育児用ミルクの授乳では，1日の目安量に達しなくても子どもが元気で，体重が増えているならば 心配はない。 ・授乳量や体重増加不良などへの専門的支援，困った時に相談できる母子保健事業の紹介や仲間づくり等，社会全体で支援できるようにする。
離乳への移行	・いつまで乳汁を継続することが適切かに関しては，母親等の考えを尊重して支援を進める。 ・母親等が子どもの状態や自らの状態から，授乳を継続するのか，終了するのかを判断できるように情報提供を心がける。	

注）混合栄養の場合は母乳の場合と育児用ミルクの場合の両方を参考にする。

3．栄養摂取

3.1 食事摂取基準・付加量

　授乳期は1日あたりの付加量で示し，妊娠中に増加した体重が減少した分と，泌乳に伴う分を考慮します。分娩直後の泌乳量は少ないですが，しだいに増加し，3か月頃に最も多くなるので，付加量を調整します。

1）推定エネルギー必要量

　妊娠前の推定エネルギー必要量（総エネルギー消費量）に泌乳量相当分（母乳中のエネルギー）を足し，体重減少分を差し引いて求めます。1日の平均泌乳量は全期間を通して780mLとしています。母乳中のエネルギー含有量を663kcal/Lとすると，母乳のエネルギー量は以下になります。

　　0.78L/日×663kcal/L＝517kcal/日

　分娩後の体重の減少により必要なエネルギー摂取量を減らします。

　体重を1kg減少させるには，6,500kcalを減じる必要があります。1か月で0.8kg減少させるには，1日あたりに換算すると以下になります。

　　6,500kcal/体重kg×0.8/月÷30日＝173kcal/日

　上記2式より，付加量が求められます。

　　517－173＝344kcal/日　→　350kcal/日（丸め処理）

2）たんぱく質

妊娠によるたんぱく質の蓄積は，分娩後かなりの部分が失われますが，一部は残ります。しかし分娩後の体重減少により失われる分を考慮すると相殺されると考えられます。そのため，授乳期の付加量は泌乳量に対する付加量のみで計算されています。

1日あたりの平均泌乳量は780mL／日，母乳中のたんぱく質濃度の平均値は12.6g／Lとされています。食事性たんぱく質から母乳たんぱく質への変換効率は70％とされています。以上から，授乳婦の付加量（推定平均必要量）は，以下になります。

12.6g/L×0.78L/日÷0.7＝14.04g/日 →15g/日（丸め処理）

付加量（推奨量）は，個人間の変動係数を12.5％と見積もり，推奨量算定係数1.25を乗じて計算します。

14.04×1.25＝17.55g/日 → 17.6g/日 → 20g/日（丸め処理）

上記より付加量（推奨量）は20g/日と示されています。

3）脂　　質

脂肪エネルギー比率は20〜30％エネルギー，飽和脂肪酸は7％エネルギーで，非授乳婦と同様です。n-6系脂肪酸は日本人の授乳婦の摂取量の中央値をもとに設定されており10g／日，n-3系脂肪酸は，日本人の授乳婦において摂取量が多かった30〜49歳の摂取量の中央値をもとに設定されており，1.8g／日です。

4）ビタミン

① **ビタミンA**　　授乳期は母乳に分泌される量を補うために，付加量（推奨量）450μgRAE／日です。

② **ビタミンD**　　母乳中のビタミンD濃度については，測定法により大きく異なる値が報告されており，母乳への分泌量に基づいて策定することが困難なため，非授乳時と同じ値の8.5μg／日とされています。

③ **ビタミンB₁・B₂，ナイアシン**　　母乳として与える量を付加することから，それぞれの母乳中濃度に泌乳量を乗じ，相対生体利用率を考慮して策定しています。付加量（推奨量）はビタミン$B_1$0.2mg／日，$B_2$0.6mg／日，ナイアシン3mgNE／日です。

④ **ビタミンB₆・B₁₂，葉酸**　　ビタミンB_6は，母乳中の濃度に泌乳量を乗じ，相対生体利用率を考慮して付加量（推奨量）は0.3mg／日，ビタミンB_{12}は，母乳中の濃度に泌乳量を乗じ，吸収率を考慮して付加量（推奨量）は0.8mg／日，葉酸は，母乳中の濃度に泌乳量を乗じ，相対生体利用率を考慮して付加量（推奨量）は100μg／日です。

5）ミネラル

授乳期にも母体のカルシウムの腸管吸収率は軽度に高まり，母乳に供給されるため，カルシウムの付加量は設定されていません。

鉄については，母乳中の鉄濃度0.426mg/Lに泌乳量780mL／日を乗じて吸収率15％を考慮して策定されており，付加量（推奨量）は2.5mg／日です。月経がない場合の摂取基準に付加する値です。

NE
ナイアシン当量：niacin equivalent。ナイアシンの摂取基準値の単位。食事摂取基準に合わせ，「追補2016年」から日本食品標準成分表に値が掲載されることとなった。ナイアシン当量＝ナイアシン（mg）＋トリプトファン（mg）/60。

第 **5** 章

乳 児 期

1. 新生児・乳児の生理的特徴

順　応
環境や境遇の変化に対応
して，性質や行動が，そ
れに合うように変化する
こと。

生後28日未満を新生児，1歳未満を乳児といいます。新生児期は，子宮内から子宮外での環境に順応していくための，きわめて変化のある重要な時期です。新生児・乳児期の栄養状態は，生涯を通じた健康の基礎となります。

1.1　成熟・生理

不感蒸泄
第1章，p.3参照。
胎　便
出生後まもなく（2～3
日）排泄される便。黒緑
色の無臭の粘稠な便。
生理的黄疸
出生後，胎児循環から出
生後循環になり赤血球が
急激に崩壊するが，新生
児の肝機能が未熟なため，
間接ビリルビンが血中に
蓄積して黄疸が起こる。

生後3～5日頃には，一時的に150～300gの体重減少がみられます。これは，不感蒸泄や胎便の排泄による水分損失量に対して哺乳量が伴わないために起こるもので，生理的体重減少といいます。体重の5～10％が減少し，2週間程度で出生時の体重に戻ります。また，生後4～5日をピークに生理的黄疸が出現し，生後7～10日頃に消失します。出生体重が2,500g未満の児を低出生体重児，1,500g未満の児を極低出生体重児，1,000g未満の児を超低出生体重児と呼びます。正期産児で出生体重2,500g以上の児を成熟児，4,000g以上を巨大児と呼びます。

1.2　成長・発育
（1）身体的発育

乳幼児身体発育曲線
第1章参照。厚生労働省
が10年ごとに行う「乳幼
児身体発育調査」に基づ
き作成される。
カウプ指数
主に3か月以降の乳幼児
の肥満度判定に用いられ
る。
カウプ指数＝体重(g)/身
長(cm)²×10
探索反射
唇やその周りに物がふれ
ると，その方向に顔を向
け口を開ける。目がほと
んど見えない状態で乳首
を探すため。
捕捉反射
探索反射で見つけた物を
口にくわえる。

出生時の身長は約50cm，体重は約3kgです。満1歳では身長が出生時の1.5倍（約75cm），体重は3倍（約9kg）になります。発育の程度には個人差がありますが，乳児期は身長，体重とも増加率が生涯で最も大きい時期です。身体発育の指標として，乳幼児身体発育曲線（第1章参照）が用いられます。一般に値が10～90パーセンタイル曲線の領域内にあれば，発育上問題はないとされています。体重・身長・胸囲・頭囲の乳幼児身体発育値（2010年）を表5-1に示します。また，生後3か月以降の乳幼児期の肥満度の判定にはカウプ指数が用いられます（図6-1参照）。

（2）摂食機能の発達

乳児の摂食機能は，乳汁を吸うことから，形ある食べ物をかみつぶして飲み込むことへと，生後5～6か月頃から約1年かけて学び，発達していきます（表5-2）。

出生児には反射行動である哺乳反射が備わっています。哺乳行動は，探索反射，捕捉

表5-1　乳幼児身体発育値（平均）

年・月齢	体重(kg)	身長(cm)	胸囲(cm)	頭囲(cm)	体重(kg)	身長(cm)	胸囲(cm)	頭囲(cm)
	男　子				女　子			
出生時	2.98	48.7	31.6	33.5	2.91	48.3	31.5	33.1
3〜4か月	6.63	61.9	41.8	41.3	6.16	60.6	40.5	40.2
7〜8か月	8.30	69.3	44.7	44.1	7.79	67.9	43.5	43.0
11〜12か月	9.09	73.9	45.9	45.9	8.54	72.3	44.6	44.7
2歳0〜6か月未満	12.03	86.7	49.4	48.6	11.39	85.4	48.0	47.5

・2歳未満は仰臥位身長，2歳以上は立位身長。
出典）厚生労働省：平成22年乳幼児身体発育調査報告書（2010）

表5-2　摂食機能獲得段階の特徴的な動き

①経口摂取準備期	哺乳反射，指しゃぶり，オモチャなめ，舌突出（安静時）など
②嚥下機能獲得期	下唇の内転，舌先の固定（閉口時），舌の蠕動様運動での食塊移送（姿勢の補助）など
③捕食機能獲得期	あご・口唇の随意的閉鎖，上唇での取り込み（すりとり）など
④押しつぶし機能獲得期	口角の水平な動き（左右対称），扁平な赤唇（上下唇），舌先の口蓋皺壁への押しつけなど
⑤すりつぶし機能獲得期	頬と口唇の協調運動，口角の引き（左右非対称），あごの偏位など
⑥自食準備期	歯がため遊び，手づかみ遊びなど
⑦手づかみ食べ機能獲得期	頸部回旋の消失，前歯咬断，口唇中央部からの捕食など
⑧食具（食器）食べ機能獲得期 （1）スプーン使用 （2）フォーク使用 （3）はし使用	頸部回旋の消失，口唇中央部からの食器の挿入，口唇での捕食，左右の手の協調など

出典）向井美惠編著：乳幼児の摂食指導，医歯薬出版，p.45（2015）

随意的
自分の意思で行うこと。

口蓋皺壁
上顎の上部にある凸凹。

偏　位
左右対称でなく，ずれていること。

頸部回旋
頭部を左右にひねる動作。

反射，吸啜反射，嚥下反射という一連の反射運動によって営まれます。哺乳反射は，生後2〜3か月頃から少しずつ消え始め，生後5〜7か月頃には乳児の意思による乳汁摂取の動きになります。

　哺乳反射が少なくなってきたら，離乳を開始することができます。生後5〜6か月頃になると，食べ物を口の前から奥へと少しずつ送る動きができるようになり，7〜8か月頃では口の前のほうを使って取り込み，舌と上あごでつぶしていく動きを覚え，9〜11か月頃では舌と上あごでつぶせないものを歯ぐきの上でつぶすことを覚えます。12〜18か月頃には手づかみ食べにより，口へ詰め込み過ぎたり，食べこぼしたりしながら，一口量を覚えます。またこの頃は，食具を使った食べる動きも覚えます。

吸啜反射
捕捉反射でくわえた物に吸い付き，乳汁を吸い出す。

嚥下反射
吸啜反射で吸い出された乳汁を飲み込む。

離　乳
母乳または育児用ミルク等の乳汁栄養から幼児食へ移行する過程をいう。（「授乳・離乳の支援ガイド」より）。

（3）消化機能の発達

　消化管による栄養素の消化・吸収機能は，出生後，経口による食物摂取に応じて徐々に発達していきます（表1-1参照）。乳児の胃は，容積が小さく形もくびれのない円筒形です（図1-7参照）。胃入口（噴門）の括約筋が未発達なため，胃内の乳汁が逆流し

括約筋
身体の開口部を閉じる輪状筋で，収縮と弛緩により物質の通過をコントロールする。

表5-3 母乳と人工栄養による乳児の便性の違い

	色	硬 さ	臭 い	液 性	回 数	腸内細菌叢
母乳栄養	卵黄色	軟らか	無臭か酸臭	酸 性	2～5回	ビフィズス菌が優勢
人工栄養	淡黄色	硬 い	腐敗臭	アルカリ性	1～2回	大腸菌，腸球菌，ビフィズス菌

溢 乳
生後3～4か月までの乳児ではしばしばみられる。

溢乳しやすすので，授乳後は背中を軽くたたくなどしてゲップ（脱気）をさせる必要があります。母乳栄養児と人工栄養児では，腸内細菌叢の違いから便性が異なります（表5-3）。

（4）精神・運動機能の発育・発達

　小児は，精神機能の発達と運動機能の発達とを明確に分けて評価できず，幼少期ほどこれらの発達は密接に結びついています。運動機能は，遺伝的情報に基づき，頭部から身体下部へ，中心部から末端へと進み，その内容も粗大運動から微細運動へと一定の方向性で発達します。生後3か月頃には首がすわり，生後5か月頃には寝返りができ，生後7～8か月頃にはひとり座り，生後9か月前後にはつかまり立ちやハイハイができ，生後約1歳でひとり歩きができるようになります（図5-1）。

（5）乳歯の形成

　一般に乳歯は，下の前歯が6～8か月頃から生え始め，1歳前後に前歯8歯，満2歳以降2歳6か月から3歳頃までに20歯全部が生えそろいます。咀しゃく機能は，奥歯が生えるに伴い乳歯の生えそろう3歳頃までには獲得されます（図1-6参照）。

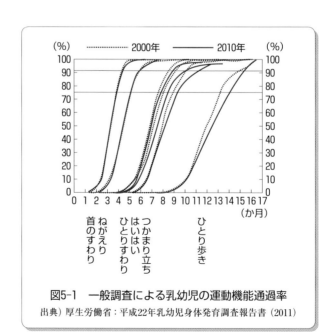

図5-1 一般調査による乳幼児の運動機能通過率
出典）厚生労働省：平成22年乳幼児身体発育調査報告書（2011）

2．病態・疾患と栄養ケア

2.1　食物アレルギー

　食物アレルギーとは，「食物によって引き起こされる**抗原特異的**な**免疫学的機序**を介して生体にとって不利益な症状が引き起こされる現象」と定義されます。

　乳幼児期の食物アレルギーは5〜10%と推察され，**即時型アレルギー**が一般的です（表5-4）。重症では生命を脅かすアナフィラキシーショックを呈することもあります。原因食物である卵，牛乳，小麦などは，成長とともに耐性を獲得して3歳までに50%，学童期までに80〜90%が**寛解**します。食物アレルギーの診療方針は，"正しい診断に基づく必要最低限の除去"をすることです。日常欠くことのできない食品については，代替え食品を用います。

　原因食品が特定の栄養素の給源となっている場合，栄養素摂取量が不足する可能性が高くなります。主食・主菜・副菜になる食品を組み合わせてバランスのよい食事の工夫が大切です。

抗原特異的
特定の抗原（アレルゲン）に特異的に結合する抗体の性質によるもの。

免疫学的機序
免疫学的なメカニズムによって起こるもので，免疫グロブリンE（IgE）依存性の反応によるものが多い。

即時型アレルギー
原因食品を摂取後，2時間以内になんらかの症状が誘発されるアレルギーで，最も頻度の高い症状は皮膚症状。

寛解
成長に伴う消化管機能と免疫学的機能の成熟により，食物アレルギーの症状を呈さなくなること。

2.2　先天性代謝異常（表5-5）

　生まれつき**酵素**が欠損していたり，活性が十分でないため，代謝されない物質が蓄積したり，酵素の関与するステップ以降の必要とされる物質の欠乏などによって，様々な障害が引き起こされます。そこで，障害発生を防ぐため，早期に発見することを目的とし，**新生児マススクリーニング**が行われます。検査は，生後5〜7日目に足の裏からごく少量の血液を採って行います。治療は食事療法が中心となり，それぞれに適した特殊ミルクを用います。

酵素
化学反応を触媒する物質で，ある酵素が働く物質は定まっている（例：アミラーゼ，ラクターゼ）。

新生児マススクリーニング
代謝に必要な酵素やホルモンが生まれつき欠損していたり，つくる力が弱い子どもを早期に発見する，ふるい分け検査。

表5-4　食物アレルギーの臨床型

臨床型		頻度の多い発症年齢	頻度の高い食物	アナフィラキシーの危険	耐性獲得
新生児・乳児消化管アレルギー		新生児期	牛乳	有り	多い
食物アレルギーの関与する乳児アトピー性皮膚炎*		乳児期	鶏卵，牛乳，小麦，大豆など	有り	多い
即時型症状		乳幼児期	年齢によって異なる	高い	鶏卵，牛乳，小麦，大豆などは多く，それ以外は少ない
特殊型	食物依存性運動誘発アナフィラキシー（FDEIA）	学童期〜成人期	小麦，エビ，果物など	高い	少ない
	口腔アレルギー症候群（OAS）	幼児期〜成人期	果物，野菜など	低い	少ない

*乳児アトピー性皮膚炎に合併して認められる食物アレルギー。食物に対する感作のある乳児で，食物が湿疹の増悪に関与している場合があるが，全ての乳児アトピー性皮膚炎に食物が関与しているわけではない。湿疹が良くなった後に即時型症状へ移行することも多い。
出典）厚生労働科学研究班による食物アレルギーの栄養食事指導の手引き（2017）

表5-5　主な先天性代謝異常症と栄養的対処

	原因と症状・病態	栄養的対処法
フェニルケトン尿症	フェニルアラニンをチロシンに変化させる酵素の欠損により，知的障害やけいれんなどをひき起こす	フェニルアラニン除去（低）ミルク，チロシン増量ミルク
ホモシスチン尿症	ホモシスチンをシスタチオニンに変化させる酵素の欠損により，知的障害や視力低下などの症状を呈する	メチオニン除去ミルク，低メチニン高シスチン食
メープルシロップ尿症	分枝鎖オキソ酸デヒドロゲナーゼの欠損により，α-ケト酸の分解が障害される疾患。メープルシロップ様の尿臭を呈する	分枝鎖アミノ酸（バリン・ロイシン・イソロイシン）除去ミルク
ガラクトース血症	ガラクトースの代謝にかかわる酵素（GALT，GALK，GALE）のいずれかの欠損による。欠損した酵素により別々の症状を呈する	無乳糖ミルク，乳糖・ガラクトース除去（制限）食

2.3　その他の病態・疾患

（1）乳児ビタミン欠乏症

1）ビタミンD欠乏症

　日照を受ける機会が少なく，完全母乳栄養で育てられた乳児では，ビタミンD欠乏によるくる病のリスクが高いことが知られています。母乳中のビタミンDおよびビタミンD活性を有する代謝産物濃度は，授乳婦の栄養状態，季節などによって変動します。防止するためには，適度な日光浴を行い，授乳婦はビタミンDの多い食事を心がける必要があります。

2）ビタミンK欠乏症

　ビタミンKは胎盤を通過しにくく出生時の備蓄が少ないこと，母乳中の含量が少ないこと，腸内細菌による産生・供給量が低いことなどから，欠乏症には，出生後数日で発症する新生児メレナ（消化管出血）やそれ以降の乳児に発症する頭蓋内出血などの**ビタミンK欠乏性出血症**があります。

ビタミンK欠乏性出血症
生後1〜2か月に発症。
ビタミンKに起因する出血症状。

　そのため，現在では予防のため，全乳児に出生後3回，ビタミンK_2シロップが投与されています。

（2）便秘，下痢・脱水

1）便　　秘

混合栄養
乳児の栄養法のひとつ。
母乳の不足を補うために
一部を人工栄養とする。

綿棒浣腸
ワセリンやグリセリンな
どをぬり滑りをよくした
綿棒を肛門から1〜2cm
くらいの位置で出し入れ
して直腸を刺激する。

マルツエキス
麦芽糖の緩やかな発酵作
用が腸の運動を活発にし，
便通を促す。

　便秘とは，便が滞った，または便が出にくい状態であり，3日以上排便がないとき，あるいは毎日排便があってもコロコロとしたうさぎの便のような場合を便秘といいます。母乳不足のほか，母乳から人工乳への移行，離乳食の開始など食事内容の変更がきっかけで便秘になることがあります。哺乳回数と哺乳量を確認し，母乳が不十分で体重増加が適当でなければ**混合栄養**とします。哺乳量が十分でも便秘が起こるときは，**綿棒浣腸**などで肛門を刺激し排便を促します。ほかに，薄めた果汁や**マルツエキス**などを与えます。離乳期以降は，ヨーグルトなどの発酵乳食品，野菜（豆・根菜など），海藻，果物，穀類などの食物繊維を多く含む食品を与えるようにします。

2）下痢・脱水

新生児期には，**胃直腸反射**により哺乳のたびに少量ずつ排便することがしばしばあります。また，母乳栄養児は，人工栄養児と比べて水分の多い軟便で回数が多いのが普通です。便がゆるく回数が多くても，食欲や飲み方に変わりがない場合は，ほとんど心配しなくてもよい下痢です。

下痢症は，その持続期間により急性と，2週間以上継続する慢性に大別されます。急性乳児下痢症の多くは，**ウイルスや細菌**による感染性下痢症です（表5-6）。基本的な食事療法は，母乳栄養は中止せず，そのままの回数で継続します。人工栄養の場合も，**ミルクを薄める**必要はなく，そのままの濃度と量で継続します。離乳開始後は，塩味をつけたおかゆ，野菜スープやりんごのすりおろしを与え，下痢回復後は，様子をみながら，2〜3日程度で元の離乳食に戻します。

乳児は，体重1kgあたりの体表面積が成人に比べて約2倍で，体表面から失われる水分量が多く，また，腎機能が未熟であること，さらに細胞外液が多く，下痢，嘔吐，発熱，食欲低下などにより脱水になりやすいので注意が必要です。対応として，白湯，**経口補液剤**，薄めた番茶，麦茶，スポーツドリンク剤などで水分補給をします。

（3）乳糖不耐症

乳糖不耐症とは，乳汁に含まれる**乳糖**を分解できず，下痢や体重増加不良をきたす疾患です。乳糖分解酵素（ラクターゼ）の先天性欠損による先天性乳糖分解酵素欠損症（先天性乳糖不耐症）と，下痢やウイルス性胃腸炎によって腸の粘膜が障害を受けてラクターゼの活性が低下した二次性乳糖分解酵素活性低下症（二次性乳糖不耐症）があります。対応としては，乳糖を含まない特殊ミルクを与え，離乳食も乳糖を含む食品を除去します。二次性乳糖不耐症は多くの場合，下痢の改善とともに治癒します。

胃直腸反射
胃にミルクが入ると，その刺激で腸が動き出し便が出る反射。

ウイルス
直径0.02〜0.2μmの大きさで，最も単純かつ最小の微生物。宿主細胞内でのみ増殖可能である。

細菌
大きさが数μm程度の最も原始的な単細胞微生物。バクテリアと呼ばれる。

ミルクを薄める
ロタウイルスのような激しい嘔吐・下痢の症状であればミルクを薄めるが，それほど激しくない場合，WHOは，栄養補給を重視して，絶食せず乳汁を飲ませる，離乳食を食べさせる，ミルクは薄めないよう示している。

経口補液剤
水分電解質を経口的に投与して，輸液と同じ効果を得ることができる。

乳糖
D-ガラクトースとD-グルコースがβ-1,4結合した二糖類。乳汁中のみに存在し，母乳に約7%，牛乳中に5%含まれている。

表5-6　急性下痢の原因

1. 哺 育 過 誤		授乳過剰など
2. 腸 管 感 染	ウイルス性	ロタウイルス，腸管アデノウイルス，ノロウイルス，エンテロウイルス（エコー，コクサッキーなど），サイトメガロウイルスなど
	細菌性	サルモネラ，カンピロバクター，エルシニア，大腸菌（病原性大腸菌，腸管出血性大腸菌など），ブドウ球菌など
	寄生虫性	クリプトスポリジウム，ジアルジア，アメーバ赤痢，ランブル鞭毛虫など
3. 腸管外感染		尿路感染，上下気道感染，中耳炎，敗血症，髄膜炎
4. そ の 他		川崎病，薬剤（抗菌薬，下剤など），中毒（鉛，有機リンなど）

出典）五十嵐隆編集：小児科臨床ピクシス18　下痢・便秘, 中山書店（2010）

3．栄養摂取

3.1　食事摂取基準

　乳児期は，推定平均必要量や推奨量を策定するための代謝実験を行うことができないため目安量が策定されています。月齢区分は，0～5か月と6～11か月の2区分ですが，エネルギーとたんぱく質については，0～5か月，6～8か月，9～11か月の3区分で示されています。

1）エネルギー

二重標識水法
第13章参照。

エネルギー密度
単位重量あたり摂取できるエネルギー量。食品（乾燥重量）1gで摂取できる熱量（kcal）。

　総エネルギー消費量とエネルギー蓄積量の和で求めます。総エネルギー消費量は，**二重標識水法**で測定した乳児の総エネルギー消費量より策定した回帰式を用いて計算します。エネルギー蓄積量は，参照体重から算出した1日あたりの体重増加量と組織増加分の**エネルギー密度**との積で算出します。

2）たんぱく質

　0～5か月は，母乳中のたんぱく質濃度（12.6g/L）に哺乳量（780mL/日）を乗じて算出します。6～8か月は，母乳中のたんぱく質濃度（10.6g/L）に哺乳量（600mL/日）を乗じ，離乳食のたんぱく質量（6.1g/日）を加え，9～11か月は，母乳中のたんぱく質濃度（9.2g/L）に哺乳量（450mL/日）を乗じ，離乳食のたんぱく質量（17.9g/日）を加えて算出します。母乳と乳児用調製粉乳の原料として使われる牛乳のたんぱく質利用効率は同程度であることから，母乳栄養児と人工栄養児の区分は設けられていません。

3）ビタミン，ミネラル

外　挿
既知の資料から未知のことを推測・予測すること。

要因加算法
乳児の鉄の食事摂取基準の算出方法は（基本的鉄損失＋ヘモグロビン中鉄蓄積量＋非貯蔵性組織鉄の増加量＋貯蔵鉄の増加量）÷吸収率。

　0～5か月は，母乳中の栄養素含有量に哺乳量を乗じて算出し，6～11か月は，体重比の0.75乗で**外挿**して算出しています。鉄の6～11か月は，**要因加算法**にて推定平均必要量，推奨量を策定しています。ビタミンDは，くる病を予防する量を目安量としています。

3.2　母乳栄養（母乳の利点，母乳の成分については第4章を参照）

　母乳には，乳児に必要な栄養素が最適な状態で含まれており，母子関係確立や経済面などでも優れた，最も自然な栄養法です。母乳は，分泌時期により初乳，移行乳，成乳に区分され，初乳と成熟乳では分泌量，性状，栄養組成などに違いがみられます。

3.3　人工栄養

　何らかの理由で母乳栄養が行えず，母乳以外の乳汁（育児用ミルク）で栄養補給を行うことを人工栄養といいます。また，母乳分泌量の不足分を育児用ミルクで補う場合や，外出や仕事等などの時間帯に育児用ミルクを与えるなど，母乳栄養の一部を育児用ミルクで補う方法を，混合栄養といいます。

（1）育児用ミルクの成分

　育児用ミルクには，**乳等省令**（乳及び乳製品の成分規格等に関する省令）に定めるものとして「乳児用調製粉乳」「フォローアップミルク」「特殊ミルク」および「**調製液状乳**」があります。母乳の代替品として与える乳児用調製粉乳は，牛乳を主原料に加工調製され，組成を母乳に近づけるように工夫されています。また，各栄養素の吸収率等を考慮してつくられているので，特定の栄養素の欠乏・過剰は起こりにくいと考えられます。**フォローアップミルク**は，母乳の代替品ではなく，離乳が順調に進んでいる場合は，摂取する必要はありません。離乳が順調に進まず，鉄欠乏のリスクが高い場合や，適当な体重増加がみられない場合には，医師に相談のうえで，必要に応じて活用します（表5-7）。

乳等省令
食品衛生法に基づく厚生労働省令。

調製液状乳
液体状で販売されている乳幼児用のミルクで，常温保存が可能。母乳代替食品である。

フォローアップミルク
牛乳に不足している鉄とビタミンを補給し，牛乳では過剰になるたんぱく質，ミネラルを，ある程度減量している。

（2）調乳器具

　哺乳びんは耐熱ガラス製やプラスチック製等があり，サイズも大小様々なものがあります。乳首の多くは**シリコンゴム**製で，吸い穴の形や大きさは，成長ごとに合わせて選びます。哺乳びんの洗浄は，清潔なびん用ブラシや乳首用ブラシを使用し，びんの内側と外側，乳首を洗浄し，残った粉ミルクを確実に除去します。器具の消毒は，煮沸・薬剤による漬け置き消毒，電子レンジ消毒があります。

シリコンゴム
化学的に安定で耐熱性に優れ，生体への影響も少ない。このため哺乳びんの乳首や医療器具，調理器具等に使用。

（3）調乳法

　調乳とは，調製粉乳を授乳できる状態にすることをいいます。調乳する際は，濃度を正しく調製すること，清潔な状態で作業を行うことが大切です。調乳濃度は製品により13～14％で，月齢に関係なく同一濃度で与えます（単一調乳法）。

　調乳方法は，家庭などで授乳のたびに消毒した哺乳びんを用いて調乳する無菌操作法（図5-2）と，大量に調乳する必要がある施設などで，洗浄した哺乳びんに調乳した乳汁を入れ，最後にまとめて殺菌する終末殺菌法があります。

表5-7　各種の乳の成分

栄養素	人乳（成熟乳）*（100mLあたり）	乳児用調製粉乳*（13%調乳液100mLあたり）	フォローアップミルク**（14%調乳液100mLあたり）	調製液状乳*（100mLあたり）	普通牛乳*（100mLあたり）
エネルギー（kcal）	62	66	64	67	63
たんぱく質（g）	1.1	1.6	2	1.5	3.4
脂質（g）	3.6	3.5	2.5	3.6	3.9
炭水化物（g）	7.3	7.3	8.5	7.2	5.0
ビタミンA(μgRAE)	47	73	70	67	39
カルシウム（mg）	27	48	101	45	114
鉄（mg）	0.04	0.8	1.2	0.6	0.02

*「日本食品標準成分表2020年版（八訂）」の100g中の成分値を，人乳（成熟乳）は100mL：101.7gとして，調製液状乳は「乳児用液体ミルク」を100mL：101gとして，普通牛乳は100mL：103.2gとして100mL中の値に換算
**森永乳業HPの粉乳100gあたりの栄養素量より100mL中の値に換算
出典）https://www.morinagamilk.co.jp/products/（2017年2月20日閲覧）

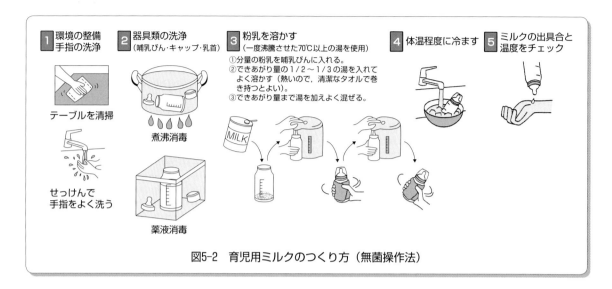

図5-2　育児用ミルクのつくり方（無菌操作法）

「乳児用調製粉乳の安全な調乳，保存及び取扱いに関するガイドライン」（WHO/FAO）では，調製粉乳の製造工程で排除が困難な**エンテロバクターサカザキ**［*Enterobacter sakazakii*（*E.sakazakii*)）］による**髄膜炎**や腸炎のリスク軽減のため，70℃以上の湯で調乳すること，また調乳後2時間以上経過したものは廃棄するよう示されています。

エンテロバクターサカザキ
乳幼児の髄膜炎や腸炎の発生に関係している細菌。70℃以上の温度の湯で調乳することでリスクを大幅に減少させることができる。

髄膜炎
細菌，ウイルス等の病原体による感染，化学的刺激などによって生じた髄膜（くも膜・軟膜）の炎症。

咀しゃく
食べ物を歯ぐきや歯でよくかんで唾液と混ぜ合わせ，飲み込みやすい形状（食塊）をつくること。

3.4　離乳栄養

　離乳とは，「成長に伴い，母乳または育児用ミルク等の乳汁だけでは不足してくるエネルギーや栄養素を補完するために，乳汁から幼児食に移行する過程」をいい，そのときに与えられる食事を離乳食といいます。生後5，6か月になると，乳汁だけでは成長に必要な栄養量が満たされなくなるため，食品からの補給が必要となります。また，摂食機能は，乳汁を吸うことから，食物をかみつぶして飲み込むことへと発達し，離乳食の摂取を通して**咀しゃく**能力を養います。さらに，離乳の進行に伴い，食事時間・回数が定まり，幼児期以降の食習慣につながっていきます。

　離乳食の開始・進行については，2019年に厚生労働省より『授乳・離乳の支援ガイド（2019年改定版）』が発表されています。

（1）離乳支援のポイント

1）離乳の開始

　離乳の開始とは，なめらかにすりつぶした状態の食物を初めて与えたときをいいます。その時期は生後5・6か月頃が適当です。発達の目安としては，首のすわりがしっかりして寝返りができ，5秒以上座れる，スプーンなどを口に入れても舌で押し出すことが少なくなくなる（哺乳反射の減弱），食物に興味を示すなどがあげられます。

2）離乳の進行

　離乳食の進め方の目安を図5-3に示します。離乳は，子どもの発育および発達の状

		離乳の開始 ━━━━━━━━━➤ 離乳の完了			
		以下に示す事項は、あくまでも目安であり、子どもの食欲や成長・発達の状況に応じて調整する。			
		離乳初期 生後5～6か月頃	離乳中期 生後7～8か月頃	離乳後期 生後9～11か月頃	離乳完了期 生後12～18か月頃
食べ方の目安		○子どもの様子をみながら1日1回1さじずつ始める。 ○母乳や育児用ミルクは飲みたいだけ与える。	○1日2回食で食事のリズムをつけていく。 ○いろいろな味や舌ざわりを楽しめるように食品の種類を増やしていく。	○食事リズムを大切に、1日3回食に進めていく。 ○共食を通じて食の楽しい体験を積み重ねる。	○1日3回の食事リズムを大切に、生活リズムを整える。 ○手づかみ食べにより、自分で食べる楽しみを増やす。
調理形態		なめらかにすりつぶした状態	舌でつぶせる固さ	歯ぐきでつぶせる固さ	歯ぐきで噛める固さ
1回当たりの目安量					
I	穀類（g）	つぶしがゆから始める。すりつぶした野菜等も試してみる。慣れてきたら、つぶした豆腐・白身魚・卵黄等を試してみる。	全がゆ 50～80	全がゆ 90～軟飯80	軟飯90～ ご飯80
II	野菜・果物（g）		20～30	30～40	40～50
III	魚（g）		10～15	15	15～20
	又は肉（g）		10～15	15	15～20
	又は豆腐（g）		30～40	45	50～55
	又は卵（個）		卵黄1～全卵1／3	全卵1／2	全卵1／2～2／3
	又は乳製品（g）		50～70	80	100
歯の萌出の目安			乳歯が生え始める。	1歳前後で前歯が8本生えそろう。	
					離乳完了期の後半頃に奥歯（第一乳臼歯）が生え始める。
摂食機能の目安		口を閉じて取り込みや飲み込みが出来るようになる。	舌と上あごで潰していくことが出来るようになる。	歯ぐきで潰すことが出来るようになる。	歯を使うようになる。

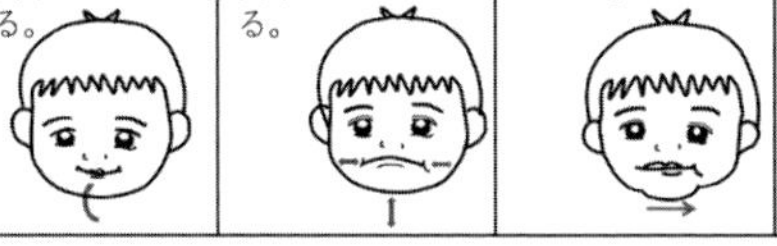

※衛生面に十分に配慮して食べやすく調理したものを与える

① 与える食品は，離乳の進行に応じて，食品の種類および量を増やしていく。

② 離乳の開始は，おかゆ（米）から始める。新しい食品を始めるときには1さじずつ与え，子どもの様子をみながら量を増やしていく。

③ 離乳が進むについて，魚は白身魚から赤身魚，青皮魚へ，卵は卵黄から全卵へと進めていく。

④ 牛乳を飲用として与える場合は，1歳を過ぎてからが望ましい。

⑤ 1日2回の離乳食に進む頃には，穀類（主食），野菜（副菜）・果物，たんぱく質性食品（主菜）を組み合わせた食事とする。

⑥ 蜂蜜は，乳児ボツリヌス症を引き起こすリスクがあるため，1歳を過ぎるまでは与えない。

図5-3　離乳の進め方の目安

出典）厚生労働省：授乳・離乳の支援ガイド（2019年改定版）

況に応じて食品の量や種類，形態を調整しながら進めていきます。また，摂食機能の発達に沿った支援が必要です。

　離乳初期（生後5か月〜6か月）は，離乳食を飲み込むこと，その舌ざわりや味になれることが主目的です。離乳中期（生後7か月〜8か月）は，下と上あごでつぶしていくことができるようになります。平らな離乳食用のスプーンを下くちびるにのせ，上くちびるが閉じるのを待ちます。離乳後期（生後9か月〜11か月）は，舌と上あごでつぶせないものを歯ぐきの上でつぶすことができるようになります。丸み（くぼみ）のある離乳食用のスプーンを下くちびるにのせ，上くちびるが閉じるのを待ちます。

3）離乳の完了

　離乳の完了とは，形ある食物をかみつぶすことができるようになり，エネルギーや栄養素の大部分が母乳やミルク以外の食物からとれるようになった状態をいいます。その時期は，生後12〜18か月頃です。この頃の食事は，1日3回となり，そのほかに1日1〜2回の間食を目安とします。この時期に手づかみ食べなどすることで，自分で食べることを楽しむ体験が増えていきます。手づかみ食べはスプーンなどの食具を扱う動作の基本なので，十分に行わせることも大切です。なお，離乳の完了とは，母乳または育児用ミルクを飲んでいない状態を意味するものではありません。

（2）ベビーフード

　ベビーフードはFAO/WHOのコーデックス食品規格委員会規格および日本ベビーフード協議会の自主規制に基づいて製造されています。製品は，水や湯を加えて調製する「ドライタイプ」と，調理完成品としてそのまま与えられる「ウェットタイプ」に大別されます。「ウェットタイプ」は，開封後，そのまま与えることができます。ベビーフードを利用するときの留意点を表5-8に示します。

表5-8　ベビーフードを利用するときの留意点

●**子どもの月齢や固さの合ったものを選び，与える前には一口食べて確認**
　子どもに与える前に一口食べてみて，味や固さを確認するとともに，温めて与える場合には熱すぎないように温度を確かめる。子どもの食べ方をみて，固さ等が適切かを確認。
●**用途に合わせて上手に選択**
　そのまま主食やおかずとして与えられるもの，調理しにくい素材を下ごしらえしたもの，家庭で準備した食材を味つけするための調味ソースなど，用途に合わせて種類も多様。外出や旅行のとき，時間のないとき，メニューを一品増やす，メニューに変化をつけるときなど，用途に応じて選択する。不足しがちな鉄分の補給源として，レバーなどを取り入れた製品の利用も可能。
●**料理名や原材料が偏らないように**
　離乳が進み，2回食になったら，ごはんやめん類などの「主食」，野菜を使った「副菜」と果物，たんぱく質性食品の入った「主菜」がそろう食事内容にする。料理名や原材料を確認して，穀類を主とした製品を使う場合には，野菜やたんぱく質性食品の入ったおかずや，果物を添えるなどの工夫を。
●**開封後の保存には注意して。食べ残しや作りおきは与えない**
　乾燥品は，開封後の吸湿性が高いため使い切りタイプの小袋になっているものが多い。びん詰やレトルト製品は，開封後はすぐに与える。与える前に別の器に移して冷凍または冷蔵で保存することもできる。表示（注意事項）をよく読んで適切な使用を。衛生面の観点から，食べ残しや作りおきは与えない。

第 6 章

幼 児 期

1. 幼児期の特性

　満1～5歳（小学校入学前）までが幼児期とされています。乳児期に比べて身長や体重などの身体発育の速度は緩やかになり，運動機能や精神機能（知能，言語，社会性など）の発達が著しい時期です。身体の発育や運動機能の発達によって，幼児期は活動量が増加します。幼児期の身体発育は，栄養摂取，食生活，運動，生活リズム，親の育児状況などの影響を受けます。

1.1　成長・発達
（1）身長・体重
　幼児期の身長と体重の平均値は表6-1のとおりです。身長は，1歳には出生時（約50cm）の約1.5倍（約75cm），5歳では約2倍（約100cm）になります。体重は，1歳には出生時（約3kg）の約3倍（約9kg），5歳では約6倍（約18kg）まで成長します。

（2）成長の評価
1）身長・体重などの実測値による評価
　幼児期の体格指数は，カウプ指数が用いられます。
　　カウプ指数＝体重（g）÷身長（cm)^2×10
　カウプ指数の判定基準は図6-1のとおりで，年齢によって判定基準が異なります。
2）身体発育曲線（パーセンタイル曲線）を用いた評価
　身体発育曲線（図6-2）に身長と体重をプロットすることにより，身体発育を評価す

表6-1　幼児期の身長・体重（平均値）

年齢 （歳）	身長（cm）		体重（kg）	
	男　子	女　子	男　子	女　子
1	78.6	76.8	10.5	9.9
2	89.4	87.9	12.8	12.2
3	95.8	93.8	14.5	13.9
4	102.3	102.8	15.9	16.0
5	108.3	109.1	18.0	17.9

資料）厚生労働省：平成29年国民健康・栄養調査報告（2018）より作成

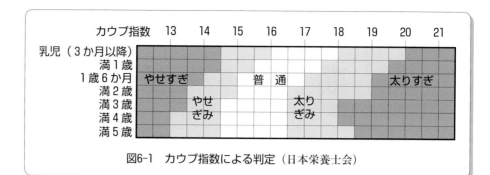

図6-1　カウプ指数による判定（日本栄養士会）

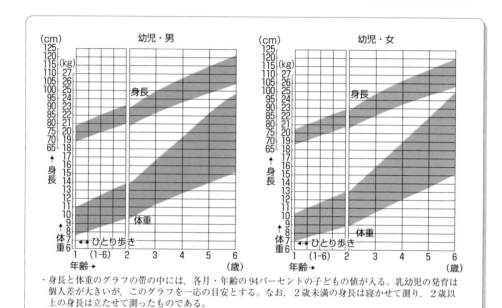

・身長と体重のグラフの帯の中には，各月・年齢の94パーセントの子どもの値が入る。乳幼児の発育は
　個人差が大きいが，このグラフを一応の目安とする。なお，2歳未満の身長は寝かせて測り，2歳以
　上の身長は立たせて測ったものである。
資料）厚生労働省：平成22年乳幼児身体発育調査

図6-2　身体発育曲線
資料）平成24年度改正母子健康手帳より作成

ることができます。身長と体重を定期的に測定して記録することで，個人の成長曲線をつくることができます。成長期である幼児にとって身長と体重の変化を経時的に把握することは，健康状態や栄養状態の変化だけでなく，疾患や家庭環境の問題などを発見することにもつながります。

1.2　咀しゃく機能

幼児期の咀しゃく機能は段階的に発達していきます。奥歯が生えてきているのにもかかわらず軟らかいものばかりを与えることや，奥歯が生えそろわない時期から硬いものや食物繊維の多いものばかりを与えることは，咀しゃく機能の発達に悪影響を及ぼします。歯の生え方に合った大きさや硬さの食べ物を与えることが大切です（図1-6参照）。

咀しゃく
食べ物を歯ぐきや歯でよくかんで唾液と混ぜ合わせ，飲み込みやすい形状（食塊）をつくること。

1歳頃には前歯が生えそろい，前歯でかみきることを覚えます。1歳半頃には第一乳臼歯が生え，奥歯でかむことを覚えますが，かむ力は大人ほど強くありません。奥歯でのすりつぶしがうまくできるようになるのは，第二乳臼歯が生えてきてからで，それまでは調理形態の工夫が必要です。乳臼歯（上下10本ずつ）が生えそろう3歳頃には，硬いものや繊維のあるものも食べられるようになり，成人に近い食事がとれるようになります。

1.3　運動・知能・言語・精神の発達

（1）運動機能の発達

　運動は粗大運動と微細運動に分けられ，脳（中枢神経系）の発達が運動機能の発達を促します。幼児期は，走る，階段の昇り降り，跳ぶなどの粗大運動の発達により，運動量が増加してエネルギー消費量が増します。また，手指の微細運動も発達して，食事が自立していきます。年齢別の摂食行動（表6-2）と食事の食べ方に関する食具の使用状況の調査結果を示します（図6-3）。

粗大運動
寝返り，四つん這い，ひとり歩きなどの身体の重心の移動がかかわる大きな運動。

微細運動
手で小さいものをつまむ，持つ，道具を使うなどの手先の細かい運動。

（2）精神機能の発達

　幼児期は知能，言語，社会性などが目ざましく発達します。1歳前後には自我が芽生えはじめ，食事をひとりで食べたがるようになります。2歳頃になると自我が発達し，自己主張をするようになり反抗期が始まります。3歳頃には自己主張が強まります（第一次反抗期）。社会性は3歳頃には芽生え始めますが，まだ自己中心的です。4～5歳頃には社会性が発達し，家族や友だちと落ちついて楽しく食事ができるようになります。

　言語は，1～1歳半になると意味のある言葉の発語がみられるようになります。2歳前半で2語文が話せるようになります。3～4歳頃になると文章で表現できるよう

第一次反抗期
2～3歳になると自分なりの意思表現として反抗や自己主張をするようになること。

表6-2　食行動の発達の目安

およその時期	摂食行動
1歳前半	コップを自分で持って飲む
1歳後半	一人で食べようとする 片手でスプーンや茶碗が使える
2歳	こぼさないで飲める スプーンやフォークを使って上手に食べる
3歳	はしを使って食事ができる はしと茶碗を両手で使用できる
4歳	はしを上手に使い完全に一人で食事ができる

出典）小川雄二編著：子どもの食と栄養演習〔第5版〕，p.115，建帛社（2020）

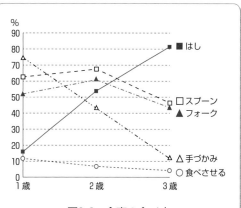

図6-3　食事の食べ方

出典）幼児食懇話会編：幼児食の基本，日本小児医事出版社p.131（2000）

になり，簡単な会話ができ，問いかけに答えられるようになります。5歳でほぼ正しい会話ができるようになります。

2．病態・疾患と栄養ケア

2．1　肥満，やせ

（1）肥　　満

肥満の判定にはカウプ指数を用います。また，経時的に体重増加を測定し，**良性肥満**か**悪性肥満**かを判定します。年長児で高度な肥満がある場合は，低エネルギー食による治療を行う場合がありますが，無理なエネルギー制限は行わず，体重の増加を抑え，身長の伸びによる肥満度の低下を待ちます。

栄養ケアは，肥満児は早食い傾向にあるので，**行動修正**などにより過食や間食のとりすぎを避け，規則正しい食生活と生活リズムをつくることから始めます。また，散歩や外遊びなど活動的な生活をうながします。子どもの肥満は，保護者の食生活が影響していますので，保護者を含めた食生活の見直しが大切です。

（2）や　　せ

やせの成因には，栄養素等の摂取不足，下痢などによる栄養素の吸収障害，代謝性疾患などがあります。エネルギーや栄養素の摂取不足については，食事内容を詳細に聞き取り，食事の量や質について検討することが必要です。

偏食，小食・食欲不振，食物アレルギーによる極端な食事制限などにより食事摂取量が少ないことが原因になっている場合もあります。成長期である幼児の体重変化の状態を定期的に把握し，体重減少が認められた場合は早急に対応します。

（3）低　栄　養

低栄養では，一般的にはたんぱく質とエネルギーの摂取不足が問題となりますが，微量栄養素の不足を伴うこともあります。幼児の場合は，カウプ指数が「やせすぎ」の場合に低栄養を疑います。

極度の低栄養は，エネルギーの不足が主な原因となる**マラスムス**（消耗症）と，たんぱく質の不足が主原因となる**クワシオルコル**の二つに分類されます。前者は，長期間の栄養不良によって発症し，高度の成長障害がみられます。体重は極度に減少し，四肢は細く，筋肉の萎縮や皮下脂肪の消失があります。後者は，たんぱく質の摂取不足によって起こる病態です。エネルギーの摂取が比較的充足している状態でも起こりえます。乳幼児では腹水による腹部膨満が特徴です。症状は，発育遅延，浮腫，皮膚の変色と剥離による皮膚の炎症などがみられます。生化学検査では，血清アルブミンと血清カリウムの値が低下します。

良性肥満
主に乳児期に発症する肥満で，身長も高く精神的にも安定しているため比較的活動的。

悪性肥満
2〜12歳（多くは4〜5歳）で発症する肥満で，体重成長曲線の正常パターンを大きく逸脱して増加し，脂質異常症を併発しやすい。

行動修正
ゆっくり食べる習慣をつけるために，「はしをもって1口食べたらはしを置き，手を膝に置く」を繰り返す。

マラスムス（消耗症）
エネルギーの摂取不足が主な原因となる栄養障害。

クワシオルコル
たんぱく質の量的あるいは質的不足が主な原因となる栄養障害。

2.2　むし歯，偏食，食欲不振

（1）む　し　歯

むし歯がある児に多くみられる保護者の間食の与え方は「欲しがるときにあげることが多い」「甘い飲み物やお菓子に偏ってしまう」「特に気をつけていない」などです。乳歯のむし歯が重症化すると永久歯の形成や歯並びなどに影響するので，しっかりとした予防が必要です。また，硬いものが食べられなくなり偏食や食欲不振を招き，必要な栄養が十分に摂取できなくなることもあります。歯質を強化する方法としては，フッ素（フッ化物）が利用されます。

表6-3　むし歯予防のポイント

① 砂糖の摂取を控えること。
② 食事やおやつの時間を決めること（だらだら食べない）。
③ 歯みがきなどで歯垢（プラーク）を除去すること。
④ むし歯にならないような歯質に強化すること　など。

歯垢（プラーク）
歯に付着している細菌のかたまり。歯垢がある歯面にむし歯が発生する。

（2）偏　　　食

食べ物の好き嫌いがひどくかたよっていて，特定の食品ばかり食べることを偏食といいます。偏食の程度は子どもによって様々で，極端な偏食は発育にも影響する場合があります。幼児は酸味や苦味を嫌う傾向にあり，食感にも敏感なので，特定の食べ物を一時的に嫌うことがあります。

学習や体験を通じて，味覚の幅が広がり，食べることができなかった食べ物が食べられるようになることもあります。偏食が固定化しないように，小さく切る，軟らかくする，好きな食材と混ぜるなどの調理の工夫をして体験する機会をつくり，無理強いはせずにチャレンジや好奇心を育てるような配慮を行うことが大切です。また，親が偏食せず食事をすることも，子どもの偏食予防・改善につながります。幼児期の嗜好発達は，離乳食が影響していると考えられます。乳児期から多様な食品や幅広い味つけに触れることが大切です。

（3）食欲不振・小食

幼児期になると食欲にむらがみられるようになります。生理的に食欲が低下することもありますが，食欲不振症は，食事量が少ないために栄養不足をきたし，発育が不良の場合をいいます。原因として病気や，保護者の養育態度が過保護や強制などの心因的な原因，不適切な生活リズム，不適切な運動量，保護者が食事の適量を理解していない，間食の量や与える時刻の不適切，などの原因によることもあります。小食は，体質や遺伝的要因によるものが多いですが，食事の量が少なくても，発育・発達が順調であれば問題ありません。

2.3　その他の病態・疾患

（1）貧　　　血

幼児期の貧血は，体内の鉄不足によって生じる鉄欠乏性貧血が最も多いので，欠食や偏食などで栄養素の不足が生じないようにします。また，牛乳を1日600mL以上，3

か月以上摂取している幼児に起こりやすい牛乳多飲によって起こる鉄欠乏性貧血を牛乳貧血といいます。

（2）脱　　水

不感蒸泄
第 1 章, p.3参照。

幼児は体重 1 kgあたりの生理的水分必要量は成人の約 2 倍で，**不感蒸泄量**や尿量も成人に比べて多く（表6-4），そのため，幼児は脱水症状を起こしやすく，発熱，下痢，嘔吐などの場合には特に注意が必要です。このような症状がある場合は，こまめな水分補給が必要です。

また，水分だけでなく，ナトリウムなどの電解質も失われます。経口摂取ができるようであれば，湯冷まし，麦茶，乳幼児用イオン飲料などを少量ずつ頻回に与えるようにします。

表6-4　水分の生理的必要量（mL/kg/日）

	乳児	幼児	学童	成人
不感蒸泄量	50	40	30	20
尿量	90	50	40	30
発育・その他	10	10	10	
生理的必要量	150	100	80	50

澤田　淳編：最新子どもの保健，日本小児医事出版社，p.63（2013）

3．栄養摂取

3．1　食事摂取基準

日本人の食事摂取基準（2020年版）では，小児におけるエネルギー摂取量の過不足の評価は，成長曲線（身体発育曲線）を用いて成長の経過を縦断的に確認することが示されています。

小児の推定エネルギー必要量は，以下の式で算出されます。

基礎代謝量（kcal/日）×身体活動レベル＋エネルギー蓄積量（kcal/日）

幼児期は基礎代謝基準値（kcal/kg体重/日）が最も高く，体重 1 kgあたりの推定エネルギー必要量は，成人の約 2 倍です（表6-5）。

各栄養素の食事摂取基準は，巻末資料に示します。栄養素においても体重 1 kgあたりの必要量（推奨量または目安量）は成人より多い値となっています。

表6-5　幼児期の参照体重における基礎代謝量と推定エネルギー必要量（成人との比較）

	基礎代謝基準値 (kcal/kg体重/日)		参照体重 (kg)		身体活動レベル Ⅱ（ふつう）		エネルギー 蓄積量 (kcal/日)		推定エネルギー 必要量* (kcal/日)		体重 1 kgあたりの 推定エネルギー 必要量* (kcal/kg/日)	
	男性	女性	男性	女性	男性	女性	男性	女性	男性	女性	男性	女性
1～2 歳	61.0	59.7	11.5	11.0	1.35	1.35	20	15	950	900	83	82
3～5 歳	54.8	52.2	16.5	16.1	1.45	1.45	10	10	1,300	1,250	79	78
18～29歳	23.7	22.1	64.5	50.3	1.75	1.75	−	−	2,650	2,000	41	40

＊　身体活動レベルⅡ（ふつう）の場合
資料）厚生労働省：日本人の食事摂取基準（2020年版）より作成

3.2　保育所給食

　保育所給食は，幼児一人ひとりの発育・発達状況，栄養状態，生活状況などを把握したうえで食事摂取基準を活用した食事計画を作成します。保育所給食は，調乳，離乳食，1〜2歳児食，3〜5歳児食に区分されます。給食として昼食と間食（おやつ）を提供する場合の給与栄養目標量の算出例を表6-6に示します。

　献立は季節感や地域特性などを考慮し，幼児の咀しゃく機能や食具使用の発達を促すことができるような食品や調理方法を選択します。

　食事計画は，子どもの食べ方や摂取量を継続的に把握し，定期的な身体発育状況の確認を行いながら評価・改善を行います。

　保育所における個別対応の内容は食物アレルギーが最も多く，その他，体調不良児，咀しゃく・嚥下がうまくできない，偏食などへの対応が行われています。

3.3　食習慣，食育

　幼児期は，適切な食習慣を形成するための大切な時期です。幼児期の食習慣は，学童期以降の食習慣にも影響を与えます。1日3回の食事と間食を規則的にとることは生活リズムを整え，望ましい生活習慣の基礎をなすものであるといえます。幼児にとって，家族といっしょにゆっくり食事をとること（共食）は，食習慣の確立，食事のマナー，社会性の発達などに重要な役割を果たしています。また，幼児期は食事を楽しみ味わう力を形成していく時期であり，**食育**の意義は大きいといえます。

> **食　育**
> 食料の生産やバランスのよい摂取，食品の選択，食環境を整える方法，食分化など，広い視野からの食についての教育。

表6-6　保育所給食の給与栄養目標量（算出例）

	エネルギー (kcal)	たんぱく質 (%E)	脂質 (%E)	カリウム (mg)	カルシウム (mg)	鉄 (mg)	ビタミンA (μgRAE)	ビタミンB₁ (mg)	ビタミンB₂ (mg)	ビタミンC (mg)
●1〜2歳児（男子）の給与栄養目標量（完全給食・おやつ含む）										
食事摂取基準（A）	950	13〜20	20〜30	900	450	4.5	400	0.50	0.60	40
昼食＋おやつの比率（B）%	50	50	50	50	50	50	50	50	50	50
保育所における給与栄養目標量（C＝A×B/100）	475	15〜24 (g)	11〜16 (g)	450	225	2.3	200	0.25	0.30	20
保育所における給与栄養目標量（Cを丸めた値）	480	20 (g)	13 (g)	450	225	2.3	200	0.25	0.30	20
●3〜5歳児（男子）の給与栄養目標量（副食・おやつ含む）										
食事摂取基準（A）	1,300	13〜20	20〜30	1,000	600	5.5	450	0.70	0.80	50
昼食＋おやつの比率（B）%	50	50	50	50	50	50	50	50	50	50
1日の給与栄養目標量（C＝A×B/100）	650	21〜33 (g)	14〜22 (g)	500	300	2.8	225	0.35	0.40	25
家庭から持参する主食（米飯110g）の栄養量（D）	185	2.8 (g)	0.3 (g)	32	3	0.1	0	0.02	0.01	0
保育所における給与栄養目標量（E＝C−D）	465	18〜30 (g)	14〜22 (g)	468	297	2.7	225	0.33	0.39	25
保育所における給与栄養目標量（Eを丸めた値）	470	19 (g)	13 (g)	470	300	2.7	225	0.35	0.40	25

注）たんぱく質，脂質：総エネルギーに対する比率から算出した値として幅をもたせる。
　　昼食でおおむね1日の1/3，おやつで1日の10〜20%程度の栄養目標量を給与する。
出典）「日本人の食事摂取基準（2020年版）」「児童福祉施設における「食事摂取基準」を活用した食事計画について」

（1）食生活の現状と問題

1）朝 食 習 慣

　平成27年度乳幼児栄養調査結果（厚生労働省）では，朝食を食べる子どもの割合は，保護者が朝食を必ず食べる場合で95％と最も高く，保護者が朝食をほとんど食べない場合は79％と低くなります。また，朝食を食べる子どもの割合は起床時間が遅くなるほど低く，起床時間が決まっていない子どもで最も低い値でした（図6-4）。幼児の朝食習慣は，まず保護者がしっかりと朝食を食べること，早寝・早起きの規則正しい生活リズムを身につけることが大切といえます。

　文部科学省では，「早寝早起き朝ごはん」運動の励行など，幼児期からの基本的生活習慣の確立を目ざして「子どもの生活リズム向上プロジェクト」事業を2006（平成18）年にスタートさせました。国民運動として推進するための母体として，「早寝早起き朝ごはん」全国協議会が設立されました。シンボルマークを図6-5に示します。

2）孤　　　食

　子どもがひとりで食事をすることを孤食といいます。平成27年度乳幼児栄養調査結果では，2 〜 6 歳児の4.7％が朝食をひとりで食べています。孤食では，料理数が少なく栄養素のバランスが劣ることが指摘されています。また，孤食が続くと，食事のマナーが身につかないだけでなく，コミュニケーション能力も育ちにくくなります。

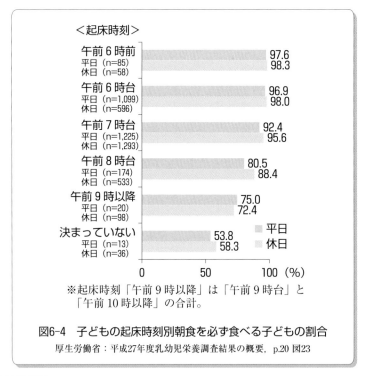

※起床時刻「午前 9 時以降」は「午前 9 時台」と「午前 10 時以降」の合計。

図6-4　子どもの起床時刻別朝食を必ず食べる子どもの割合
厚生労働省：平成27年度乳幼児栄養調査結果の概要，p.20 図23

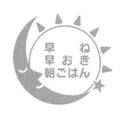

図6-5　「早寝早起き朝ごはん」シンボルマーク

「早寝」を月と星に，「早起き」を太陽にシンボライズし，元気とエネルギーの源，そして太陽をイメージしたヴィヴィッドなオレンジ色のシンボルマーク。

（2）成長・発達を促す食事

1）幼児期の食事の留意点

　1～2歳児は，咀しゃく・消化・吸収機能や食具の使い方などの摂食行動の発達段階です。これらの発達を促していくことができるよう，食品や調理方法を工夫して料理の種類を広げていききます。3～5歳児は，様々な食べ物を味わい，家族や仲間といっしょに食べる楽しさを体験していく時期です。多様な食品や料理を組み合わせ，楽しく食事ができるよう食事内容や食事環境に配慮していく必要があります。

　幼児食は離乳食に引き続き薄味にし，香辛料など刺激が強い食品は控えます。季節感が感じられるような食品や料理を取り入れ，彩りや盛りつけを工夫して，食欲がそそられるよう配慮します。

2）間　　食

　幼児期は体格の割に多くのエネルギーや栄養素を必要とします。しかし，幼児の胃の内容量は小さく（図1-7参照），1日3回の食事だけではエネルギーや栄養素を充足させることは困難です。幼児期の間食は，エネルギーや各栄養素の補給のための食事のひとつと考えます。また，間食は水分補給の機会でもあります。間食の量は，1日のエネルギー量の10～20％程度を目安とします。間食の回数は1～2歳児では午前と午後の1日2回，3～5歳児では午後1回を目安とし，時間を決めて与えるようにします。

　3回の食事で不足しがちなたんぱく質，カルシウム，鉄，ビタミンなどの供給源として，牛乳・乳製品や卵，果物，いもなどを摂取すると栄養素のバランスが整います。甘味や香辛料の強すぎる食品は食事のさまたげになったりむし歯の原因になるので，好ましくありません。

　幼児にとって間食は，栄養面の役割だけでなく，身体や心を休め，家族や友だちとコミュニケーションを図り，精神面の安定と社会性を育てる場でもあります。さらに，間食をいっしょに手づくりすることで食に対する興味や関心を高め，料理の体験や食品の知識を深める機会にもなります。

（3）食　　育

1）食を通じた子どもの健全育成

　食育とは，バランスのよい食品の摂取，食品の選び方，食環境を整える方法，食文化，食材の生産方法や産地など，広い視野から食について教育することです。

　厚生労働省は，2004（平成16）年3月に『楽しく食べる子どもに～保育所における食育に関する指針～』を策定し，子どもの発育・発達を踏まえた食育の目標（目指す子ども像），ねらいおよび内容，食育における給食の運営，食育推進のための連携，地域の子育て支援との関係などについて示しました。

2）保育所における食育

　保育所における食育は，保育所における保育・教育の指針である「保育所保育指針」

表6-7　保育所における食育の目標—以下にかかげる子ども像の実現を目指す—

①お腹がすくリズムのもてる子ども	・子ども自身が「お腹がすいた」という感覚が持てる生活。 ・子どもが十分に遊び，充実した生活が保障されているか。 ・保育所において，一日の生活リズムの基本的な流れを確立し，その流れを子ども自身が感じ，自らそれを押しすすめる実感を体験する中で，空腹感や食欲を感じ，それを満たす心地よさのリズムを子どもに獲得させたい。
②食べたいもの，好きなものが増える子ども	・子どもが意欲的に新しい食べものに興味や関心をもち，食べてみようと試みることができる環境。 ・様々な体験を通して，いろいろな食べものに親しみ，食べものへの興味や関心を育てることが必要。 ・子ども自身が，自分が成長しているという自覚と結びつけながら，必要な食べものを食べるという行為を引き出したい。
③一緒に食べたい人がいる子ども	・子どもが一人で食べるのではなく，一緒に食べたいと思う親しい人がいる子どもに育つような環境が必要。 ・子どもは人とのかかわりの中で人に対する愛情や信頼感が育つことで，食べるときも「人と一緒に食べたい」と思う子どもに育っていく。 ・食事の場面を皆で準備し，皆で一緒に食べ，食事を皆で楽しむという集いを形成させたい。
④食事づくり，準備にかかわる子ども	・子ども自身が食事をはじめ，食べる行為を本当に楽しく，待ち望むものであるような体験を積むことが必要。 ・子どもにとって，食に関する魅力的な活動をどのように環境として用意するのかが課題。 ・食べるという行為を実感するためには，自分自身が生き続けられるように，食事をつくることと食事の場を準備することと結びつけることで，食べることは，生きる喜びにつながっていることを自覚させたい。
⑤食べものを話題にする子ども	・食べものを媒介として人と話すことができるような環境が多くあることが望ましい。 ・食べるという行為は，食べものを人間の中に取り入れて，生きる喜びを感じるものである。また，食べる行為が食材の栽培などいのちを育む営みとつながっているという事実を子どもたちに体験させ，自分でつくったものを味わい，生きる喜びにつなげたい。

表6-8　3歳以上児における食育のねらい

①	「食と健康」	食を通じて，健康な心と体を育て，自ら健康で安全な生活をつくり出す力を養う
②	「食と人間関係」	食を通じて，他の人々と親しみ支え合うために，自立心を育て，人とかかわる力を養う
③	「食と文化」	食を通じて，人々が築き，継承してきた様々な文化を理解し，つくり出す力を養う
④	「いのちの育ちと食」	食を通じて，自らも含めたすべてのいのちを大切にする力を養う
⑤	「料理と食」	食を通じて，素材に目を向け，素材にかかわり，素材を調理することに関心を持つ力を養う

＊3歳未満児についてはその発達の特性からみて各項目を明確に区分することが困難な面が多いので，5項目に配慮しながら一括して示されている。
資料）保育所における食育のあり方に関する研究班：楽しく食べる子どもに〜保育所における食育に関する指針〜（2004）より作成

　を基本とし，生涯にわたって健康で質の高い生活を送る基本としての「食を営む力」の育成に向け，その基礎を培うことを目標として行われます。実施に当たっては，家庭や地域社会との連携を図り，保護者の協力のもと，栄養士，保育士，調理員，看護師などの多職種がそれぞれの専門性を活かしながら進めることが重要であるとされています。表6-7に保育所における食育の目標（目指す子ども像）を，表6-8に3歳以上児における食育のねらいを示しました。

第 7 章

学 童 期

1. 学童期の特性

　6〜11歳までの時期を学童期といいます。この時期は乳児期，幼児期より緩やかな成長を示しますが，骨格や筋肉の増大に伴って体格が大きくなる時期であり，体力や運動能力においても発達がみられることが特徴です。

　この時期では**第二次発育急進期**（スパート）に備えて栄養摂取が不足しないようにすることが大切です。知能の発達も著しく，社会性も広がり，心身ともに充実が望まれる学童期においては，活発な身体の働きによる消費エネルギーだけでなく，成長・発育のためにミネラル・ビタミンなども十分に摂取する必要があります。また，食習慣，食嗜好の完成する時期でもあり，多種多様な食品の摂取が大切です。

第二次発育急進期
思春期スパートとも呼ばれる。第一次発育急進期は，出生時から乳児期までをいう。

1.1　体格，身体・運動機能

　身長がよく伸びる学童期は，骨の成長が盛んな時期です。文部科学省では，幼児，児童・生徒の発育および健康状態を明らかにすることを目的として，**学校保健統計調査**を行っています。6〜11歳までの年齢別身長・体重・座高の全国平均値（2019年度）を表7-1に示します。男女差をみると，身長では6〜8歳までは男子が1cm高く，9歳ではほとんど差がありません。10歳以降では，女子のほうが男子より高くなっています。6年間で男子28.7cm，女子31.0cm伸びます。

　体重では，6〜9歳までは男子のほうが女子より若干高く，10歳ではほぼ同値となり，11歳では女子のほうが高値を示しています。6年間で男子約17kg，女子約18kg増えます。

学校保健統計調査
学校保健安全法の規定により実施される健康診断の結果に基づき，1948年度から毎年，結果を公表している。

　座高では，6〜8歳までは，身長，体重と同様に男子のほうが女子より高く，9歳以降は女子のほうが高値を示しています。座高は内臓器官を包む体幹部分の長さに関連しているといわれていましたが，2014年度の学校保健安全法施行規則改正に伴い，2016年度の学校保健統計調査からは既定の診断項目から除外され，健康状態の調査項目を「脊柱・胸郭・四肢の状態」とし四肢の状態を追加しました。

表7-1　年齢別身長・体重・座高の全国平均値

年齢（歳）	身長（cm）		体重（kg）		座高（cm）*	
	男子	女子	男子	女子	男子	女子
6	116.5	115.6	21.3	20.9	64.8	64.4
7	122.6	121.4	24.0	23.3	67.6	67.2
8	128.1	127.3	27.0	26.4	70.2	69.9
9	133.5	133.4	30.3	30.0	72.6	72.7
10	139.0	140.2	34.1	34.3	74.9	75.8
11	145.2	146.6	38.4	38.9	77.7	79.2

資料）文部科学省：令和元年度学校保健統計調査
＊座高は平成27年度調査。平成28年度調査より調査項目から外れた。

（1）脳・神経系ならびに免疫機能の発達

脳・神経組織の発育はスキャモンの図（図1-3参照）にあるように，10〜12歳頃には成熟に達します。

学童期は，脳の重量が増加し，頭脳の機能が発達し充実していく時期でもあり，十分な栄養，体内環境，社会経験，運動，遊び，食事を通した様々な刺激が必要です。この時期は，全身運動では技巧的な運動が可能になり，手先の運動では，8歳くらいから顕著な発達を示し，精巧さ，速さが増してきます。

学童期の神経系の発達は筋肉の発達を伴い，精神発達では学校生活などを通して自己抑制，協調性が増し，社会性が急速に発達します。論理的，**抽象的思考**ができるようになり，理解力，記憶力，創造力がより進みます。

免疫系の発達では，リンパ系器官は**胸腺**，**リンパ組織**，**扁桃**などで，10〜12歳までに発育し，感染への抵抗力を増します。

（2）運動機能の発達と評価

学童期には，運動をすることにより骨格筋量が増し，呼吸，循環機能が上昇し，握力・背筋力も向上するので運動習慣を身につけることが大切です。また，骨量の増加にも大切な時期でもあり，骨の正常な発達には運動が必要です。

文部科学省は，国民の体力・運動能力の現状を明らかにするとともに，体育・スポーツの指導と行政上の基礎資料を得るために，年齢別・学校段階別テストならびに体格測定の結果等の「体力・運動能力調査」を毎年実施しており，運動能力の発達は肺活量測定による呼吸機能検査，筋力を評価する背筋力・握力のほかに**平衡感覚**，**敏捷性**，**持久力**などの面から評価されます。その年次推移をみると，児童・生徒の基礎的運動能力は昭和60年代に比べると低下していますが，過去18年間の基礎的運動能力では持久走，立ち幅跳びなどでは，横ばいまたは向上傾向を示していて，さらに上体起こし，反復横跳び，50m走などでは向上傾向を示しています（図7-1）。

1.2 成　　　長

成長については，幼児期同様にパーセンタイル値を参考とします。この時期は体重の増加よりも身長の増加が著しく，肥満とともにやせも問題になります。近年は，動物性食品の摂取が増加し，体格は向上しており，発育は男女ともに早熟化しています。

女子は，男子より早く思春期スパートが現れ，11歳直後から身長が男子より高くなります。男子のスパートの始まりとピークの到達は，女子より2年遅れるとされています。

1.3 乳歯，永久歯

学童期は乳歯から永久歯に生え変わる時期で，6歳頃に**第一大臼歯**が生えはじめます。永久歯の生歯は合計32本ですが，このうち智歯を除く28本の歯が12〜14歳頃には

抽象的思考
物事を大きな概念，広い視野でとらえて考えること。

胸　腺
T細胞の中枢臓器。胸腺は思春期に最も発達し，その後，加齢により退縮する。

リンパ組織
生体防御の働きをもつリンパ球や様々な種類の白血球が集まってできた組織。

扁　桃
咽頭粘膜下に存在するリンパ小節の集合体。一般には口蓋扁桃をさす。

平衡感覚
直進運動や回転運動に際し，運動速度の変化によって生じる感覚。身体が傾く，または倒れないよう，姿勢を保持するために必須の感覚。

敏捷性
刺激に対して速やかに反応する，または身体の位置変換や方向転換を素早く行う能力。

持久力
スポーツ科学では，疲労に抵抗する能力とされる。長時間一定の負荷を維持できる能力。

第一大臼歯
乳歯は6〜12歳の間に永久歯に生え変わる。最初に生えるのが第一大臼歯。6歳前後で生るので6歳臼歯ともいわれる。

智　歯
第三大臼歯の異称。親知らずともいわれる。

生え変わります（図1-6参照）。学童期のむし歯罹患率は，9〜11歳では減少傾向にあります。むし歯は口内細菌が繁殖して，酸を産生して歯を侵蝕することによって起きます。むし歯になると咀しゃく力の低下や痛みから，偏食や食欲不振となり，永久歯の歯並びに影響を与えることもあります。むし歯予防には，① 口腔衛生（ブラッシング），② 甘味の制限，③ 歯質強化（フッ素によるコーティング）が有効とされています。

「健康日本21（第二次）」では12歳児の一人平均う歯数が1.0歯未満である都道府県の増加を目標に掲げており，2022年の目標値を28都道府県としています。

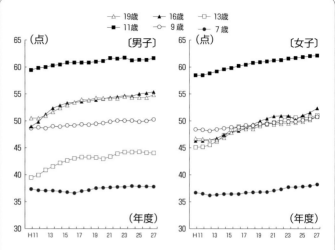

図7-1 新体力テスト（合計点）の年次推移
（左：男子，右：女子）

(注) 1．図は，3点移動平均法を用いて平滑化してある。
2．合計点は，新体力テスト実施要項の「項目別得点表」による。
3．得点基準は，6〜11歳，12〜19歳で異なる。

1.4 月経の兆候

発育の早い女子では，10歳頃から乳房の膨らみ，**初経**，皮下脂肪の沈着など丸みのある体型になる**第二次性徴**が現れます。第二次性徴には内分泌系の発達が大きく関与しており，男子の場合は変声，**精通**，胸郭の発達など男らしさが強調されます。

思春期に入ると，ホルモンの視床下部−脳下垂体−卵巣系の活動が始まります。視床下部から分泌された性腺刺激ホルモン放出ホルモン（GnRH）が下垂体を刺激し，性

初 経
初潮ともいう。初めての月経。

第二次性徴
生物学的な性差の発現。第一次性徴以降，発達成熟に伴い第二次性徴を迎えると，生殖能力をもつようになり，子どもから大人への心身の変化がみられる。

精 通
男子がはじめて精液を出す現象。

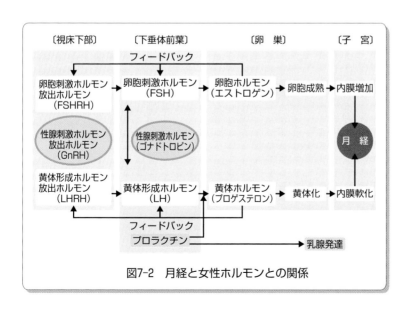

図7-2 月経と女性ホルモンとの関係

腺刺激ホルモンの卵胞刺激ホルモン（FSH）と黄体形成ホルモン（LH）の分泌を促していきます。

女子では卵巣がFSHとLHの刺激を受け，卵胞ホルモン（エストロゲン）と黄体ホルモン（プロゲステロン）の２種類の女性ホルモンの分泌が始まり，乳房や卵巣，子宮などが発達し，陰毛が生じ，やがて初経が到来します（図7-2）。

1990年代以降，日本の女子の初経年齢は，体格の向上に伴い早期化しているといわれています。卵巣が機能し初経を迎えるためには，一定の体脂肪量が必要とされています。日本産科婦人科学会によると，個人差はありますが，現在の初経年齢は平均で約12.3歳，初経到来時の身長は152.0cm，体重は42.9kgとされています。

2．病態・疾患と栄養ケア

2.1　肥満，やせ（ローレル指数）

ローレル指数による判定

100未満	やせすぎ
100～115未満	やせている
115～145未満	ふつう
145～160未満	太っている
160以上	太りすぎ

学童肥満では，咽頭や周辺に脂肪が蓄積されるため換気量が低下します。また，成人肥満と同様に生活習慣病を伴う傾向がみられます。運動能力の低下や心理的抑うつ感が性格形成にも影響を及ぼします。体格評価には**ローレル指数**を用います。

ローレル指数＝〔体重(kg)／身長(cm)^3〕×10^7

【肥満度と性別・年齢別・身長別標準体重の求め方】

●肥満度（過体重度）(%) ＝ $\dfrac{実測体重(kg) － 身長別標準体重(kg)*}{身長別標準体重(kg)}$ ×100

＊身長別標準体重(kg)＝a×実測身長(cm)－b

身長別標準体重を求める係数

年齢	男子		女子		年齢	男子		女子	
	a	b	a	b		a	b	a	b
5	0.386	23.699	0.377	22.750	12	0.783	75.642	0.796	76.934
6	0.461	32.382	0.458	32.079	13	0.815	81.348	0.655	54.234
7	0.513	38.878	0.508	38.367	14	0.832	83.695	0.594	43.264
8	0.592	48.804	0.561	45.006	15	0.766	70.989	0.560	37.002
9	0.687	61.390	0.652	56.992	16	0.656	51.822	0.578	39.057
10	0.752	70.461	0.730	68.091	17	0.672	53.642	0.598	42.339
11	0.782	75.106	0.803	78.846					

判定	＋50％以上	高度肥満	±20％未満	ふつう
	＋30以上50％未満	中等度肥満	－30～20％以下	軽度やせ
	＋20以上30％未満	軽度肥満	－30％以下	高度やせ

出典）日本学校保健会：児童生徒等の健康診断マニュアル（平成27年度改訂版）より作成

【計算例】　8歳男子の身長別標準体重を求める

身長128cmの場合：0.592×128－48.804＝26.972(kg)

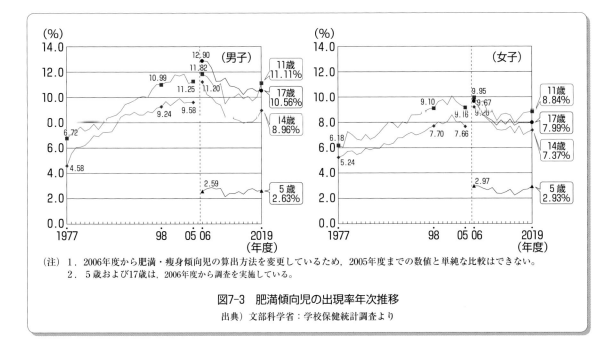

図7-3　肥満傾向児の出現率年次推移
出典）文部科学省：学校保健統計調査より

（注）　1．2006年度から肥満・痩身傾向児の算出方法を変更しているため，2005年度までの数値と単純な比較はできない。
　　　　2．5歳および17歳は，2006年度から調査を実施している。

　一般的には120〜140を正常，100未満をやせ，160以上を肥満とします。ただし，ローレル指数は身長による変動が大きく，身長の低い者では大きく・高い者では小さく出やすいため，身長別の判断基準として身長110〜129cmで180以上，130〜149cmで170以上，150cm以上で160以上を肥満としています。

　また，ローレル指数以外では標準体重を用いて肥満度を表す方法があります。

　学童の肥満傾向の出現率は，男女とも同様の傾向を示しています。2006年度から減少しましたが，2011年度からは上昇に転じています（図7-3）。

2.2　貧　　血

　筋肉や血液の増加，特に学童期後半の女子は発育急進期にあり初経を迎えることで鉄の需要が増します。造血に必要な鉄，たんぱく質などの栄養素の供給不足が生じると**鉄欠乏性貧血**になります。この時期に偏食，欠食，ダイエット志向が重なると，思春期にかけて潜在性の鉄欠乏性貧血になりやすいため，栄養素の不足が生じないようにすることが大切です。

鉄欠乏性貧血
学童期は筋肉や血液の増加と月経などで鉄の需要が増すが，赤血球の産生に必要な材料が不足することで起こる貧血。

2.3　生活習慣

　学童期も高学年になるほど塾通い，部活動，けいこ事などにより生活習慣が大きく変化しがちです。室内での遊びが多いことによる運動不足，塾通いなどによる生活時間の乱れ，遅い就寝時間，夜食の習慣化などから肥満傾向を示す学童が増加しています。このような生活習慣の変化は食生活の変化と関連し，子どもの生活習慣病の原因ともなります。

2.4　糖 尿 病

　成人の糖尿病の多くは**2型糖尿病**ですが，小児の糖尿病の多くは**1型糖尿病**です。膵臓のβ細胞の大部分が破壊されるか，機能を失ってインスリンの分泌がほとんどないために発症します。1型糖尿病には生活習慣は関係ないとされており，特に小学校入学前の年少時において急激に発症することがあります。基本となる治療法としてインスリン療法が必要となります。1型糖尿病の食事療法は，食事の制限ではなく成長・発育に必要なエネルギーを十分かつバランスよく摂取することが重要です。

　近年，学童期の2型糖尿病は増加傾向にあります。2型糖尿病は遺伝的背景が強く，過食や肥満といった環境要因も発症に関与しており，学校検尿での尿糖検査導入の結果，小児期，特に中学生に発症のピークがあることが示されています。2型糖尿病の治療の中心は食事療法，運動療法です。肥満の改善で糖尿病が改善されることも多く，発症の予防や治療における食生活や生活の改善が必要です。

2.5　高 血 圧

　血圧健診で発見される高血圧は，ほとんどが**本態性高血圧**といわれています。しかし，小学校低学年以下では本態性高血圧のものは少なく，年齢が低いほど，また血圧が高いほど，**二次性高血圧**が考えられます。一般に小児本態性高血圧の半数は肥満に合併するので，肥満の出現率が高血圧有病率に影響するといわれています。

　小学校高学年～中学校の肥満者では，肥満度が増すにつれ，高血圧有病率が高くなるといわれています。小児高血圧の診断基準では，小学校低学年では**収縮期血圧**≧130mmHg，**拡張期血圧**≧80mmHg，高学年では収縮期血圧≧135mmHg，拡張期血圧≧80mmHgとされています（表7-2）。高血圧と肥満はそれぞれ成人の本態性高血圧や肥満に移行しやすいので，小児期のうちに改善するのがよいとされています。

　成人同様，小児においても食塩の過剰摂取は血圧上昇に関与する可能性があり，食塩摂取制限やカリウム摂取の奨励などは成人と同様です。生涯を通じた生活習慣病予防のために，幼児・学童期から適正な食習慣，運動習慣などの生活習慣を形成することが大切です。

表7-2　小児の年代・性別高血圧基準

		収縮期血圧 (mmHg)	拡張期血圧 (mmHg)
幼 児		≧120	≧70
小学校	低学年	≧130	≧80
	高学年	≧135	≧80
中学校	男 子	≧140	≧85
	女 子	≧135	≧80
高等学校		≧140	≧85

出典）日本高血圧学会：高血圧治療ガイドライン 2019

2.6　脂質代謝異常

　脂質異常症は主に血清中の総コレステロール値が高値になることですが，日本動脈硬化学会の脂質異常症診療ガイド2018年版では，小中学生では空腹時採血で血清コレステロール値220mg/dL以上を脂質異常症の基準値としています。

　小児のコレステロール血症は肥満との相関が高く，過食と運動不足が主な原因とされています。運動不足と脂質異常症との関連要因としては，エネルギーや脂質の過剰摂取，脂質代謝に関連する脂肪酸代謝や脂質合成酵素活性の上昇があげられています。有酸素運動には脂質代謝を改善し，**インスリン感受性**を高める効果があります。

　学童期における脂質異常症への対応の主体は，食事・運動など生活指導です。食事指導では食物繊維やビタミンC，β-カロテン，**フラボノイド**を多く含む野菜，果物，海藻，豆類などの摂取を心がけることが大切です。

インスリン感受性
ブドウ糖と結合したインスリンを受け取る受容体の働き。

フラボノイド
植物に広く分布する色素成分。ポリフェノールの一種。

3．栄養摂取

3.1　食事摂取基準

　学童期では年齢にふさわしい栄養素の摂取に心がけ，多種多様な栄養に富んだ食物の選択，十分なエネルギーや栄養素の摂取が大切です。この時期は身長の伸びが大きく，骨形成も盛んに行われるので，カルシウムをはじめ，たんぱく質，ビタミンなどの必要量が大きくなります。

　学童期は6～7歳（低学年），8～9歳（中学年），10～11歳（高学年）の三つに区分されます。身体成熟度の個人差が大きいため，活用にあたっては年齢だけでなく，個人の成長の度合いや活動量を考慮することが必要です。

1）エネルギー

　学童期に必要なエネルギー量は成長に伴う組織の増加を考慮する必要があります。**エネルギー蓄積量**を余分に摂取する必要があり，推定エネルギー必要量（EER）は成人に比べて体重1kgあたりの数値が1.3～1.5倍と大きくなります。

エネルギー蓄積量
（kcal/日）
発育に伴う組織増加分のエネルギー。

　　推定エネルギー必要量（kcal/日）

　　　＝基礎代謝量（kcal/日）×身体活動レベル＋エネルギー蓄積量（kcal/日）

　学童期の身体活動レベル（PAL）は，低い（Ⅰ），ふつう（Ⅱ），高い（Ⅲ）の3区分としています。

　日本人の食事摂取基準（2020年版）では小児期からの生活習慣病予防のため，**エネルギー産生栄養素**であるたんぱく質，脂質，炭水化物の各目標量（％エネルギー）をエネルギー産生栄養素バランスとして1～17歳の区分でも示し，バランスのよいエネルギーのとり方への配慮を促しています。

エネルギー産生栄養素
第13章参照。

2）たんぱく質

　1～17歳の小児の推定平均必要量は**要因加算法**にて算出しています。利用効率で補正したたんぱく質維持必要量に蓄積効率で補正したたんぱく質蓄積量を加え，参照体重を乗じて推定平均必要量としています。全年齢区分で男女ともに同一のたんぱく質維持必要量（0.66g/kg体重/日）を用いて算定します。推奨量は，推定平均必要量に推奨量算定係数1.25を乗じて算定します。

要因加算法
第13章参照。

3）脂　　質

学童期の脂肪エネルギー比率は20〜30%とされています。n-6系脂肪酸の目安量は7〜10g/日，n-3系脂肪酸の目安量は1.3〜1.6g/日と定められています。学童期の飽和脂肪酸の食事摂取基準は目標量（%エネルギー）10%以下とされています。1〜17歳の脂質のエネルギー産生栄養素バランス（%エネルギー）の目標量は20〜30%とされています。

4）ビタミン，ミネラル

ビタミンAと水溶性ビタミン（パントテン酸，ビオチンは除く）は推定平均必要量，推奨量，一部に耐容上限量が設定されていますが，他の脂溶性ビタミンとパントテン酸，ビオチンは目安量とビタミンD，Eには耐容上限量だけが示されています。活動が活発になる場合はビタミンB群の摂取を心がける必要があります。

学童期はカルシウムと鉄の不足にならないように注意が必要です。鉄は発育に伴う血液量の増加のため，ミオグロビンやヘモグロビンの需要が高まります。6〜11歳の鉄の推奨量は5.5〜8.5mg/日であり，10〜11歳の女子からは月経ありの推奨量が算出されています。10〜11歳女子では鉄の推奨量は12.0mg/日です。女子では月経が始まると鉄の損失があるため，鉄の十分な摂取が望まれます。カルシウムは骨や歯の形成に必要な栄養素であり，成長期には欠かせません。カルシウムの推奨量は男子で600〜700mg/日，女子で550〜750mg/日で，8〜9歳，10〜11歳では男子に比べ，女子の推奨量が多くなっています。

ミオグロビン
筋色素。筋肉中にあるヘモグロビンに似たヘムたんぱく質。

3.2　食習慣の自立

学童期は食事の嗜好，規則性，食品摂取などの食習慣が確立する時期です。近年の学童の生活は塾通い，けいこ事など学校生活以外の拘束時間が長くなり，遊びを含む自由時間が少なくなる傾向があります。このような学童では，運動不足，遅い就寝時間，夜食の習慣化がみられ，その結果，睡眠時間の不足から，「朝食を食べる時間がない」「食欲がない」などの理由により，朝食の欠食などがみられます（表7-3）。欠食は必要な栄養素，特にたんぱく質やミネラル，ビタミンの不足をきたすため疲れやすくなり，貧血などを起こしやすくなります。また，摂取栄養素のバランスを欠くだけでなく，昼食までの空腹時間が長くなり，体力の消耗，持久力や集中力の低下などの弊

表7-3　朝食を欠食するデメリット・摂取するメリット

欠食するデメリット	摂取するメリット
①代謝活動の低下を招く。 ②時計遺伝子が欠食による防衛反応で，エネルギーを節約し，脂肪合成を促進する。 ③昼食や夕食の摂取量が増える。 ④昼食や夕食後の血糖値が急上昇する等。	①体内時計を同調させて生体リズムを整える。 ②体温の上昇により午前中活発になる。 ③排便習慣がつく。 ④水分の補給ができる。 ⑤脳へのエネルギー補給となる。 ⑥肥満予防などがあげられる。

害も招きます。1日2回食で1食あたりの食事量が多くなると，インスリンの分泌が過剰になり，糖尿病や肥満など生活習慣病の原因となります。

家族の生活リズムの違いから，ひとりで食べる**孤食**や子どもだけで食べる**子食**，嗜好を優先して家族と違ったものを食べる**個食**など様々な「**こ食**」が増え，共食の機会が減少するとともに食事づくりへのかかわり，参加も減少しています。

また，ファストフードやインスタント食品，スナック菓子などの高脂肪，高エネルギー，塩分の多い食品の摂取が増えています。不規則な間食は次の食事への食欲を減退させ，食欲不振を招きやすく，肥満の原因にもなるため，量と質の両面からの指導が必要となります。この時期の誤った食習慣の定着は，子どもの生活習慣病の発症や将来の発症の危険性を高めるものであり，食生活の自立に向けて，学童期からの規則正しい食習慣が重要です。

3.3 学校給食

日本の学校給食は，1954（昭和29）年に**学校給食法**が制定され，その後，法改正を行いながら実施されています。現在の学校給食は，成長期にある児童・生徒の心身の健全な発達のため，栄養バランスのとれた豊かな食事を提供し，健康の増進，体位の向上を図ることだけでなく，生きた教材として食育の推進に活用し，地域の文化や伝統に対する理解と関心を深めるなどの教育効果が期待されています。

学校給食法第2条に示されている学校給食の目的を表7-4に示します。

学校給食には主食（パン，米飯）とミルクおよびおかずの完全給食と，ミルクとおかずの補食給食，ミルクのみのミルク給食があります。

学校給食の調理形態は，単独校調理場方式と共同調理場方式がありますが，公立小学校における調理方式別実施状況は，平成30年度学校給食実施状況等調査の結果では単独校調理場方式が47.2％，共同調理場方式が52.0％です。2005（平成17）年度より食に関する指導の充実のために**栄養教諭**が設けられ，健康教育の専門教諭としての活躍が期待されています。

学校給食摂取基準（文部科学省）を表7-5に示しています。推定エネルギー必要量の

孤食，子食，個食以外の様々な「こ食」
「コ食」：コの字型に椅子を並べ，テレビを観ながら，会話もしない食事。
「五食」：食事の時間帯が五つのピークになっている。
「呼食」：電話で出前を頼む食事。
「庫食」：冷凍庫で保存した冷凍食品を温めるだけの食事。
「粉食」：小麦粉製品が主で，食物繊維の少ない食事。
「糊食」：糊状，ゼリー状食品で，かまない食事。
「戸食」：持ち帰りや外食。

学校給食法
日本では1889年に山形県の小学校で困窮家庭の児童に昼食を供給するために始められた。1954年には学校給食法が制定された。学校給食は児童・生徒の体位の向上，栄養教育の普及などの成果を上げた。

栄養教諭
食育基本法の成立を受けて創設された教員。給食の献立作成や栄養管理に加え，食育の推進に中心的な役割を担う。

表7-4　学校給食の目的

① 適切な栄養の摂取による健康の保持増進を図ること。
② 日常生活における食事について正しい理解を深め，健全な食生活を営むことができる判断力を培い，及び望ましい食習慣を養うこと。
③ 学校生活を豊かにし，明るい社交性及び協同の精神を養うこと。
④ 食生活が自然の恩恵の上に成り立つものであることについての理解を深め，生命及び自然を尊重する精神並びに環境の保全に寄与する態度を養うこと。
⑤ 食生活が食にかかわる人々の様々な活動に支えられていることについての理解を深め，勤労を重んずる態度を養うこと。
⑥ 我が国や各地域の優れた伝統的な食文化についての理解を深めること。
⑦ 食料の生産，流通及び消費について，正しい理解に導くこと。

表7-5　児童・生徒1人1回あたりの学校給食摂取基準

区　分	基準値			
	児童(6～7歳)の場合	児童(8～9歳)の場合	児童(10～11歳)の場合	生徒(12～14歳)の場合
エネルギー(kcal)	530	650	780	830
たんぱく質（%）	学校給食による摂取エネルギー全体の13～20%			
脂　質（%）	学校給食による摂取エネルギー全体の20～30%			
ナトリウム(食塩相当量)(g)	2未満	2未満	2.5未満	2.5未満
カルシウム（mg）	290	350	360	450
マグネシウム（mg）	40	50	70	120
鉄（mg）	2.5	3	4	4
ビタミンA（μgRAE）	170	200	240	300
ビタミンB₁（mg）	0.3	0.4	0.5	0.5
ビタミンB₂（mg）	0.4	0.4	0.5	0.6
ビタミンC（mg）	20	20	25	35
食物繊維（g）	4以上	5以上	5以上	6.5以上

注）　1　表に掲げるもののほか，次に掲げるものについても示した摂取について配慮すること。
　　　　　亜　　　　　鉛…児童（6～7歳）2mg，児童（8～9歳）2mg，児童（10～11歳）2mg，
　　　　　生徒（12～14歳）3mg
　　　2　この摂取基準は，全国的な平均値を示したものであるから，適用に当たっては，個々の健康及び生活活動等の実態並びに地域の実情等に十分配慮し，弾力的に運用すること。
　　　3　献立の作成に当たっては，多様な食品を適切に組み合わせるよう配慮すること。
出典）平成30年7月31日30文科初第643号

　算定にあたっては，児童・生徒の標準体重等から求められる基礎代謝基準値と身体活動レベルを用いて算出した1日の必要量の33%とし，身体活動レベルは，6～7歳は1.55，8～9歳は1.6，10～11歳は1.65としています。たんぱく質は推定エネルギー必要量の15%（範囲13～20%）とされました。脂質は総エネルギー摂取量の20～30%としています。1日の必要量に対する割合は，鉄，ビタミンA，ビタミンB₁およびB₂については推奨量の40%としています。食物繊維は目標量の40%，食塩相当量は年齢ごとの平均の33%未満としています。カルシウムは1日の推奨量の50%，マグネシウムは1日の推奨量の33%，亜鉛は6～11歳で2mgを望ましい値としています。

　学校給食の実施においては地域性なども考慮し，バイキング方式や郷土食の導入などを図ること，集団給食として，安全性の確保，食中毒の防止の徹底などには特に注意を払うことが必要です。食物が豊富に出回り，食生活も豊かになり飽食時代といわれる今，就業する母親が増加している状況の中で，1日の食事摂取状況をみると学校給食に依存している割合が多いこと，休日など学校給食のない日に摂取量が減少する栄養素があることなども指摘されています。児童の栄養・健康面で学校給食の果たす役割は大きいといえます。

　また，近年，食物アレルギーをもつ児童も増えていますので，栄養教諭，管理栄養士・栄養士，養護教諭，担任，家庭，医療機関などで連携体制を取り，アレルギー対応を進めていくことが重要です。

思春期

1．思春期の特性

　思春期は，身体が子どもから大人に変化する「第二次性徴の発現から性成熟まで」をさしますが，その期間は明確ではありません。日本産科婦人科学会では思春期を「性機能の発育（乳房発育・恥毛発育など）にはじまり，初経を経て第二次性徴の完成と月経周期がほぼ順調になるまでの期間で，現在の日本人の場合，平均的には8，9歳頃から17，18歳の間とする」と定義しています。家庭，学校，社会に適応し，自我を発達させ自立する過程でもあり，精神的にも大きな変化を伴います。

1.1　第二次性徴

　性徴とは，男女両性が示す特徴です。第二次性徴とは性成熟による身体の変化をいいます。思春期前後から，主として生殖器の活動によって明らかになってくる機能的な違いは，主に**性ホルモン**の作用によって起こります。しかし，第二次性徴は，個人差が大きく，思春期の始まりも終わりも個人によって異なります。

　女子では，7〜8歳頃より，間脳の視床下部から性腺刺激ホルモン放出ホルモン（GnRH）が分泌され，下垂体前葉から性腺刺激ホルモン〔ゴナドトロピン：卵胞刺激ホルモン（FSH），黄体形成ホルモン（LH）〕が分泌されます。性腺刺激ホルモンにより卵巣が発達し，卵巣より女性ホルモンである卵胞ホルモン（エストロゲン）や黄体ホルモン（プロゲステロン）が分泌されます（図7-2参照）。10歳前後より乳房が発育し，陰毛，腋毛が生えて，初経が生じ，骨盤の発達，皮下脂肪の増加などにより女性特有の体型になっていきます。

　男子では，9〜10歳頃より，間脳の視床下部から性腺刺激ホルモン放出ホルモンが，下垂体前葉から性腺刺激ホルモンが分泌されます。性腺刺激ホルモンにより精巣の発育，精子の産生が促進され，精巣から**男性ホルモン**が分泌されます。声変わりや**射精**がみられ，陰毛，腋毛などが生え，筋肉が発達して男性らしい体型になります。

1.2　月経開始

　乳房が膨らむことから第二次性徴が始まり，身長，体重も急速な成長がみられ，皮下脂肪が少しずつ蓄積し，身体も丸みを帯びます。これに続いて身長が急速に伸び月

性ホルモン
生殖腺から分泌されるステロイドホルモン（化学構造にステロイドの基本骨格をもつホルモンの総称）。雌性ホルモンと雄性ホルモンがある。生殖器の発育，性徴の発現を促す。

男性ホルモン
男性生殖器の働きや男性としての第二次性徴などをうながす働きを調節するすべてのホルモンの総称。アンドロゲンとも呼ぶ。テストステロンは，その主要ホルモンであり，大部分を占める。

射精
オスの生殖器（ペニス）から精子を含む精液を放出すること。

経が開始します。初経の時期は，遺伝的要因，栄養状態などにより，個人差があります
が，1997年以降，12歳2か月前後で推移しています（大阪大学大学院，2011年調査）。

1.3 成長急伸

人間の身体は，生まれてから2回，急速
な発育・発達をする時期があります。これ
らの時期を発育急進期といいます。1回目
は，胎児期の終わりから乳児期を経て幼児
期前半にかけての第一次発育急進期，2回
目は，思春期での急速な成長の増加がみら
れる第二次発育急進期（スパート）です（図
8-1）。女子では9～11歳頃がピークとなり，
1年間で身長が約6.5～7.0cm，体重は5kg
程度の増加を，男子では，女子より2歳ぐ
らい遅れて11～13歳頃が成長のピークとな
り，1年間で身長約7.0～7.5cm，体重5.5kg
程度の増加を示します。

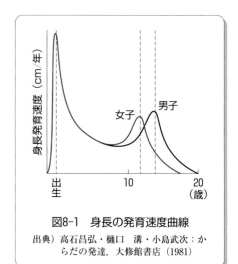

図8-1 身長の発育速度曲線
出典）高石昌弘・樋口 溝・小島武次：か
らだの発達，大修館書店（1981）

1.4 肥満，性ホルモンによる肥満

単純性肥満
エネルギーの摂取と消費
のバランスが崩れて，過
剰なエネルギーが脂肪と
して身体に蓄積した状態
の肥満。

症候性肥満
代謝異常や内分泌疾患な
ど，病気や身体機能の異
常によって起こる肥満。

思春期における肥満は，その70～80％が成人肥満に移行するといわれています。**単
純性肥満**は，食事や運動などの生活習慣を見直すことで是正されますが，**症候性肥満**
は，早期に発見して原因疾患を治療することが必要です。

令和元年度学校保健統計によれば，肥満傾向児（男児）の割合は9～12歳では前年
度より増加しており，10％を超えています（図8-2）。

肥満傾向児の原因としては身体活動の低下とともに，就寝時間の遅延，朝寝坊，夜
食の習慣（夜型の生活リズム）などの不健康な生活習慣がその原因として考えられてい
ます。また，いつでも好きなときに食べ物が手に入る肥満しやすい社会環境，消費エ
ネルギーが少なくてすむ社会，食べすぎあるいは摂取する食べ物の偏りが健康に影響
している可能性も指摘されています。急速に進む都市化や学歴社会は，子どもたちの
日常生活を変え，肥満に導きやすい環境を増やしています。

若い女性に多い摂食行動異常として，抑うつ・不安・ストレスから逃れるために過
食に陥る傾向は，思春期から青年期に多くなります。近年，**夜食症候群**などの心理ス
トレスに起因する症候群が増える傾向にあります。

夜食症候群
夜遅い食事が習慣化する
と，体重が増え，メタボ
リックシンドロームのリ
スクとなる高血糖・高血
圧・脂質異常症などを招
きやすくなる。この状態
のこと。

女性ホルモンは，女性らしい体型をつくる働きがあります。思春期は性ホルモンの
バランスが崩れやすく，特に女性ホルモンが優位になると脂肪を蓄えやすくなります。

規則正しい生活習慣やバランスのよい食事を身につける自己管理能力を習得する時
期でもあり，肥満防止に努めることが健康な成人期の基礎となります。

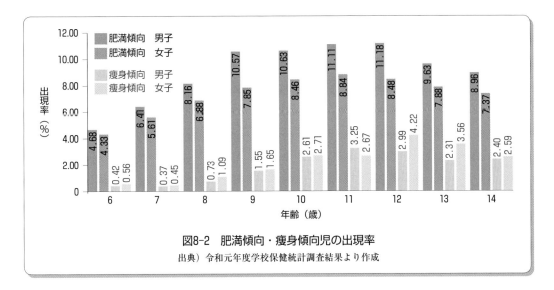

図8-2　肥満傾向・痩身傾向児の出現率
出典）令和元年度学校保健統計調査結果より作成

1.5　や　　せ

　やせ（るい痩）とは，体重が異常に減少した状態です。脂肪だけが減っているということではなく，筋肉など，脂肪以外の組織重量である**除脂肪体重**（LBM）も減少している状態をいいます。やせには体質的やせと症候性やせがあります。思春期には，過度な減食や偏食によるもの，うつ病や神経性食欲不振症による症候性やせも多く，早期発見・早期治療が大切です。ダイエット志向は低年齢化の傾向がみられます。減食を開始した時期が早いほど，骨粗鬆症発症のリスクが高くなるとの報告があります。また，低栄養が長期に続くと，消化機能の低下などが認められています。

　図8-2に示すように，10・11歳と13・14歳では3％前後，12歳では4％強の痩身（やせ）傾向の女児がいます。

1.6　精 神 発 達

　WHOの思春期の定義は，「身体的な観点からだけでなく，心理・社会的な側面からとらえて，①二次性徴の出現から性成熟までの段階，②子どもから大人に向かって発達する過程，ならびに自己認識パターンの確立段階，③社会経済上の相対的な依存状態から完全独立までの過渡期」としています。

　身体も精神的にも発展途上である思春期は，二次性徴を迎え，急激な変化にみずからを適応させていかなければなりません。この間に経験する心の**葛藤**や現実逃避を克服することにより自己の確立が進んでいきます。周囲の人間関係にも変化が現れます。親からの精神的自立，自分自身の意思で決定したいという欲求が現われ，親の指示に従わない**第二次反抗期**を迎えます。

　一方，この時期は様々なタイプの神経症の好発期で，統合失調症も10代後半から30代に多く発症するといわれています。異性への関心も強くなり，美醜や体型を気にするようになり，摂食障害を引き起こす誘因となります（表8-1）。

除脂肪体重
LBM：lean body mass
体重から脂肪重量を除いた指標。

WHO
world health
organization
世界保健機関。「全ての人々が可能な最高の健康水準に到達すること」を目的に1948年に設立された国連の専門機関。日本の加盟は1951年。

葛　藤
違った方向や相反する気持があって，その選択に迷う状態。

第二次反抗期
精神発達の過程で，他人の指示に抵抗を示すこと。第一次は幼児期。

表8-1 成長期の心の健康問題

	精神状態	症状
学童期前半 ↓	精神状態を十分に自覚できない 言葉でうまく表現できない	頭痛・腹痛・嘔吐，落ち着きがない，睡眠障害
学童期後半 ↓ ↓ ↓ ↓	精神症状の現れ方が大人に近づく	摂食障害，うつ病，双極性障害（躁うつ病），統合失調症 ＊ただし，症状の現れ方は大人とは異なる。例えばうつ 病の症状は典型的なうつ状態ではなく，イライラとなっ て現れやすい
思春期前半 ↓	ストレスを自覚できるようになる	不安，抑うつ，引きこもり，攻撃的行動，家出
思春期後半 ↓	人間関係がより複雑化 異性への意識やプライバシーの感 覚が強まる	うつ病，双極性障害，統合失調症，パーソナリティ障害 （人格障害），手首自傷（リストカット），多量服薬

出典）柏下　淳・上西一弘編：栄養科学イラストレイテッド 応用栄養学，p.115，羊土社（2014）

2．病態・疾患と栄養ケア

身体発育促進，体型の変化，第二次性徴が現れ，異性への関心が高まる時期です。

異性を意識して体型を気にした間違ったダイエット，偏った食品選択，不規則な食生活などにより，栄養素などの摂取バランスを崩しやすい時期であり，肥満，骨粗鬆症，脂質異常症，高血圧症などの予防のためにも栄養摂取に気をつける必要があります。特に女子では急速な身体の成長・発育だけでなく，初潮が始まり貧血になりやすいので鉄や良質のたんぱく質，ビタミンなどの摂取が不足しないように注意します。

2.1　栄養アセスメント

1）身体計測

発育の評価指標として，身長，体重，体格指数，体重の変化，体組成（体脂肪，骨密度）などがあります。体格指数としては，小学生高学年〜中学生はローレル指数，高校生以上であればBMIが用いられます。

2）臨床検査

血圧，血清たんぱく質，血清脂質，赤血球数，ヘモグロビン，ヘマトクリット，血清フェリチン，トランスフェリン，尿たんぱく・尿糖などの項目を検査します。

低栄養の指標としては，血清たんぱく質，血清アルブミン値などが用いられます。

鉄摂取状態の指標としては，一般に赤血球数，赤血球指数のMCV・MCHC検査が貧血の診断に利用されています。フェリチンは鉄貯蔵たんぱく質のひとつで，血清フェリチン値は貯蔵鉄量と細胞の破壊の目安になります。

2.2　生活習慣と食事の重要性

思春期は，成長・発達に対応したエネルギー・栄養素の補給，栄養素の貯蔵能の保持，適切な栄養状態の維持，疾病予防，健康の維持・増進，自己管理能力の習得を行

MCV
mean corpuscular volume
平均赤血球容積。Ht（％）／赤血球数（10^6/mm^2）×10。基準値は80〜98fL。

MCHC
mean corpuscular hemoglobin concentration
平均赤血球血色素濃度。Hb（g/dL）/Ht（％）×100。基準値は30〜36％。

っていかなくてはなりません。さらに，思春期は，部活動，塾通い，夜遅くまでの勉強やゲームなど様々な環境の変化により生活リズムが大きく変化します。

　その結果，朝食欠食，間食，夜食が多くなるなど食生活が大きく変わりやすく，食環境においても外食，中食などの利用が多くなりやすい時期になります。朝食欠食・夜更かし　孤食などの頻度が高いこと，生活リズムの乱れ，家族とのコミュニケーションが希薄になりがちなことなどから，未成年者の飲酒，喫煙，覚せい剤などの薬物使用が深刻な社会的問題になっています。

　「平成24年度薬物等に対する意識等調査報告書」（文部科学省）によれば，飲酒への関心について，酒を飲みたいと思ったことがある高校生は50％を超えています。さらに高校生の飲酒が健康に悪影響を与えるという認知度は低く，大いに害があると思っているのは約25％以下です。喫煙では，吸いたいと思ったことがある高校生は，男子で10％を超えていますが，女子では10％未満です。高校生の男女ともほぼ9割が，喫煙の害について認知しています。健康日本21（第二次）においても，未成年の**喫煙をなくす**ことが掲げられています。薬物の使用については，個人の自由と考えている高校生が約10％もいて，有害性や危険性よりも，格好よさやそう快感という肯定的な印象をもつ者がいます。高校1年生段階で，男女ともおおむね80～90％以上の生徒が，「覚せい剤，大麻，有機溶剤，麻薬，コカイン」や「違法ハーブ」という名前を知っていますが，「LSD」はあまり知られていません。

　社会的にも精神的にも，自己が確立されていく時期ですので，生活習慣，食習慣において自分でコントロールしていく能力を身につけなくてはなりません。この時期に確立された生活習慣は，将来の生活習慣，健康状態につながります。成長・発育期から**生活習慣病**のリスクをできるだけ減らすためにも，適切なエネルギー・栄養素の摂取と正しい食習慣に関する健康教育の推進が重要です。

2.3　思春期貧血

　思春期特有の栄養障害のひとつとして，鉄欠乏性貧血が多くみられます。貧血とは，酸素運搬能が低下している状態で，思春期では，急速な成長・発達により鉄の需要の亢進や，月経による**鉄の損失**，やせ願望による食事からの鉄の摂取不足，腸における鉄の吸収障害などにより貧血が起こりやすくなります。また，激しいスポーツによる**スポーツ貧血**もみられ，3回の食事の規則正しさやバランスのよさが大切です。

　貧血を予防するためには，朝食欠食などによるエネルギー摂取不足を避け，動物性食品に多く含まれるヘム鉄など食事からの鉄摂取量を増加させ，吸収を促進させるためにビタミンCや動物性たんぱく質を同時に摂取するなどの工夫が必要です。

2.4　摂食障害

　摂食障害は食行動の重篤な障害を特徴とする精神疾患で，患者はやせ願望が強く，体重が増えることを恐れています。神経性食欲不振症（極度の食事制限によって著しく

喫煙をなくす
2010年の高校3年生では男8.6％，女3.8％の喫煙率を，2022年度には0％にする（「健康日本21（第二次）目標）。

LSD
ドイツ語
Lysergsäurediethylamid（英語lysergic acid diethylamide）の略称。強烈な作用を有する幻覚剤。

生活習慣病
食習慣，運動習慣，休養，喫煙，飲酒等の生活習慣が，その発症・進行に関与する疾患群。

鉄の損失
健康な女性の場合，1回の月経で失われる鉄は約20～30mg。

スポーツ貧血
第14章参照。

表8-2　神経性食欲不振症の診断基準

```
1．標準体重の－20％以上のやせ。
2．食行動の異常（不食，大食，隠れ食いなど）。
3．体重や体型についての歪んだ認識（体重増加に対する極端な恐怖など）。
4．発症年齢：30歳以下。
5．（女性ならば）無月経。
6．やせの原因として考えられる器質性疾患がない。
```

(厚生省特定疾患・神経性食欲不振症調査研究班，1989)

やせている状態）と神経性過食症（むちゃ食いと嘔吐を繰り返し，体重増加を防ぐ）の二つに大別され，どちらにも分類できないものを過食性障害といいます。発症後は慢性化，もしくは**寛解**と再発を繰り返す人が多くみられます。思春期・青年期女性に多く有病率は神経性食欲不振症0.1〜0.2％，神経性過食症1〜3％程度です（厚生労働省）。

　症状には，無月経，便秘，低血圧，**徐脈**，脱水，末梢循環障害，低体温，**柑皮症**，浮腫などがあります。嘔吐が原因の唾液腺腫脹，歯牙侵蝕，吐きダコもみられます。

　さらには，電解質異常（低カリウム血症など），肝機能障害，総コレステロール上昇，低血糖，甲状腺・女性ホルモンの低下，骨密度の低下などがみられます。

　精神疾患（気分障害・不安障害・人格障害など）の併存も多く，心身両面からの治療を要します。栄養状態を改善し，適切な食習慣を形成するだけでなく，信頼関係の構築や情緒面の改善が大切です。表8-2に厚生省(現 厚生労働省)の診断基準を示します。

寛解
病気そのものは治癒していないが，症状が一時的あるいは永続的に軽減または消失すること。

徐脈
脈拍数が少ないこと。

柑皮症
みかんなどの柑橘類に含まれるカロテン色素が顔・手のひら・足の裏などに沈着し，黄色くみえる症状。

2．5　起立性調節障害

　起立性調節障害は思春期に多くみられます。起立という動作に対する血管反応が不十分なため「めまい」「朝起きられない」「午前中具合が悪い」などの症状で，自律神経のバランスの乱れが原因で起こります。規則正しい生活が送れないため，怠惰・怠慢などと周囲の誤解を受けることがあり，精神的にもつらい病気です。以下のケアを試みるのもよいとされています。①起床と就寝の時間を3日ごとに30分ずつ早める，②水分や塩分を積極的に摂取する（水約1.5〜2L/日，食塩約10〜12g/日），③30秒以上足踏みをしてからゆっくり立つ，④体調がよい午後は，できるだけ登校，出勤して活動を心がける，⑤夜9時以降のテレビ，ゲーム，スマホは控える。

2．6　統合失調症

　統合失調症は，脳をはじめとした神経系が障害される慢性疾患で，緊張とリラックスに関係する神経系や，意欲とその持続に関連する系列に何らかのトラブルが起きているといわれています。進学や就職，結婚など人生の進路における変化が，発症のきっかけになることが多く，幻覚，妄想などの症状がみられます。およそ100人に1人弱発症し，10代後半から30歳代に多い病気といわれ，発症のピークは10代後半から20歳代，多感な思春期から青年期になります。この病気の原因は不明とされていて，**薬物療法や精神療法，認知行動療法**などにより社会復帰を目指します。

薬物療法
抗精神病薬や神経遮断薬を用いる。

精神療法
カウンセリングなど。

認知行動療法
生活技能訓練や作業療法で，仕事における集中力・持続力や作業能力の回復をめざす。

3. 栄養摂取

3.1　食事摂取基準

栄養必要量は人の一生のうち最も高値を示し，急速な成長・発達のため十分な栄養をとる必要があります。また，スポーツ，運動などにより身体の活動量も増加するため，消費量に見合った栄養の補給も必要となります。

1）エネルギー

成長期の推定エネルギー必要量は，学童期と同様，性別・年齢別基礎代謝量に身体活動レベル指数を乗じて求め，さらに体重増加のために必要なエネルギー蓄積量を加えて算出しています。12～14歳と15～17歳では，3,150kcal（15～17歳男，**PALⅢ**）が最高値，2,050kcal（15～17歳女，PALⅠ）が最低値で，体重あたりでは約53kcal/kgと約40kcal/kgとなります。

PAL
Physical activity level
身体活動レベル
Ⅰ：低い，Ⅱ：ふつう，
Ⅲ：高い。

2）脂　　質

脂肪エネルギー比率は，ほかのライフステージと同様に目標量は20～30％としています。飽和脂肪酸は10％以下（12～14歳男女），8％以下（15～17歳男女）となっています。また，成長・発達を考慮して目安量は，n-6系脂肪酸は13g/日（15～17歳男）～9g/日（12～17歳女），n-3系脂肪酸は2.1g/日（15～17歳男）～1.6g/日（12～17歳女）となっています。

3）たんぱく質

たんぱく質の推定平均必要量は，たんぱく質維持必要量と成長に伴い蓄積される窒素蓄積量から要因加算法によって算出しています。また，推奨量は，推定平均必要量に推奨量算定係数（1.25）を乗じて算出しています。推奨量は，65g/日（15～17歳男）～55g/日（12～17歳女）で，目標量は男女とも他のライフステージと同様の13～20％です。

4）エネルギー産生栄養素バランス（PFC比率）

PFC比率は，13～20：20～30：50～65で数値は1～49歳までの全年齢で同値です。思春期は，脂質やたんぱく質に偏りがちになりますから炭水化物もしっかり摂取するようにしてバランスをとるようにします。

5）ビタミン，ミネラル

ビタミン，ミネラルは成長期に必要な栄養素で，成長促進，血液や筋肉の増加，免疫機能の維持，骨量増加などに関与し，食事摂取基準では思春期が一生のうちで最高値を示しています。特に骨の形成が活発となり，骨量が15～16歳頃より急激に増加するので，ミネラル相互の比率やミネラル以外の栄養素との関係を考慮して摂取することが重要になります。

①　脂溶性ビタミン

●ビタミンAは上皮，器官，臓器の成長，視機能に関与します。思春期では視力低下の傾向が認められているので，推奨量は男800（12～14歳）～900（15～17歳）μgRAE/日で，女700（12～14歳）～650（15～17歳）μgRAE/日です。耐容上限量は

2,100（12〜14歳男）〜2,800（15〜17歳女）μgRAE/日です。

●ビタミンDは，9〜17歳で腎臓での活性型ビタミンDの生産能力が増大します。目
安量は8.0（12〜14歳男），9.0（15〜17歳男），9.5（12〜14歳女），8.5（15〜17歳女）μg/
日で耐容上限量は男女とも80μg/日（12〜14歳），90μg/日（15〜17歳）です。

●ビタミンEは，通常の食品からの欠乏はみられませんが，抗酸化作用があるので
サプリメントなどの使用で過剰摂取を避けるため耐容上限量は600（12〜14歳女）
〜750（15〜17歳男）mg/日に設定されています。目安量は6.5（12〜14歳男），7.0（15
〜17歳男），6.0（12〜14歳女），5.5（15〜17歳女）mg/日です。

●ビタミンKは，偏食における摂取不足で骨形成阻害が起きます。目安量のみで，
140（12〜14歳男），160（15〜17歳男），170（12〜14歳女），150（15〜17歳女）μg/日です。

② 水溶性ビタミン　　水溶性ビタミンは，飽和量を超えるとビタミンそのものあ
るいは代謝産物として尿中に排泄されるので，耐容上限量は設定されていません（ナ
イアシン，ビタミンB₆，葉酸を除く）。パントテン酸とビオチンを除く7種類については，
推定平均必要量と推奨量が設定されています。細胞の増殖にはビタミンC，エネルギ
ー代謝が活発なときはビタミンB群，貧血のケアにはビタミンB₁₂や葉酸の必要量が高
まります。葉酸は胎児の奇形を防ぐためにも非妊時から十分量を摂取しましょう。

●ビタミンB群の推奨量は，最大値でB₁とB₆が1.5mg/日（15〜17歳男），1.3mg/日
（B₁12〜14歳女，B₆12〜17歳女），B₂が1.7mg/日（15〜17歳男），1.4mg/日（12〜17
歳女），ナイアシンが17mgNE/日（15〜17歳男），14mgNE/日（12〜14歳女），ビタ
ミンB₁₂が2.4μg/日（12〜17歳男女），葉酸が240μg/日（12〜17歳男女）です。

●ビタミンCの推奨量は，100mg/日（12〜17歳男女）です。

●パントテン酸の目安量は，7mg/日（12〜17歳男），6mg/日（12〜17歳女）です。

●ビオチンの目安量は，50μg/日（12〜17歳男女）です。

③ 多量ミネラル

●ナトリウム（Na）・カリウム（K）は，細胞機能の維持に関与しています。特にNa
は，細胞外液と細胞内での浸透圧の維持に関与しており，思春期の激しい運動に
よる発汗からの損失に注意しなければなりません。ナトリウム（Na）の目標量は
食塩相当量として12〜14歳男は7.0g/日未満ですが，15〜17歳男，12〜17歳女では
成人期と同様で，7.5g/日未満（男），6.5g未満/日（女）です。Kの目標量は，1,900
（12〜14歳女）〜2,700（14〜17歳男）mg/日です。

●カルシウム（Ca）・マグネシウム（Mg）・リン（P）は，骨形成に関与しています。
思春期から20歳前後にかけて骨形成が骨吸収に比べて上回り，身長や体重の伸び
と共に骨量が増加します。骨はCa，Mg，Pで形成され，各ミネラルの摂取比率は，
Ca：P＝1：1〜2，Ca：Mg＝2：1がよいとされています。Pは穀類やたんぱ
く質源の食品に含まれているのでほとんど不足はみられませんが，Caの推奨量は
12〜14歳の1,000mg/日（男），800mg/日（女）が最大値で，Mgの推奨量は15〜17
歳の360mg/日（男），310mg/日（女）が最大値です。

④　微量ミネラル

●思春期では成長急伸（思春期スパート），月経，過度のスポーツなどで鉄欠乏性貧血が多くみられるので，鉄の摂取には注意しなければなりません。食事摂取基準では女性は「月経あり」と「月経なし」に区分され，最大値は12～14歳の推奨量で月経ありの12.0mg/日で，月経なしでも8.5mg/日です。同年齢の男の推奨量は10.0mg/日です。

●亜鉛（Zn）・銅（Cu）・マンガン（Mn）・ヨウ素（I）・セレン（Se）は，補酵素や生理活性物質としての機能があります。推奨量の最大値は，Znは12mg/日（15～17歳男）と 8 mg/日（12～17歳女）で，Cuは0.9mg/日（15～17歳男）と0.8mg/日（12～14歳女）です。Mnは目安量で4.5mg/日（15～17歳男）と4.0mg/日（12～14歳女）が最大値です。IとSeは耐容上限量に注意します。

3．2　食習慣の自己管理

　小学校高学年では，学校生活や地域社会での様々な行事に参加するようになり，種々の体験を積み重ね，社会の一員としての自覚が目覚めています。中学校，高等学校では，部活動，研修，塾通い等を通して行動範囲や人間関係も広くなって，社会性が一層豊かになります。これに伴い，食生活も家庭的制約から離れて独立して行動するようになります。そのため，ファストフードなどを利用する機会が増え，エネルギーは充足していますが，ビタミン，ミネラルが不足するなどバランスの悪い食事になることもあります。

　また，生活習慣も，受験勉強や深夜のテレビ視聴，パソコン使用などによる夜型の生活となりやすく，夜食の摂取や欠食の増加など不適切な食生活となり，生活習慣病を引き起こす原因が多くなります。

　厚生省（現 厚生労働省）は，1990（平成 2 ）年に「健康づくりのための食生活指針－対象特性別」を発表し，その中で，思春期は「食習慣の自立としての食事」とし，思春期における食事，食習慣の自己管理の重要性をうたっています。

　思春期は自己管理能力を育成し習得することを可能にする時期です。各人が正しい食習慣と生活習慣の重要性を認識し，食の乱れを是正すること，食品の選択方法や調理技術を身につけ， 1 日に摂取すべき食事の量や質を知るなど，食の自立を図る，家庭内での家事労働の役割分担をさせることも必要です。

　また，成人になってから喫煙を開始した者に比べ，未成年で喫煙を開始した者では，悪性新生物や虚血性心疾患などのリスクが高くなります（厚生労働省HP掲載資料より）。思春期の喫煙，飲酒，そして薬物の有害性を教育し，予防する環境が必要です。思春期では，それぞれの食環境の中で，大人とかかわりながらみずからの食習慣を確立していくこと，生涯の健康は，成長期の食習慣・生活習慣にあることを知り，それらを確立していくことが大切です。

第 9 章

成　人　期

1．成人期の特性

　　成人期は，青年期(18〜29歳)，壮年期(30〜49歳)，実年期(50〜64歳) に分類されます。成人期の健康管理は，高齢期をより健康に過ごすために健康の維持・増進だけでなく，生活習慣病の発症予防と重症化予防を目的とした適切な運動と栄養が必要です。

　　青年期は，体格が完成し体力的に充実するため，疾病の罹患率は思春期に次いで低くなり，社会的には自立の第一歩を歩み出し，精神的に成熟していく時期です。

　　壮年期の30歳代は，身体的にも精神的にも充実しますが，社会的には中心的役割を担い，不規則な生活や，食生活面では欠食や外食の頻度が増すことで栄養バランスが悪くなり，生活のリズムが乱れやすくなります。40歳代は，体力の衰えを感じるとともに社会的な責任が重くなり，身体的にも精神的にもストレスを受け，生活習慣病を発症しやすい時期です。特に女性は女性ホルモンの分泌量が減少し更年期に入ります。

　　実年期は，加齢による**退行性変化**が顕著になり，身体の適応能力や臓器の機能低下がみられ，生活習慣病だけでなく**更年期障害**や**うつ状態**も起こりやすくなります。

退行性変化
加齢とともに生じる変化。「萎縮」「変性」「壊死」などを意味し，細胞が小さくなったり，変質したり，消滅したりすることをいう。

更年期障害
ホルモンバランスの乱れが原因で起こる身体的・精神的不調。自律神経失調症のひとつ。

うつ状態
物事に対する関心や取り組む意欲が失せて何もする気が起こらない状態が1日中ずっと，ほぼ毎日，2週間以上にわたって続いた状態をいう。

1.1　食　習　慣
(1) 栄養素摂取状況

　　国民健康・栄養調査 (2017年) では，20歳以上のエネルギー摂取量は，男性2,134kcal,女性1,720kcalでした。1995年の同調査では，男性2,366kcal，女性1,888kcalで，その後，男女ともに年々減少しています。

1) エネルギー産生栄養素バランス (表9-1)

　　国民健康・栄養調査 (2017年) では，たんぱく質エネルギー比率は，20〜29歳男性が12.3%と食事摂取基準範囲の下限値を下回っています。30歳以降の男性，および女性はいずれの年代も食事摂取基準範囲内です。

　　脂質エネルギー比率は，20〜29歳女性が30.5%と，食事摂取基準範囲の上限値を上回っています。30歳以降の女性および男性はいずれの年代も食事摂取基準範囲内です。

　　炭水化物エネルギー比率は，男女ともにいずれの年代も食事摂取基準の範囲内です。

2) 摂取不足の栄養素 (表9-1)

　　国民健康・栄養調査 (2017年) では，成人期の食事摂取基準に比べ，摂取量が不足

表9-1　日本人の１人１日あたり平均エネルギー・栄養素摂取量

エネルギー・栄養素	単位	20〜29歳		30〜39歳		40〜49歳		50〜59歳		20歳以上	
		男性	女性	男性	女性	男性	女性	男性	女性	男性	女性
エネルギー	kcal	2,111	1,694	2,134	1,685	2,153	1,704	2,164	1,724	2,134	1,720
たんぱく質エネルギー比率	%	12.3	14.8	14.2	14.3	13.9	14.5	14.8	15.3	14.5	15.2
脂肪エネルギー比率	%	30.3	30.5	27.0	29.2	27.7	29.0	26.7	29.7	26.5	28.2
炭水化物エネルギー比率	%	58.5	54.7	58.0	56.5	58.4	55.9	58.5	55.0	59.0	56.6
食物繊維	g	12.8	11.8	13.1	12.5	13.5	13.0	14.3	14.3	15.2	14.8
ビタミンA	μgRE	508	425	516	438	488	469	488	499	532	514
ビタミンD	μg	5.0	5.0	5.9	5.0	6.3	5.5	8.1	6.5	7.6	7.0
ビタミンB₁	mg	0.95	0.75	0.94	0.75	0.94	0.79	0.94	0.83	0.95	0.82
ビタミンB₂	mg	1.15	1.05	1.10	1.05	1.34	1.08	1.24	1.15	1.22	1.15
ビタミンC	mg	71	68	66	65	74	77	84	91	96	104
食塩相当量	g	10.2	8.1	10.2	8.6	10.5	8.8	10.8	8.8	10.8	9.1
カリウム	mg	2,074	1,796	2,074	1,880	2,128	1,881	2,336	2,232	2,382	2,258
カルシウム	mg	435	420	435	421	447	445	484	511	510	508
鉄	mg	7.3	6.4	7.3	6.4	7.5	6.8	8.2	7.3	8.2	7.5
亜鉛	mg	8.9	7.3	9.1	7.1	8.8	7.2	9.2	7.4	8.8	7.4

出典）平成29年度国民健康・栄養調査（2017年）より作成

している栄養素は，男女ともに食物繊維，ビタミンA，ビタミンD，ビタミンB₁，ビタミンB₂，ビタミンC，カリウム，カルシウム，鉄です。

　食物繊維は，便秘や糖尿病，脂質異常症，高血圧などの生活習慣病，がんの予防効果がありますが，男女ともにいずれの年代も目標量に達していません。

　ビタミンAは，明るさを感じる目の機能や皮膚や粘膜を正常に保ったり，免疫にかかわりますが，男女ともにいずれの年代も推定平均必要量に達していません。

　ビタミンDは，カルシウムの吸収を促す栄養素で骨粗鬆症予防にかかわりますが，男女ともにいずれの年代も目安量に達していません。

　ビタミンB₁は，エネルギーの生成にかかわりますが，男女ともにいずれの年代も推定平均必要量に達していません。ビタミンB₂もエネルギーの生成にかかわりますが，男性はいずれの年代も推定平均必要量に達していません。女性はいずれの年代も推定平均必要量には達していますが，推奨量には達していません。

　ビタミンCは，心臓血管系の疾病予防と，抗酸化作用がありますが，男女ともにいずれの年代も推定平均必要量に達していません。

　カリウムは，ナトリウムを排泄して高血圧を予防しますが，男女ともにいずれの年代も目標量に達していません。

　カルシウムは，骨に硬い性質を与え，骨粗鬆症を予防しますが，女性の50〜59歳を除き，男女ともにいずれの年代も推定平均必要量に達していません。

　鉄は，貧血予防に欠かせない栄養素です。男性は，40〜49歳，50〜59歳では推奨量に達していますが，20〜29歳，30〜39歳では推定平均必要量にも達していません。女

骨粗鬆症
腰椎骨密度が同じ性別の若年成人平均骨密度の70％未満。

表9-2　日本人の１人１日あたり平均食品群別摂取量

食　品	単　位	20〜29歳		30〜39歳		40〜49歳		50〜59歳		20歳以上	
		男性	女性	男性	女性	男性	女性	男性	女性	男性	女性
野　菜	g	264.9	218.4	257.1	232.3	269.5	246.3	298.9	279.8	295.4	281.9
緑黄色野菜	g	69.0	64.3	80.8	75.4	76.4	75.5	83.4	87.6	85.7	89.5
果　物	g	49.6	81.6	43.6	60.8	51.7	71.6	62.4	93.9	96.2	119.7
乳　類	g	92.4	102.4	83.7	104.8	78.4	102.1	85.5	133.2	104.9	123.1
豆　類	g	48.4	47.0	53.4	52.3	57.9	56.4	64.3	69.2	66.8	65.8

出典）平成29年度国民健康・栄養調査（2017年）より作成

性は，いずれの年代も月経ありの推定平均必要量に達していません。

３）過剰摂取の栄養素（表9-1）

国民健康・栄養調査（2017年）では，食塩摂取量は，成人期の食事摂取基準に比べ，男女ともにいずれの年代も多くなっています。2007年の同調査では，男性12.0g，女性10.3gで，その後，男女ともに年々減少していますが，今現在も食塩相当量の目標量を上回っています。食塩の過剰摂取は，高血圧の発症につながります。

（2）食品群別摂取状況（表9-2）

健康日本21（第二次）
健康増進法を根拠法とし，2013年度から10年間計画で，第四次国民健康づくり対策として策定された。

「健康日本21」または「健康日本21（第二次）」では，野菜350g以上，果物100g以上，牛乳・乳製品130g以上，豆・豆製品100g以上の摂取を目標としていますが，国民健康・栄養調査（2017年）では，男女ともにいずれの年代も不足しています。

（3）食生活の状況

国民健康・栄養調査からは，食生活の状況に関することも知ることができます。

１）栄養バランスの取れた食事を食べている状況

国民健康・栄養調査（2015年）では，主食・主菜・副菜を組み合わせた食事を１日に２回以上食べることが「ほとんど毎日」の割合は，男性47.6％，女性52.7％です。男女ともに若い世代ほどその割合が低い傾向にあります。主食・主菜・副菜のうち，組み合わせて食べていないものは，男女とも「副菜」が最も高く，それぞれ76.7％，74.0％でした。また，主食・主菜・副菜を組み合わせた食事の頻度が高い者ほど，炭水化物，たんぱく質および野菜の摂取状況が食事摂取基準や「健康日本21（第二次）」の目標とされる値に合っていると評価される者の割合が高い傾向です。したがって，主食・主菜・副菜を組み合わせた食事（バランスのよい食事の目安）を20歳代から心がけることが生活習慣病発症や重症化の予防につながるといえます。

２）朝食の欠食状況（図9-1）

国民健康・栄養調査（2017年）では，朝食の欠食率は，男女ともに20〜29歳が最も高くなっています。朝食を欠食すると，脳へのグルコース供給が不十分なため，集中力を欠いたり，体温が上昇せず，効率よく身体活動を行うことができません。また，朝食を欠食すると，１日の栄養バランスも悪くなり，肥満や生活習慣病を招きます。

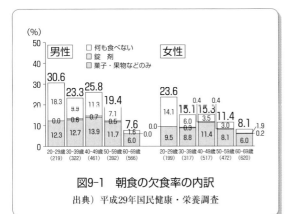

図9-1　朝食の欠食率の内訳
出典）平成29年国民健康・栄養調査

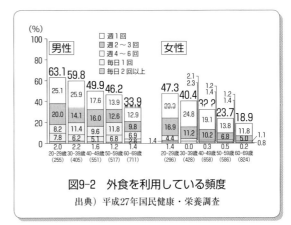

図9-2　外食を利用している頻度
出典）平成27年国民健康・栄養調査

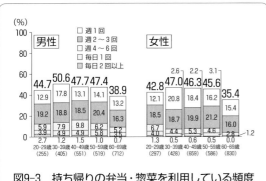

図9-3　持ち帰りの弁当・惣菜を利用している頻度
出典）平成27年国民健康・栄養調査

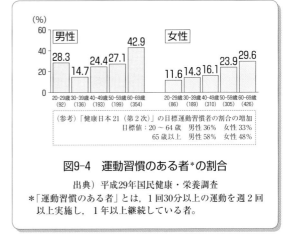

図9-4　運動習慣のある者＊の割合
出典）平成29年国民健康・栄養調査
＊「運動習慣のある者」とは，1回30分以上の運動を週2回以上実施し，1年以上継続している者。

3）外食，持ち帰りの弁当，惣菜の利用状況（図9-2，9-3）

国民健康・栄養調査（2015年）では，外食を週1回以上利用している者の割合は，男女ともに20歳代が最も高くなっています。持ち帰り弁当や惣菜を週1回以上利用している者の割合は，男女ともに30歳代で最も高くなっています。また，外食および持ち帰りの弁当・惣菜を週2回以上利用している者の割合は，男女共に20歳代が最も高くなっています。外食や弁当，惣菜などの中食は，エネルギーや脂質，食塩の過剰摂取，ビタミンやミネラル，食物繊維の摂取不足につながります。

中　食
スーパーマーケットやコンビニエンスストアなどで惣菜や弁当などを購入し，持ち帰って食べること。

1.2　運動習慣（図9-4）

「健康日本21（第二次）」では，運動習慣のある者の割合を20〜64歳で男性36％，女性33％を目標としていますが，国民健康・栄養調査（2017年）では，男女ともにいずれの年代も目標値に達していません。最も低いのは，男性は30〜39歳，女性は20〜29歳です。運動，特に有酸素運動は，生活習慣病の予防・改善，さらにストレスの解消にも有効です。厚生労働省は，「健康日本21（第二次）」の運動習慣の目標値を達成させるため，具体策として「健康づくりのための身体活動基準2013」（巻末資料参照），「健

有酸素運動
エネルギーを得るために好気的代謝によって体内の糖質と脂質を消費し，長時間継続可能な，身体活動レベルが「低い」〜「ふつう」の運動。

康づくりのための身体活動指針（アクティブガイド）」(第14章参照) を策定しました。

1.3 休養・睡眠

睡眠障害
睡眠に関して量・質的に
問題がある状態。原因と
して，眠るときの環境，
交代制勤務，ストレス，
うつ病，睡眠時無呼吸症
候群などがある。

「健康日本21（第二次）」では，心の健康の維持・増進のため十分な睡眠による休養の確保を，また，すべての世代の健やかな心を支える社会づくりのため週労働時間60時間以上の雇用者の割合の減少を目標としています。睡眠不足や**睡眠障害**等の睡眠に関する問題は，心の病気だけでなく，疲労感から判断力が鈍り，生活の質の低下や事故にもつながります。また，無呼吸を伴う睡眠の問題は，高血圧，心臓病，脳卒中の悪化要因にもなっていて，2013年に厚生労働省は，睡眠に関する問題の予防・改善のため，「健康づくりのための睡眠指針」を策定，2014年には新たな睡眠指針を示しています（巻末資料参照）。「健康日本21（第二次）」では，睡眠による休養を十分とれていない者の割合15％を目標としていますが，国民健康・栄養調査（2017年）では，40〜49歳が30.9％と最も高く，他の年代も目標値を上回っています。同調査は，2009年以降行われていますが，年々増加しています。国民健康・栄養調査結果（2015年）では，睡眠の確保の妨げの要因として，男性は20〜59歳で仕事が最も高く，女性は，20歳代は就寝前の携帯電話，メール，ゲームに熱中する，30歳代育児，40歳代家事，50歳代は仕事が最も高くなっています。睡眠時間確保のために必要なことは，男性は20〜59歳では就労時間の短縮が最も高く，女性は，20歳代は就寝前の携帯電話，メール，ゲームに熱中しない，30歳代育児のサポート，40歳代家事のサポート，50歳代は健康状態の改善が最も高くなっています。

1.4 喫 煙

虚血性心疾患
心臓の動脈の閉塞や狭窄
などにより心筋への血流
が阻害され，心臓に障害
が起こる疾患で，狭心症
や心筋梗塞がある。

慢性閉塞性肺疾患
たばこの煙を主とする有
害物質を長期に吸入曝露
することで生じる肺の炎
症性疾患。COPDと略す。

受動喫煙
本人は喫煙しなくても，
たばこの煙を吸わされて
しまうこと。

乳幼児突然死症候群
なんの予兆もないままに，
主に1歳未満の健康にみ
えた乳児が突然死亡する
疾患。

喫煙は，動脈硬化の三大リスクファクターのひとつです。たばこの煙には，ニコチン，一酸化炭素，発がん物質など4,000以上の化学物質が含まれています。ニコチンは，心拍数の増加，血圧の上昇，末梢血管の収縮，薬物依存を起こし，一酸化炭素は，ヘモグロビンと結合して酸素の運搬能力を低下させ，**虚血性心疾患**を招きます。

発がん物質は，肺がんだけでなく食道がんなど各種がんを発症させます。最近増加傾向にある**慢性閉塞性肺疾患**（COPD）も長期喫煙習慣が原因となっています。また，**受動喫煙**によっても肺がん，虚血性心疾患，呼吸器疾患，**乳幼児突然死症候群**，低出生体重児，小児の呼吸器疾患の危険性が高くなります。「健康日本21（第二次）」では，成人の喫煙率12％を目標としていますが，国民健康・栄養調査（2017年）では，習慣的に喫煙している者の割合は，男性は，30〜39歳で39.7％と最も高く，他の年代も目標値を上回っています。一方，女性は，40〜49歳の12.3％が最も高く，他の年代は目標値を下回っています。「健康日本21（第二次）」では，受動喫煙の機会を有する者の割合の減少を目指し，家庭3％，飲食店15％，行政機関・医療機関0％を目標としていますが，国民健康・栄養調査（2017年）では，受動喫煙を有する者の割合は，いずれの場所も目標値を上回っています。特に，飲食店42.4％，職場30.1％と高くなっています。

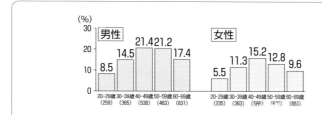

図9-5　生活習慣病のリスクを高める量を飲酒している者の割合

出典）平成29年国民健康・栄養調査

1.5　飲　　酒

　適量の飲酒は，HDL-コレステロールの上昇による動脈硬化の予防効果や，ストレス解消，疲労回復，さらに職場のコミュニケーションを円滑にすることにも役立ちますが，飲酒に伴う酒の肴は，エネルギー，脂質，塩分の過剰摂取を招き，長期・多量の飲酒習慣では，アルコール性肝障害，慢性膵炎，糖尿病，痛風を引き起こします。「健康日本21（第二次)」では，生活習慣病のリスクを高める量（1日あたり純アルコール量で男性40g以上，女性20g以上）を飲酒している者の割合を男性13％，女性6.4％を目標としています。国民健康・栄養調査（2017年）では，男女ともに，20～29歳で男性8.5％，女性5.5％と目標値を下回っていますが，他の世代は目標値を上回っており，男女ともに40～49歳で男性21.4％，女性15.2％が最も高い割合になっています（図9-5）。

痛　風
尿酸が身体の中にたまり，それが結晶になって激しい関節痛を伴う症状になる疾患。

純アルコール量
＝酒の量（mL）×［アルコール度数（％）÷100］×0.8（比重）。

1.6　BMI（Body Mass Index）（図9-6，図9-7）

　BMI 25.0以上を肥満，18.5未満をやせと評価します。「健康日本21（第二次)」では，適正体重を維持している者の増加を目ざし，20～60歳男性の肥満者の割合28％，40～60歳女性の肥満者の割合19％，20～29歳女性のやせの者の割合20％を目標としています。国民健康・栄養調査（2017年）では，肥満者の割合は，男性は20～29歳，女性は20～29歳，30～39歳，40～49歳では目標値を下回っていますが，他の年代は目標値を上回っています。一方，女性のやせの者の割合は，20～29歳が21.7％と目標値を上回

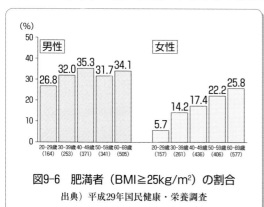

図9-6　肥満者（BMI≧25kg/m²）の割合

出典）平成29年国民健康・栄養調査

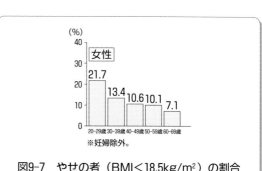

図9-7　やせの者（BMI＜18.5kg/m²）の割合

出典）平成29年国民健康・栄養調査

脂質異常症
血液中に含まれる脂質が過剰もしくは不足している状態。

冠動脈疾患
心臓の動脈にコレステロールなどが蓄積し，心筋への血液供給が部分的または完全に遮断されてしまう病気。

健康寿命
健康上問題がない状態で日常生活が送れる期間のこと。

健康格差
職業，経済力，家族構成，地域など社会的要因によって生じる健康状態の差。

特定健診
メタボリックシンドロームに着目した健診。

特定保健指導
特定健診の結果から，生活習慣病の発症リスクが高い人の生活習慣を見直しサポートをすること。

っていますが，他の年代は目標を下回っています。肥満は，糖尿病，高血圧，**脂質異常症**などの生活習慣病の引き金になり，さらに虚血性心疾患，脳血管疾患など動脈硬化性疾患の発症を招きます。一方，若年女性のやせについては，やせの女性が妊娠すると低出生体重児を出産することが多く，低出生体重児が成長すると肥満になり，生活習慣病を招き，特に**冠動脈疾患**の発症率が高くなるといわれています。

1.7　疾病予防と健康増進

　高齢社会の進展，疾患の罹患率の上昇により，日本は健康政策として，**健康寿命**を延ばすこと，**健康格差**をなくすことを掲げ，疾患の発症・重症化予防に対する取り組みとして40〜74歳の被保険者を対象に，**特定健診**，**特定保健指導**を義務づけています。また，「健康日本21（第二次）」では，がん，循環器疾患（虚血性心疾患，脳血管疾患），糖尿病，慢性閉塞性肺疾患（COPD）の発症予防，重症化予防の目標を設定しています。

　成人期に発症しやすい生活習慣病の予防には，人間ドックなどによる年1回の健康診断を受診することが必要です。

2．病態・疾患と栄養ケア

2.1　栄養アセスメント

　成人期の栄養ケアは，主として生活習慣病の予防と治療です。そのため，栄養アセスメントでは生活習慣病に関連する項目を評価します（表9-3）。

2.2　悪性新生物

　成人期における死亡率の第1位です。男性では，胃がんは減少していますが，肺がん，大腸がん，前立腺がんは増加しています。女性では，胃がん，子宮がんは減少していますが，乳がん，大腸がん，肺がんは増加しています。胃がんや子宮がんの減少

表9-3　成人期のアセスメント項目

問　診	既往歴，栄養・食事歴，飲酒歴，喫煙歴，薬剤，体重歴
身体計測	体重，身長，BMI，体脂肪率，除脂肪体重（LBM），ウエスト周囲径
臨床検査　血液生化学検査	たんぱく質代謝（総たんぱく質，アルブミン）
	糖質代謝（空腹時血糖，食後血糖，HbA1c，インスリン）
	脂質代謝（総コレステロール，LDL-コレステロール，HDL-コレステロール，中性脂肪）
	肝機能検査（AST，ALT，γ-GTP，ALP，ChE）
	腎機能検査（クレアチニン，尿素窒素，eGFR）
	貧血（Hb，Ht，MCV，MCH，MCHC）
	核酸代謝（尿酸），悪性腫瘍マーカー
尿検査	尿糖，尿たんぱく質
生理学検査	血圧，心電図，骨密度，エコー検査（超音波検査）
食事調査	24時間思い出し法，食事記録法（目安量記録法，秤量記録法），食品摂取頻度調査法

表9-4　日本人のためのがん予防法
―現状において日本人に推奨できる科学的根拠に基づくがん予防法―

喫　煙	たばこは吸わない。他人のたばこの煙を避ける。
飲　酒	飲むなら，節度ある飲酒をする。
食　事	食は偏らず，バランスよくとる。 ・塩蔵食品，食塩の摂取は最小限にする。 ・野菜や果物が不足にならない。 ・飲食物を熱い状態でとらない。
身体活動	日常生活を活動的に。
体　型	適正な範囲に。
感　染	肝炎ウイルス感染検査と適切な措置を。機会があればピロリ菌検査を。

出典）国立がん研究センター：がん情報サービス（2017）

は，健康診断による早期発見，早期治療の効果です。近年，増加傾向にある肺がん，乳がん，大腸がんは，喫煙，食生活，運動など生活習慣が大きくかかわっており，発症・重症化予防には生活習慣の改善が必要です（表9-4）。

2.3　メタボリックシンドローム

　肥満は，脂肪の体内分布から**皮下脂肪型肥満**と**内臓脂肪型肥満**に分けられます。内臓脂肪の蓄積は，**アディポサイトカイン**の分泌異常をきたし，**インスリン抵抗性**が生じ脂質異常症，高血糖，高血圧を招き，動脈硬化を発症します。この病態がメタボリックシンドロームです。食事療法は，極端なエネルギー・糖質・脂質制限は行わず，たんぱく質，ビタミン，ミネラル，食物繊維は十分に摂取します。間食，夜食を避け，1日3食を規則的に摂取します。有酸素運動の併用は内臓脂肪の減少に有効です。

2.4　慢性腎臓病（**CKD**：Chronic Kidney Disease）

　CKDは，心血管疾患の重大なリスクファクターです。また，糖尿病，脂質異常症，高血圧，高尿酸血症などの生活習慣病やメタボリックシンドロームはCKDの発症に関与しています。生活習慣病やメタボリックシンドロームの発症予防，重症化予防は，CKD，さらには心血管疾患の発症予防，重症化予防にもつながります。CKDの食事療法は，肥満があれば是正し，たんぱく尿や腎機能のレベルにより，たんぱく質制限，食塩制限，カリウム制限，水分制限を行います。

3．栄養摂取

3.1　食事摂取基準

　日本人の食事摂取基準（2020年版）は，健康寿命延伸のため，健康の保持・増進，生活習慣病の発症予防と重症化予防，高齢者の低栄養予防，フレイル予防を目的として策定されています。成人期を18～29歳，30～49歳，50～64歳に分けています。生活習慣病予防のため，たんぱく質，脂質，飽和脂肪酸，炭水化物，食物繊維，ナトリウム，カリウムで目標量が設定されています。

1）エネルギー

　エネルギーの収支バランスを重要視しています。適正なエネルギー量とは，エネルギー摂取量とエネルギー消費量が等しく，体重，体組成が維持されているときのエネルギー量のことをいいます。そこで，成人期ではエネルギー摂取量と消費量のバランスの維持を示す指標として目標とするBMIの範囲が策定されています（第13章参照）。

2）たんぱく質

　推定平均必要量は，良質な動物性たんぱく質を摂取させて**窒素出納**実験を行い得られた体重1kgあたりのたんぱく質維持必要量に参照体重をかけ，日常食混合たんぱく質の利用効率90％で補正して求められています。たんぱく摂取量の過不足は，生活習

皮下脂肪型肥満
皮下組織に脂肪が蓄積する。下半身に多く脂肪がつき，女性に多くみられる。

内臓脂肪型肥満
腹腔内に脂肪が蓄積する。上半身に多く脂肪がつき，中高年以降の男性に多くみられる。

アディポサイトカイン
脂肪細胞から分泌される生理活性物質の総称で，その生理活性から善玉と悪玉に分けられる。

インスリン抵抗性
肝臓，筋肉，脂肪細胞でインスリンが正常に機能しなくなる状態。

窒素出納
生体への窒素の取り込みと排出の量的バランス。人の健康状態やたんぱく質の必要量，食品のたんぱく質の栄養価を知ることができる。

慣病の発症および重症化に関連するため，目標量をエネルギー比率で示しています。

3）脂　　質

① **総脂質**　　目標量をエネルギー比率で示しています。目標量の上限は，日本人の脂質および飽和脂肪酸摂取量に基づき，飽和脂肪酸の目標量の上限を超えない量として策定されています。目標量の下限は，日本人のn-3系脂肪酸，n-6系脂肪酸，一価不飽和脂肪酸摂取量，グリセロールを考慮して策定されています。

② **飽和脂肪酸**　　目標量をエネルギー比率で示しています。日本人の飽和脂肪酸摂取量より目標量の上限が策定されています。

4）炭 水 化 物

目標量をエネルギー比率で示しています。目標量の上限は，たんぱく質の目標量の下限と脂質の目標量の下限に対応する量です。目標量の下限は，たんぱく質の目標量の上限と脂質の目標量の上限に対応する量です。ただし，この場合，食物繊維が摂取不足にならないよう配慮が必要です。

5）食 物 繊 維

心筋梗塞による死亡率が最も低いと報告されている食物繊維の摂取量（24g/日）と日本人の成人（18歳以上）の食物繊維摂取量の中央値（14.6g/日）の中間値を参照体重比の0.75乗で外挿して，目標量が策定されています。

6）エネルギー産生栄養素バランス

エネルギー産生栄養素バランスは，エネルギーを産生する栄養素およびこれら栄養素の構成成分である各種栄養素の摂取不足を回避するとともに，生活習慣病の発症予防とその重症化予防を目的とするもので，たんぱく質，脂質，炭水化物，飽和脂肪酸の目標量がエネルギー比率で示されています。

7）ビタミン

① **ビタミンA**　　推定平均必要量は，ビタミンAの欠乏症状を認めず，肝臓内のビタミンAの最低貯蔵量（20μg/肝重量g）が維持できる体重1kgあたりの摂取量に参照体重をかけて求められています。肝臓へのビタミンA過剰蓄積による肝障害を指標にして耐容上限量が策定されています。

② **ビタミンD**　　目安量は，4季節4日間（合計16日間）にわたる半秤量式食事記録法による調査結果より求められています。高カルシウム血症を指標にして耐容上限量が策定されています。

③ **ビタミンE**　　血中α-トコフェロール濃度を，12μmol/L以上に維持できる摂取量として目安量が策定されています。健康な男性にα-トコフェロールを大量投与して血小板凝集能に影響を及ぼさない摂取量を耐容上限量としています。

④ **ビタミンK**　　日本人では納豆摂取の影響が大きく，健康障害がみられない納豆非摂取者の摂取量を目安量としています。

⑤ **ビタミンB₁・B₂，ナイアシン**　　エネルギー産生にかかわるビタミンです。ビタミンB₁・B₂の推定平均必要量は，尿中排泄量が増大しはじめる摂取エネルギー1,000kcal

血小板凝集能
血小板の働きで血液を凝固させる作用。

あたりの摂取量（ビタミンB₁は0.45mg/1,000kcal，ビタミンB₂は0.50mg/1,000kcal）に推定エネルギー必要量をかけて求められています。ナイアシンの推定平均必要量は，欠乏とならない最小ナイアシン摂取量（4.8mgNE/1,000kcal）に推定エネルギー必要量をかけて求められています。強化食品由来およびサプリメント由来のニコチン酸，ニコチンアミドの過剰摂取で過剰症が生じるため各々について耐容上限量が策定されています。

⑥ **ビタミンB₆**　アミノ酸代謝にかかわるビタミンです。推定平均必要量は，血中PLP（ピリドキサールリン酸）濃度を30nmol/Lに維持できるビタミンB₆摂取量は，ピリドキシン摂取量として0.014 mg/gたんぱく質であり，食事性ビタミンB₆量に換算するために，相対生体利用率で割り，たんぱく質の推定平均必要量をかけて求められています。過剰摂取により神経障害を招くため耐容上限量が策定されています。

⑦ **ビタミンB₁₂**　推定平均必要量は，悪性貧血患者への投与実験結果より求められています。

⑧ **葉 酸**　葉酸欠乏による**巨赤芽球性貧血**を予防するために，赤血球中の葉酸を300nmol/L以上に維持する最小摂取量を推定平均必要量としています。妊娠可能な女性へのプテロイルモノグルタミン酸投与実験の結果より耐容上限量が策定されています。

⑨ **ビタミンC**　**壊血病**予防のほか，**抗酸化作用**，心臓血管系疾患の予防効果があります。血中ビタミンC濃度を50μmol/Lに維持し，抗酸化作用，心臓血管系疾患の予防効果が認められる摂取量を推定平均必要量としています。

8）ミネラル

① **ナトリウム**　推定平均必要量は，ナトリウム不可避損失量（便，尿，皮膚などからの排泄量）より求められています。

② **カリウム**　目標量は，平成28年国民健康・栄養調査の結果に基づく日本人の成人（18歳以上）におけるカリウム摂取量の中央値（2,183mg/日）と，WHOが推奨するカリウム摂取量3,510mg/日との中間値である2,842mg/日を，体重比で外挿して求められています。

③ **カルシウム**　推定平均必要量は，要因加算法により，カルシウムの体内蓄積量，尿中排泄量，経皮的損失量の合計にみかけの吸収率で割って求められています。過剰摂取によるカルシウムアルカリ症候群を指標にして耐容上限量が策定されています。

④ **鉄**　推定平均必要量は要因加算法により，男性と月経のない女性，月経のある女性に区分して策定されています。男性と月経のない女性は，基本的鉄損失÷吸収率，月経のある女性は，〔基本的鉄損失＋月経血による鉄損失〕÷吸収率で求められています。過剰摂取による臓器への沈着症を指標にして耐容上限量が策定されています。

巨赤芽球性貧血
ビタミンB₁₂または葉酸の欠乏によってDNAの合成が阻害され，赤血球の前段階である赤芽球が異常な巨赤芽球になるために起こる貧血。

壊血病
ビタミンCの欠乏症で，コラーゲンが合成されず毛細血管が弱くなり，身体の様々な部位で出血がみられる疾患。

抗酸化作用
酸化を抑える作用。活性酸素を取り除くことで，生活習慣病の予防や老化を抑制する。

第 10 章

更　年　期

1. 更年期の特性

非生殖期
妊娠・出産ができなくなる時期。

　更年期について，国際閉経学会では「女性の加齢の過程において，生殖期より**非生殖期**へ移行する期間」としています。日本産科婦人科学会では「生殖期（性成熟期）と非生殖期（高齢期）の間の移行期で，卵巣機能が衰退しはじめ消失する時期」と定義されており，日本人女性の場合，平均閉経年齢51歳を境にした十数年間（45歳頃～55歳頃まで）を更年期としています（図10-1）。さらに，閉経の前後数年間を閉経周辺期，閉経より以前の45～51歳までを閉経前期，閉経以降の51～55歳までを閉経後期と呼んでいます。

　更年期は，身体機能の著しい変化のみならず，女性の社会進出に伴い職場でのストレス，家族の介護など家庭内でのストレスを抱え，身体的・心理的・社会的ケアが必要です。また，男性における更年期は，30～70歳代と個人差が大きく，一般的に40歳代から症状が現れる可能性があります。

（1）内分泌系の変化

　性成熟期の女性では，卵巣における卵胞の成熟，排卵，黄体の形成，子宮内膜における増殖・分泌，月経などの周期的変化（性周期）が起こります。これらの変化は，間脳視床下部から性腺刺激ホルモン放出ホルモン（GnRH）が分泌し，脳下垂体前葉を刺

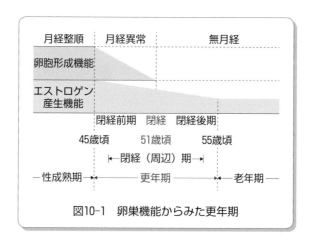

図10-1　卵巣機能からみた更年期

激して卵胞刺激ホルモン（FSH）と黄体形成ホルモン（LH）が分泌され，卵巣に働き
かけ，エストロゲンとプロゲステロンが産生，分泌を促します。エストロゲンとプロ
ゲステロンの増加は，負のフィードバックによって，性腺刺激ホルモン放出ホルモン，
卵胞刺激ホルモン，黄体形成ホルモンの分泌を抑制し，ホルモンバランスを保つこと
で，性成熟期の女性の性周期が維持されています（図10-2）。

　更年期になると，女性では卵巣の機能が低下するため，エストロゲンとプロゲステ
ロンの分泌が減少し，間脳視床下部，脳下垂体前葉へのエストロゲンとプロゲステロ
ンの負のフィードバック抑制が失われ，その結果，卵胞刺激ホルモンや黄体形成ホル
モンが大量に分泌されます。男性では**テストステロン**の分泌が減少します。こうした
ホルモンバランスの乱れが，更年期特有の症状を招くことになります。

テストステロン
男性ホルモンのひとつで，
筋肉の増大や骨格の発達
を促す。

（2）生 殖 系

　卵巣は加齢に伴って萎縮し，排卵数が減少し，機能が低下します。卵胞数は，37〜
38歳を過ぎると急激に減少し，50歳でほぼ消失します（図10-3）。エストロゲンの分泌
低下により月経異常が生じ，やがて閉経に至ります。閉経の診断は，ほかに原因がな
く12か月以上無月経が持続すれば前回の月経をもって閉経とみなされます。

（3）脂 質 代 謝

1）総コレステロールの上昇

　エストロゲンは，血中コレステロールが材料となって合成されます。更年期でエス
トロゲンの分泌が減少すると，エストロゲン合成に利用されていたコレステロールの
利用が減少するため血中総コレステロール値が上昇します。

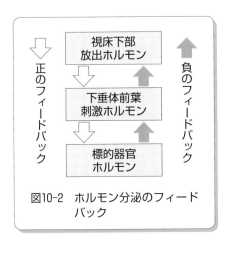

図10-2　ホルモン分泌のフィード
　　　　バック

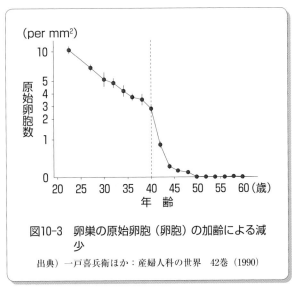

図10-3　卵巣の原始卵胞（卵胞）の加齢による減
　　　　少

出典）一戸喜兵衛ほか：産婦人科の世界　42巻（1990）

2）LDL-コレステロールの上昇

エストロゲンは，肝臓や末梢組織における**LDL-レセプター**の増加や，LDL-レセプ
ターの活性の上昇によって，LDL-コレステロールの組織への取り込みを促進します。
更年期でエストロゲンの分泌が減少すると，LDL-コレステロールの組織への取り込み
が減少するため血中LDL-コレステロール値が上昇します。

LDL-レセプター
肝臓や末梢組織に存在する
LDLの取り込み場所
で，細胞内へのコレステ
ロール供給や，細胞内の
コレステロール濃度の安
定化を図る。

3）HDL-コレステロールの減少

エストロゲンは，肝臓においてHDL-コレステロールを構成する**アポたんぱく質**（ア
ポA-1）の産生にかかわっており，HDL-コレステロールの産生を促進します。更年
期でエストロゲンの分泌が減少すると，アポA-1の産生低下によりHDL-コレステロ
ールの産生が抑制され血中HDL-コレステロール値が減少します。

アポたんぱく質
血中脂質の運搬体である
リポたんぱく質を構成す
るたんぱく質。

4）酸化LDL-コレステロールの上昇

エストロゲンは，**血管弛緩因子**である一酸化窒素を産生し，LDL-コレステロールの
酸化を抑制します。更年期でエストロゲンの分泌が低下すると，一酸化窒素の産生が
減少するため酸化LDL-コレステロール値が上昇します。酸化LDL-コレステロールは，
強力に動脈硬化症の発症を促します。

血管弛緩因子
血管弛緩因子には，血管
内皮細胞で産生・分泌さ
れるプロスタサイクリン，
一酸化窒素があり，血管
平滑筋を弛緩させる。

5）中性脂肪の上昇

加齢に伴う基礎代謝量の低下と身体活動量の減少により消費エネルギー量が減少し，
肥満を招き血中中性脂肪値が上昇します。

（4）骨　代　謝

骨には，**骨芽細胞**と**破骨細胞**があり，骨芽細胞では，カルシウムが沈着する**骨形成**を，
破骨細胞では，カルシウムが溶出する**骨吸収**が行われ，骨形成と骨吸収のサイクルに
よって古い骨を壊し，新しい骨をつくります。エストロゲンは，骨芽細胞を活性化さ
せ，破骨細胞の活性を抑制する作用があります。つまり，骨形成が骨吸収より優位な
状態にさせます。更年期でエストロゲンの分泌が減少すると，骨芽細胞の活性が抑制
され，破骨細胞が活性化するため，骨吸収が骨形成より優位になり骨量が減少し，骨
粗鬆症を招きます（図10-4）。

骨芽細胞
コラーゲンなどを合成し
骨の生成にかかわる細胞。
破骨細胞
骨を破壊する役割を担っ
ている細胞。
骨形成
骨芽細胞にカルシウムを
沈着させ骨を形成する。
骨吸収
破骨細胞が骨を融解して，
骨からカルシウムが血中
へ溶出し，血中カルシウ
ム濃度を上昇させる。

2．病態・疾患と栄養ケア

2.1　更年期障害

更年期障害とは，「更年期に現れる多種多様な症候群で，器質的変化に相応しない**自
律神経失調症**を中心とした**不定愁訴**を主訴とした症候群」と定義されています。症状
は，自律神経失調症状，神経症状，性器外身体症状，性器症状に分類されますが，特
に，**ホットフラッシュ**，発汗，肩こり，憂うつは代表的な症状です（表10-1）。原因は，
エストロゲンの分泌低下によるホルモンバランスの乱れが，脳の視床下部にある自律
神経中枢に影響を及ぼし自律神経失調症を招きます。また，子どもの独立，夫の定年，

自律神経失調症
ストレスなどにより自律
神経が乱れ，めまい・耳
鳴り・食欲不振・不眠の
症状が起こる。
不定愁訴
なんとなく体調が悪いと
いう自覚症状を訴えるが，
検査をしても原因となる
病気がみつからない状態。

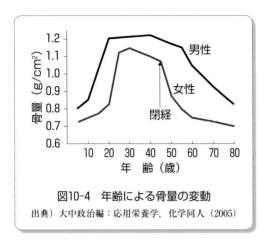

縦軸 骨量（g/cm²）、横軸 年齢（歳）

男性
女性
閉経

図10-4　年齢による骨量の変動
出典）大中政治編：応用栄養学，化学同人（2005）

表10-1　更年期障害の症状

症候群区分	不定愁訴の個別症状
Ⅰ　自律神経症状（血管運動神経症状）	ホットフラッシュ（のぼせ感），冷え性，動悸，発汗，めまい，肩こり，耳鳴り，しびれ感，知覚過敏，知覚鈍麻，蟻走感
Ⅱ　精神症状	憂うつ，あせり感，不安感，疲労感，頭痛・頭重感，不眠，物忘れ，判断力低下
Ⅲ　性器外身体症状	運動器症状…腰痛，背痛，骨盤痛，筋痛，関節痛　消化器症状…悪心・嘔吐，下痢，便秘　泌尿器症状…頻尿，尿失禁
Ⅳ　性器症状	月経異常，性器出血，乳房萎縮，膣乾燥感，膣刺激感

親の介護など家庭内での変化や，職業に就いている女性であれば職場での変化，自分自身の健康問題等による心理的ストレスが大脳皮質，大脳辺縁系に影響を及ぼし憂うつや情緒不安等の神経症状を招きます。

　男性の更年期障害は，男性ホルモンが減少した状態（低アンドロゲン血症）と定義されます。男性ホルモンのピークは20～30歳代で，40歳代後半から減少します。症状は，女性とほぼ同様で，精神神経症状と身体症状とがあり，原因は加齢とストレスであるといわれています。男性の更年期障害に対しては，泌尿器科を受診することが勧められています。漢方薬，ホルモン補充法，ビタミン剤の投与などの治療法があります。

（1）栄養アセスメント
●問　　診
　体重の変化，食欲の増大や減少，嗜好の変化，味覚の変化，悪心・嘔吐，下痢・便秘，皮膚症状（かゆみ），月経の有無，閉経年齢，閉経形態（自然閉経か否か），子宮・卵巣の摘出手術歴

●身体計測
　身長，体重，BMI，体脂肪率，腹囲

●臨床検査
・血液生化学検査：エストロゲン，卵胞刺激ホルモン，総コレステロール，LDL-コレステロール，HDL-コレステロール，中性脂肪，空腹時血糖，HbA1c
・生理学検査：骨密度，エコー検査

●更年期の診断評価法
　Kupperman更年期指数，SMI簡略更年期指数（図10-5），SDS自己評価式抑うつ尺度があります。

ホットフラッシュ
hot flash
季節や場所，時間も関係なく，突然，首から上が熱くなり大量の汗が出る。

Kupperman更年期指数
更年期障害症状11項目について，4段階の重みをつけ重症度と症状の積を合計する評価法。1950年代に米国の女性に対して用いられたのがはじまり。

SMI簡略更年期指数
10項目を4段階に分け，合計点から重症度を評価する。日本人女性の症状に合わせてつくられた。

SDS自己評価式抑うつ尺度
20項目の自覚症状をチェックし採点評価する。米国で開発された。

● 食事調査

栄養素摂取量や食品群別摂取量ばかりでなく，朝・昼・夕・間食のバランスなども調査します。

（2）栄養ケア

栄養バランスのよい食事，適度な運動，十分な睡眠など基本的なことが重要です。適度な運動は，ホットフラッシュ，肩こり，睡眠障害などの症状を軽くするとともに，ストレス解消，自信の回復にもつながります。

更年期障害の軽減に，女性ホルモンと類似の作用をもつイソフラボンの摂取が効果的との報告があります。大豆イソフラボンを多く含む，豆腐，納豆，きな粉などを積極的に食事に取り入れることで，緩和が試みられることもあります。食事性のイソフラボンの摂取目安量は70～75mg/日で，納豆１パックで摂取できます。なお，サプリメントでのイソフラボンの摂取目安量は30mg/日です。

薬物療法には，ホルモン補充療法や漢方療法があります。ホルモン補充療法は，減少したエストロゲンを補充します。ホットフラッシュには即効性があり効果がありますが，乳がん，子宮がん，重症肝機能障害，血栓症を治療している場合は投与できません。漢方療法は，ホルモンが減少した状態に体調を合わせるのをサポートします。

2.2　膠原病

膠原病は，細胞間の結合組織が炎症を起こす炎症性疾患，筋肉や関節に痛みやこわばりを生じるリウマチ性疾患，免疫異常によって起きる自己免疫疾患の三つの病気が重なり合った疾患です。

遺伝的素因をもった人が，ある種の誘因にさらされることにより発症すると考えられています。誘因としてウイルスや細菌への感染，外傷，外科手術，強い紫外線，喫煙などがあり，疫学調査では，エネルギー，脂質，砂糖の過剰摂取の人に患者が多く

症　　　　　　状	症状の程度（点数）				あなたの点数
	強	中	弱	無	
①顔がほてる。	10	6	3	0	
②汗をかきやすい。	10	6	3	0	
③手足や腰が冷えやすい。	10	6	3	0	
④息切れ，動悸がする。	10	6	3	0	
⑤寝つきが悪い，または眠りが浅い。	10	6	3	0	
⑥怒りやすく，すぐイライラする。	10	6	3	0	
⑦くよくよしたり，憂うつになることがある。	10	6	3	0	
⑧頭痛，めまい，吐き気がよくある。	10	6	3	0	
⑨疲れやすい。	10	6	3	0	
⑩肩こり，腰痛，手足の痛みがある。	10	6	3	0	

図10-5　SMI簡略更年期指数調査票
（自己採点の評価表）

認められたと報告されています。また，更年期の女性に多く発症していることから，女性ホルモンの影響も考えられています。治療は，ステロイド剤の投与ですが，発症予防や悪化予防には毎日のバランスのよい食事が必須です。

2.3　消化器疾患

更年期は，胃腸に関する不調も多く，胃もたれ，むかつき，胃の痛み，吐き気，便秘や下痢といった排便リズムの乱れなどが症状として現れます。これは，ホルモンの乱れに自律神経がついていけなくなり，胃腸の働きが低下するためです。栄養ケアは，消化のよいものを，ゆっくり，よくかんで食べるようにします。また，胃を休めるために就寝前の飲食や，胃酸を薄めないよう水分の多量摂取も控えます。

2.4　骨粗鬆症

骨密度低下と骨質異常により，骨強度が低下して骨折しやすくなっている状態をいいます。更年期以降の女性に多く，発症要因は，エストロゲン分泌低下，遺伝的素因，運動不足，カルシウム，ビタミンD・Kの摂取不足，たんぱく質・食塩・リンの過剰摂取，飲酒，喫煙，若い頃の過度のダイエットなどです。予防は，20〜40歳代の最大骨量を高値にしておくことです。そのためには10歳代の栄養と運動が重要です。

（1）栄養ケア

骨粗鬆症の発症予防，治療のために重要なのは栄養と運動です。積極的に摂取したい栄養素は，良質たんぱく質，カルシウム，ビタミンK，ビタミンC，ビタミンDです。一方，控えたいのは，食物繊維，リン，食塩，アルコールの過剰摂取です。

1）良質たんぱく質

骨格の構成成分となります。また，必須アミノ酸のひとつであるリシンや，非必須アミノ酸のひとつであるアルギニンは，カルシウムの吸収を促進します。しかし，過剰にたんぱく質を摂取すると，尿中へのカルシウム排泄を促進するので，推奨量の摂取を目標にします。

2）カルシウム

骨量を維持するために最も必要な栄養素です。吸収率が最もよいのは乳・乳製品です。乳・乳製品に含まれる乳糖，リシン，アルギニンにはカルシウム吸収促進作用があるほか，乳・乳製品に含まれる**カゼイン**と結合することで溶解性が高くなり吸収率が上昇します。小魚，大豆，海藻，緑黄色野菜も，乳・乳製品に比べ吸収率は低い食品ですが，カルシウムのよい供給源です。

カゼイン
牛乳のたんぱく質。

3）ビタミン

ビタミンKは，骨基質たんぱく質のひとつである**オステオカルシン**の合成を促進します。ビタミンCは，骨の細胞間の結合組織の主成分である**コラーゲン**の合成を促進します。ビタミンDは，小腸におけるカルシウム，リンの吸収を促進します。

オステオカルシン
骨芽細胞が合成するたんぱく質。合成にビタミンKが必要である。
コラーゲン
細胞同士を接着するたんぱく質。

4）食物繊維，リン，食塩，アルコール

食物繊維は，カルシウムを吸着し排泄する作用があります。食物繊維を多く摂取する場合は，さらに多くのカルシウムを摂取しなければなりません。

リンの過剰摂取（カルシウム1に対してリン2以上の摂取）は，カルシウムの吸収を阻害します。リン酸化合物による食品添加物を使用している加工食品やインスタント食品，炭酸飲料の摂取を控えるようにします。

食塩の過剰摂取は，尿中へのカルシウム排泄を促進するので，目標量の摂取を心がけます。

アルコールの過剰摂取はカルシウムの吸収を阻害します。生活習慣病予防の観点からも，1日に日本酒1合，ビールなら1本，ウイスキーシングルは3杯程度までです。

（2）運　　　動

運動は，骨の中を通る血液の流れがよくなり，骨の細胞が活性化します。また，運動で骨に負荷がかかると，骨に弱いマイナスの電気が発生し，カルシウムが呼び寄せられ骨が強化されます。さらに，運動は，筋肉やバランス力を鍛え，骨折を防ぎます。

3．栄 養 摂 取

3.1　食事摂取基準

更年期（45〜55歳）女性の食事摂取基準は，成人期の摂取基準に準じます。肥満しやすい時期でもあるため，BMIは20.0〜24.9を目標に維持し，血中脂質の上昇を抑制するため，脂質エネルギー比率は20〜30％（目標量），飽和脂肪酸は7％E以下（目標量），n-6系脂肪酸は8g/日（目安量），n-3系脂肪酸は1.6〜1.9g/日（目安量）を目指し，骨への栄養を考慮し，たんぱく質は50g/日（推奨量），カルシウムは650mg/日（推奨量），ビタミンDは8.5μg/日（目安量），ビタミンKは150μg/日（目安量），ビタミンCは100mg/日（推奨量）を摂取します。

3.2　生活習慣と自己管理

更年期の症状は，強い場合と軽い場合の個人差があります。強く症状が出る人の食生活は，朝食の欠食，不規則な食事時間，食事量の不足，乳製品の摂取不足，飲酒歴ありといった状況で，栄養素的には，たんぱく質，ビタミン，カルシウム，鉄の摂取不足がみられ，潜在的栄養素欠乏といえます。さらに，30歳代も栄養バランスの悪い食事をしていたことが報告されています。若い頃の食生活が更年期の症状を左右すると考えられ，規則正しい食生活が重要です。就労女性も増え，毎日バランスのよい食事を手づくりすることはむずかしいと思われますが，欠食をしないこと，外食でも，中食でも主食・主菜・副菜の整った食事を摂取することを心がけ，さらに，毎日適度な運動を取り入れることで心身のリフレッシュを図ることが大切です。

第 11 章

高 齢 期

1. 高齢者の生理的特徴

　一般に65歳以上を高齢者といい，65～74歳までを前期高齢者，75歳以上を後期高齢者としています。医療の進展や生活環境の改善により，身体の働きや知的能力が5～10歳は若返っているので，65～74歳を准高齢者，75歳以上を高齢者，90歳以上を超高齢者とする提案（日本老年学会）があります。平均寿命の延びとともに高齢者人口も急速に増加していますが，平均寿命と健康寿命の差をなくすことが大きな課題です。

1.1　身体的・精神的変化

　加齢に伴い身体臓器や各組織には，**実質細胞数の減少による重量の減少**，萎縮や機能低下がみられ，高齢になるほど個人差が大きくなるのが特徴です。生理機能（図1-4参照）や臓器機能が変化（表11-1）する中で，特に感覚機能は，口からおいしく食べるために，**五感**を働かせ，食事を感性豊かなものにします。

- **視覚**：調節機能の低下による老眼や**白内障**になりやすく，最近では**加齢黄斑変性**も増えています。また，**暗順応**も低下するため，居住環境を明るくすることや段差をつくらないことが重要です。
- **聴覚**：聴力の衰えを老人性難聴といい，**高周波の音**（5～6キロヘルツ）や小さい声は聞き取りにくくなり，大きな音はうるさく感じるようになります。原因は，**蝸牛**の働きの衰えで，有効な治療法はありません。そのため補聴器などの装着を促し，ゆっくりと区切って話しかけるなどの配慮が必要です。
- **味覚**：味蕾の萎縮や減少により甘味，酸味，塩味，苦味の**味覚閾値**が上昇し，味に対する感覚が鈍くなります（図1-10参照）。特に塩味の感受性が低下するので濃い味つけになる傾向にあり，高血圧予防のためにも食塩の過剰摂取には注意が必要です。
- **嗅覚**：嗅覚細胞の萎縮により，味やにおいを感じる感覚が鈍くなることから食欲低下につながるおそれがあります。
- **温覚**：体温調節機能が低下するため，温度感覚が鈍くなります。高温多湿環境下での発汗量減少による熱中症には注意が必要です。

　精神的変化では，退職などで社会的役割の変化から経済的不安を抱える，配偶者の死に直面する喪失感や孤独感から，うつ傾向に陥る場合がみられます。

注　本書では，65歳以上を高齢者とする。

65歳以上
65歳以上の高齢者人口は推計3,575万人（男性1,554万人，女性2,021万人）で，総人口の28.3％を占める。内95歳以上は221万人である（2019年4月1日現在）。

実質細胞
各組織の主要な機能を担う細胞。

五　感
視覚，聴覚，味覚，嗅覚，触覚。

白内障
水晶体が白く混濁し，視力が低下する症状。

加齢黄斑変性
加齢により網膜中心部にある黄斑に障害が生じる。

暗順応
明所から暗所へ移ったとき，徐々に暗さに慣れる。これは暗闇に入ると目の網膜の光に対する感度が時間とともに増加するためである。この自動調節現象をいう。

高周波の音
電話の呼び出し音や体温計の音など。

蝸　牛
鼓膜の奥にある内耳の一部で，かたつむりの殻状をした聴覚を司る器官。

味覚閾値
味を感じることのできる最小値。

表11-1　加齢による臓器機能の変化と臨床的意義

	機能変化	臨床的意義
腎臓・泌尿器系	・糸球体ろ過量低下　・腎血流量低下 ・膀胱容量の減少　・腎尿細管分泌と濃縮能低下 ・膀胱括約筋の機能低下	・薬物クリアランス低下　・脱水症になりやすい ・頻尿，尿失禁が起こりやすい
呼吸器系	・肺活量低下　・最大換気量低下　・残気率増加	・動脈血飽和度減少　・最大酸素摂取量減少
循環器系	・心筋拡張能低下 ・交感神経刺激に対する反応低下 ・末梢血管抵抗性増加　・1回拍出量低下 ・圧反射感受性低下　・ペースメーカー細胞数減少 ・脈圧上昇	・心拍出量減少　・心肥大　・収縮期高血圧 ・利尿剤による降圧作用の感受性増加 ・心房性不整脈　・洞不全症候群になりやすい ・脈圧（収縮期血圧と拡張期血圧の差）の上昇
神経系	・脳萎縮　・自律神経の変化	・認知機能低下　・認知症が多い ・起立性低血圧　・失神が多い
内分泌系	【低下】・レニン活性　・アルドステロン 　　　　・成長ホルモン（GH）　・FT3 　　　　・テストステロン　・エストラジオール 【増加】・ノルエピネフリン 　　　　・心房性ナトリウム利尿ペプチド ・インスリン感受性，増加分泌能低下	・耐糖能異常 ・糖尿病増加 ・閉経後に骨粗鬆症になりやすい
筋骨格系	・骨密度減少　・除脂肪量（筋肉量）減少	・骨粗鬆症，サルコペニアになりやすい
免疫系	・新たなTリンパ球形成数減少 ・ヘルパーTリンパ球増加 ・サプレッサーTリンパ球減少　・液性免疫減少	・皮膚テストに対するアレルギー ・感染症にかかりやすく，治りにくい
造血器系	・活動性骨髄量減少　・骨髄脂肪増加	・造血の機能的予備減少
消化器系	・唾液分泌量減少　・消化酵素量減少 ・食道，胃，大腸の蠕動運動低下 ・ヘリコバクターピロリ菌感染による胃粘膜萎縮 ・胃酸分泌能低下　・肝重量低下 ・肝血流量減少 ・薬物代謝酵素（肝シトクロムP450）活性低下	・誤嚥性肺炎 ・萎縮性胃炎 ・逆流性食道炎 ・ジアゼパムなど肝臓での薬物代謝の遅延

大庭建三：すぐに使える高齢者総合診療ノート，日本医事新報社，pp.2〜4（2014）を一部改変

1.2　咀しゃく・嚥下機能の変化

　食べることは，目で食べ物の形や大きさを認識し，歯でかみくだき，唾液と混和することで食塊を形成して飲み込む一連の動作です（図11-1）。しかし加齢により，①咬合力の低下（歯の欠損，残存歯の摩耗），②舌運動の低下（不適合な義歯の装着），③咀しゃく力の低下（咀しゃく筋の萎縮，唾液分泌量の減少），④咽頭部の嚥下反射機能の低下，⑤食道の蠕動運動の低下などにより嚥下障害を起こしやすくなります。適切な義歯装着により咀しゃく機能を改善し，誤嚥を予防することが必要です。

1.3　消化機能の変化

　加齢に伴う消化管粘膜の萎縮により，消化酵素，粘液，胃酸，膵液などの分泌が減少し，消化酵素の活性は若年者の70％程度，多いものでは30％にまで低下し（図11-2），食べ物の消化・吸収機能の低下が起こります。胃粘膜の抵抗力の低下とともにヘリコ

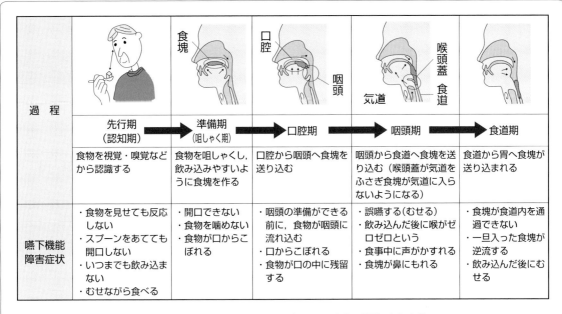

過程					
	先行期 （認知期）	準備期 （咀しゃく期）	口腔期	咽頭期	食道期
	食物を視覚・嗅覚など から認識する	食物を咀しゃくし， 飲み込みやすいよ うに食塊を作る	口腔から咽頭へ食塊を 送り込む	咽頭から食道へ食塊を送 り込む（喉頭蓋が気道を ふさぎ食塊が気道に入ら ないようになる）	食道から胃へ食塊が 送り込まれる
嚥下機能 障害症状	・食物を見せても反応 　しない ・スプーンをあてても 　開口しない ・いつまでも飲み込ま 　ない ・むせながら食べる	・開口できない ・食物を噛めない ・食物が口からこ 　ぼれる	・咽頭の準備ができる 　前に，食物が咽頭に 　流れ込む ・口からこぼれる ・食物が口の中に残留 　する	・誤嚥する（むせる） ・飲み込んだ後に喉がゼ 　ロゼロという ・食事中に声がかすれる ・食塊が鼻にもれる	・食塊が食道内を通 　過できない ・一旦入った食塊が 　逆流する ・飲み込んだ後にむ 　せる

図11-1　摂食・嚥下のメカニズムおよび嚥下機能障害症状
田村　明：イラスト 応用栄養学, 東京教学社, p.182（2014）を一部改変

バクター・ピロリ菌感染や胃酸分泌の産生低下，消化管の蠕動運動の低下も起こります。これらは高齢者に多い慢性萎縮性胃炎，逆流性食道炎，慢性便秘の原因となります。ほかにも，唾液の分泌量が減少することから，口の中が乾いて食べ物が飲み込みにくくなります。また，口渇感も鈍くなるため，脱水に注意して水分を意識してとることが必要です。

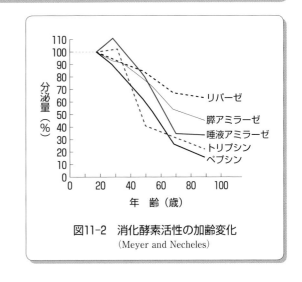

図11-2　消化酵素活性の加齢変化
（Meyer and Necheles）

2．栄養アセスメント

　高齢者は老化の程度に個人差が大きく，長年にわたり培ってきた生き方なども影響しているため，個々の生活状況や価値観，身体機能や口腔機能の状態，食事の環境，心理面の影響，認知機能の状態に加え，複数の疾患を併せもっていることも多いことから，服薬状況なども確認し，それぞれの状況をよく観察しながら総合的に評価することが重要です（表11-2）。

表11-2　高齢者に対する栄養アセスメント項目

身体計測	・身長，体重，体重減少率 ・皮下脂肪厚（上腕三頭筋，肩甲骨下部）　　・周囲長（上腕，下腿）
生化学的検査	・血液検査：血清アルブミン，トランスサイレチン，ヘモグロビン，血清総コレステロール ・尿検査：窒素バランス，クレアチニン
臨床診査	・病歴　・身体症状
身体機能	・ADL　・IADL（手段的日常生活動作）　・摂食時運動機能
口腔状態・ 口腔機能	・歯，義歯，舌，口腔粘膜，唾液分泌状態 ・口腔内の麻痺の有無　・嚥下障害の有無
食環境	・食事内容　・共食者の有無　・食事環境全体の雰囲気　・食事に対する満足度
食事摂取状況	・食物摂取頻度調査　・食事摂取記録　・嗜好調査
薬剤の使用状況	・投与薬剤の点検と観察 ・悪心　・食欲減退　・味覚の低下　・唾液量の減少　・便秘の有無の確認
心理状態	・うつ的傾向　・孤独感　・あきらめ　・QOL

宮澤節子・長浜幸子編：新編 応用栄養学実習，学建書院，pp.174〜175（2015）

2.1　臨 床 検 査

　高齢者の栄養状態の評価には，主に血清アルブミン値（3.5g/dL以下）を用いて低栄養と判定します。アルブミンは肝疾患や腎疾患，炎症などの身体的ストレスにより低下することがあるため，より鋭敏な栄養指標としてトランスサイレチン（17mg/dL未満），トランスフェリン（200mg/dL未満），レチノール結合たんぱく質（3.0mg/dL未満）が有用です。ほかにも，血清総コレステロール値（150mg/dL未満）やリンパ球数（17mg/dL未満）などでも低栄養を判定します。

　身体計測には，体格指数（BMI），体重変化，上腕周囲長，上腕皮下脂肪厚，下腿周囲長などがあり，血液生化学的検査と併せて評価します。栄養改善マニュアル（厚生労働省）では，BMIが18.5未満，6か月間で2〜3kg以上の体重減少があった場合に低栄養状態としています。

除脂肪体重
lean body mass
身体を構成する体脂肪を除いた，筋肉・骨・内臓や水分などの総量。

サルコペニア
ギリシャ語の肉－サルコsarxと，喪失－ペニアpeniaからなる造語で，加齢に伴う筋力の減少，または老化に伴う筋肉量の減少をさす。

フレイル（虚弱）
frailtyの日本語訳で高齢による虚弱を意味し，加齢に伴い筋力や心身の活力が低下した状態。

2.2　体 組 成

　加齢とともに脂肪組織の割合が増加し，**除脂肪体重**（LBM）が減少します（図11-3）。細胞内液量の減少による体水分量の減少や，口渇中枢機能の低下によりのどの渇きを感じにくくなるため，脱水に陥り，電解質のバランスもくずしやすくなります。また，骨密度や筋肉量が減少することで，骨粗鬆症や転倒・骨折の原因となったり，**サルコペニア**から**フレイル**（虚弱）をもたらすおそれもあるため，良質のたんぱく質や，骨の健康維持に必要なカルシウム，ビタミンDの摂取をはじめ，低栄養に気をつけることが大切です。

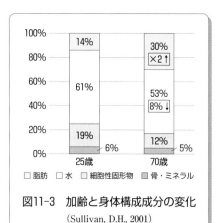

図11-3　加齢と身体構成成分の変化
（Sullivan, D.H., 2001）

２．３　身体活動と日常生活動作（ADL）

（１）身体活動レベルの低下

　呼吸・循環機能などの身体機能の低下，骨・関節の老化による運動制限，社会活動の減少などから，加齢とともに身体活動レベルが低下する傾向にあります。高齢者がより長く自立した生活を送るためにも運動機能を維持する必要があり，日常生活の中で習慣的に運動することが大切です。個人の健康状態・栄養状態を確認し，適度な量・頻度・強度にして無理をせず行う注意が必要です。

（２）日常生活動作（ADL）の低下

　日常生活を送るために行う身の回りの基本的な動作を**日常生活動作（ADL）**といい，加齢に伴い低下します。ADLの評価には，食事，歩行，身支度，トイレ動作，入浴などの項目で評価される**バーセルインデックス**（BI）（図11-4）や**機能的自立度評価表**（FIM）などがあります。

　また，買い物，食事の準備，金銭管理，乗り物での移動，会話などの社会生活を送るうえで必要な機能で，より高度で複雑な動作を**手段的日常生活動作**（IADL）といい，評価には**老研式活動能力指標**などが使われます。ADLが低下する背景には，身体・認知機能の低下，精神面・社会環境の影響があります。ADLと身体・認知機能，精神面，社会環境は相互に作用し合っており，ひとつでも機能が低下するとADLの低下へとつながります。ADLの低下予防のためには，機能低下を早期に発見して適切な介入を行うことが望まれます。

食　事	自立（10）　　部分介助（5）　　全介助（0）
車椅子から ベッドへの移乗	自立（15） 軽度の部分介助または監視を要する（10） 座ることは可能であるがほぼ全介助（5） 全介助または不可能（0）
整　容	自立（洗面，整髪，歯みがき，ひげ剃り）（5） 部分介助または全介助（0）
トイレ動作	自立（10）　　部分介助（5） 全介助または不可能（0）
入　浴	自立（5）　　部分介助または全介助（0）
歩　行	45m以上の歩行。補装具の使用の有無は問わない（15） 45m以上の介助歩行。歩行器の使用を含む（10） 歩行不能の場合。車椅子にて45m以上の操作可能（5） 上記以外（0）
階段昇降	自立（10）　　介助または監視を要する（5）　　不能（0）
着替え	自立（10）　　部分介助（5）　　上記以外（0）
排便コントロール	失禁なし（10）　　時に失禁あり（5）　　上記以外（0）
排尿コントロール	失禁なし（10）　　時に失禁あり（5）　　上記以外（0）

最高：100点，最低：0点　　　　　　　　　　　　ADL　合計　　　　　点
（得点が高いほど機能的評価が高い）

図11-4　バーセルインデックス

Mahoney, F.I. and Barthel, D.W.：Functional evaluation：The Barthel Index, *Md. State Med. J.*, 14, 61〜65, 1965

日常生活動作
activities of daily living：ADL
食事・更衣・移動・排泄・整容・入浴など日常生活を送るために行う基本的な動作。

バーセルインデックス
Barthel Index：BI
簡単にADLを評価する一般的な方法で，食事や移動，更衣動作などの10項目から構成され，2〜4段階で評価する。最低が0点，最高が100点で，点数が高いほど自立度が高いことを示す。

機能的自立度評価表
functional independence measure：FIM
ADLを評価する方法のひとつで，運動系の項目のほか認知系の項目も含まれ，計18項目を介助量に応じて1〜7点で評価する。最低が18点，最高が126点で，点数が高いほど自立度が高い。

手段的日常生活動作
instrumental activities of daily living：IADL
買い物，洗濯，掃除等の家事全般，服薬管理，金銭管理，交通機関の利用，電話の応対など，複雑でより高度な動作。

老研式活動能力指標
高次の生活機能を評価するための指標。13の質問項目により構成され，手段的自立（5項目），知的能動性（4項目），社会的役割（4項目）の三つの下位尺度についても評価できる。

2.4　QOLの向上

　QOL（quality of life；生活の質）とは，一人ひとりの生活や人生を物質的な面から数量的にのみとらえるのではなく精神的な豊かさや満足度も含めて質的にとらえることをいいます。人生の充実期を迎え，残り少ない人生を豊かに生きることを目ざしつつ，一方では加齢に伴い様々な機能に障害が生じやすくなります。しかし，障害があってもできるかぎり自分のことは自分でできるよう残存機能を積極的に活用した支援をしたり，個人の個性や嗜好を尊重しながら，良好な対人関係を築くことなどが，QOLの低下を防ぐことにつながると考えます。

　少しでも長く元気で健康な暮らしを続けることは誰しもの願いですが，中でも食事は健康維持のためだけでなく，生きる楽しみや喜びにつながる大切な役割のひとつとなります。そのためにも，高齢者自身が少しでもよりよい食生活を心がけるとともに，周囲の人もそれまでの生活との継続性に配慮した支援をすることが大切です。

3．病態・疾患と栄養ケア

3.1　たんぱく質・エネルギー栄養障害

　高齢者は加齢に伴う身体的・生理的機能の低下，社会的・心理的変化などから食欲が低下し，低栄養状態，特にたんぱく質・エネルギー栄養障害（PEM）になるリスクが高くなります。わが国の調査では，入院患者の40％，在宅療養者の30％の高齢者にPEMリスク者（血清アルブミン値3.5g/dL以下）がみられると報告されています。

PEM
protein-energy
malnutrition

　PEMは，慢性的なエネルギーやたんぱく質の補給不足が原因で生じます。ADLの低下，感染症・合併症の誘発，在院日数の延長など疾病の回復を遅らせることになるため予防が大切で，良質のたんぱく質を含むエネルギーの高い食事を摂取します。たんぱく質源の食材は，肉や魚，大豆製品などを食べやすく調理する工夫が必要です。食欲不振や少食のときには，エネルギーを補給できる栄養補助食品を利用するのも一案で，適切な栄養素の補給と同時に，健やかな日常生活を送れるように心理状態を充実させる支援も不可欠となります。

　高齢者の栄養状態を簡便に評価する方法のひとつとして，簡易栄養状態評価表（巻末資料参照）が利用されています。

3.2　脱　　水

　高齢者の総体内水分量は約50〜55％と少なく，口渇感が減弱し水分摂取量の不足，腎臓の尿濃縮能の低下，基礎代謝量の低下による代謝水の産生低下，利尿剤による影響など，水分の補給と排泄の収支バランスが崩れ，脱水を起こしやすくなります。ふだんから塩分（電解質）と糖分をバランスよく配合した経口補水液などを準備しておくことが大切です。食事摂取量が少ない場合は水分摂取量も減っていることが多く，食事以外に1日1,000〜1,500mL程度の水分補給を心がけ習慣化することが必要です。

3.3 誤　　嚥

　誤嚥とは，口腔から咽頭，食道を通って胃に送られる食べ物が，誤って気管内に入ってしまうことをいいます。気管は異物の侵入に対してせきやムセとなって気道を防御しますが，加齢による嚥下反射や咳反射の神経活動が低下していると，肺に異物が侵入し，誤嚥性肺炎が起こりやすくなります。

　姿勢が悪いと，飲み込みがうまくできず，誤嚥を引き起こす危険性も高くなりますので，あごを引き気味にしてやや前かがみの正しい姿勢で食べるようにします。

　誤嚥防止の食事では，水や汁物などさらさらした液体は喉を通るスピードが速いため，喉頭蓋（図11-1）が気道を塞ぐタイミングが遅くなり，誤嚥を起こしやすくなるので，とろみ調整食品（増粘剤）でとろみをつけます。増粘剤は，でんぷんやグァーガムを主原料とするものはべたつかずダマになりにくく，まとまりやすいといった特徴があります。ゆで卵や焼きいも，焼き魚などのように口の中でパサついたり，まとめにくい場合は，ゼリー剤（ゼリー食用調整食品）を利用します。根菜類は，圧力鍋などを利用して軟らかくしたり，加熱後ブレンダーにかけたりするとよいでしょう。

　摂食嚥下機能の検査や機能回復には言語聴覚士などの専門家から嚥下機能を高める訓練を受けたり，口腔保清のためにも日常的に口腔ケアを行うことが大切です（第12章2.3参照）。脳障害などの後遺症で手の機能がまひしている場合は，**自助具**（図11-5）を利用するなど，なるべく自身で食事を摂取することはQOLの向上にも役立ちます。

誤嚥性肺炎
細菌が唾液や胃液とともに肺に流れ込んで生じる肺炎。

自助具
身体の不自由な人が日常の生活動作をより便利に，より容易にできるように工夫された道具。

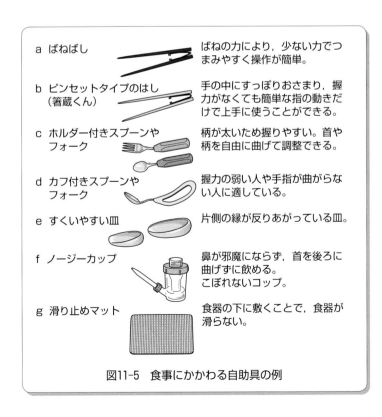

図11-5　食事にかかわる自助具の例

3.4　認知症（介護食）

　認知症には，**アルツハイマー型認知症**，**脳血管性認知症**，**レビー小体型認知症**など
があります。アルツハイマー型認知症は，男性よりも女性に多くみられ，脳にアミロ
イド β たんぱく質と**タウたんぱく質**が異常に蓄積することが原因で神経細胞が死滅し，
脳が少しずつ萎縮していく病気です。現在では病因に対する直接的な治療法はみつか
っていませんが，症状の進行速度を遅らせたり，症状を軽減する薬の開発が進められ
ています。認知症の前段階といわれる**軽度認知障害（MCI）**を早期に発見し，適切な
治療を受けることが望まれます。脳血管性認知症は，高血圧，脳血管障害の既往，動
脈硬化症の合併などが危険因子となることから，日頃から生活習慣病の予防に努める
ことが大切です。

　認知症では，記憶障害や**見当識障害**，理解力・判断力の低下がみられ，病識もない
ことが多いことから，家族や介護者による食事管理が特に重要になります。アルツハ
イマー型認知症の多くは，食べ物の判断ができず，食べたことも忘れて要求を繰り返
す場合もあれば，空腹感もわからないなど食事を口にしないこともあります。そのよ
うな場合は忘れたことを否定せずに，低栄養を予防するためにも1日分の摂取量は変
えずに1回分の摂取量を減らしたり，回数を増やす場合は低エネルギーのものを準備
するようにします。また，ほかのことに気をとられて食事を中断してしまうこともあ
りますので，食事に集中できる環境を整える配慮も必要です。

3.5　便　　　秘

　大腸の蠕動運動の低下，消化・吸収機能の低下に加えて食事や水分の摂取量が不足
するため糞便量が少なくなったり，便が硬くなり排泄しにくくなる傾向にあり，特に
大腸を動かす筋力の低下による**弛緩性便秘**になりやすいのが特徴です。

　排便習慣は個人によって異なり，毎日排便がなくても数日おきに規則正しい便があ
れば病的ではないとされますが，3日以上排便がなければ便秘として治療します。便
秘の予防には，ふだんから便のかさを増す食物繊維の多い食品をとり，腸に刺激を与
えて糞便量を増やすことや，規則正しい生活を心がけ排便を習慣化させることが大切
です。

3.6　食　欲　不　振

　高齢者は，健康で自立した生活を送っていても，身体活動の低下や認知機能の低下，
口腔内の問題，体調の変化，生活環境の変化，身近な者が亡くなるなどの精神的スト
レス，服薬などの影響など，様々な要因で食欲の減退を招くおそれがあります。その
ため，食事内容だけでなく，食事のリズム，嗜好，食べ方に注意を払い，食事の場を
楽しいものとすることが大切です。

アルツハイマー型認知症
進行性の脳の病気で認知
症の約半数を占める。脳
にアミロイド β たんぱく
質やタウたんぱく質が蓄
積し神経細胞が死滅する
ことで神経のつながりが
うまくいかず，認知機能
に障害が起こる。また
徐々に脳全体に萎縮が起
こるが，記憶を司る海馬
から始まるため，新しい
ことが記憶できない，時
間や場所がわからなくな
るなどの症状が出る。

脳血管性認知症
脳梗塞，脳出血，くも膜
下出血等により，脳の血
管がつまったり出血する
ことで脳の細胞に酸素が
送られなくなるため，神
経細胞が死んでしまい認
知症が起こる。障害が起
きた場所や程度によって
症状が異なり，正常に保
たれている部分もあるこ
とから，「まだらぼけ」と
もいわれる。

レビー小体型認知症
脳の神経細胞への，レビ
ー小体という異常なたん
ぱく質の蓄積が原因で起
こる認知症。視覚情報な
どを司る後頭葉に病変が
起こるために，幻視を生
じるのが特徴。

タウたんぱく質
中枢・末梢神経系の神経
細胞（ニューロン）など
に発現する。脳神経系で
起こる様々な現象にかか
わり，その異常は，アル
ツハイマー病などの神経
変性疾患の原因となると
考えられている。

軽度認知障害
mild cognitive
impairment：MCI
認知症の前段階とされ，
主観的なもの忘れの訴え
や記憶力は低下している
ものの日常生活には支障
がない状態。

見当識障害
現在の年月や時刻，自分
がどこにいるかなど基本
的な状況を把握すること
が障害される。

弛緩性便秘
大腸の蠕動運動の低下に
より便の通過時間が長く
なり，水分が多く吸収さ
れた結果，便が硬くなっ
て引き起こされる。女性
や高齢者，長期寝たきり
の病人などに多い。

３．７　老年症候群

　老年症候群（geriatric syndrome）は，加齢による身体的・精神的機能の低下により高齢者特有の症状・病態，障害に陥ることをいい，「高齢者に多くみられ，医療だけでなく介護，看護が必要な症状や徴候の総称」と定義されています（日本老年医学会）。

　老年症候群は，①急性疾患に付随する症候で加齢変化はなく若い人と同じ位の頻度で起こる，②主に慢性疾患に付随する症候で65歳以上の前期高齢者から徐々に増加する，③75歳以上の後期高齢者に急増する症候でADLの低下と密接なかかわりをもち介護が重要となる，の三つに分類されています（図11-6）。

　老年症候群を発症する高齢者は増加しており，虚弱高齢者や要介護状態になるリスクが高くなるので，虚弱をはじめとした様々なリスク要因である低栄養の改善，適度な運動による体力維持で，元気なうちから将来の寝たきりを防ぐことが大切です。

（１）転倒，骨折

　高齢になると様々な要因で転倒し，骨折を生じてその結果，寝たきりになる例があります。さらに，寝たきり状態が続くと体力が低下し，適切なリハビリテーションが行われずにいると，再度転倒するといった悪循環を繰り返すおそれもあります。

　転倒の原因には，身体の老化に伴う内的要因と生活環境を主とする外的要因に分類されますが，実際には両者の要因が重なって生じる場合が多くあります（表11-3）。

　転倒では室外より室内が多いため，自宅での生活環境要因を改善することが大切です。特に転倒・骨折は女性に多く，加齢と閉経後の骨粗鬆症が誘因となります。骨折のリスクを低下させるためには，骨形成や筋力維持に必要なたんぱく質，カルシウム，ビタミンD・K・Cなどを十分に摂取し，運動や日光浴を行うことが必要です。

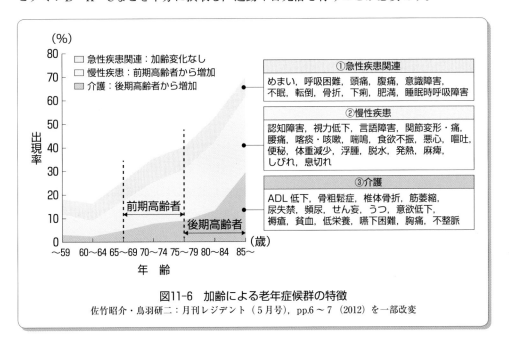

図11-6　加齢による老年症候群の特徴
佐竹昭介・鳥羽研二：月刊レジデント（5月号），pp.6～7（2012）を一部改変

表11-3 転倒の原因となる要因

老化に伴う内的要因	加齢，体力の衰弱化，歩行障害を伴う疾患，視力障害，睡眠剤などの薬物服用，下肢筋力の低下，活動量の低下，アルコールの多量飲用など
生活環境を主とする外的要因	室内段差，すべりやすい床，つまずきやすい敷物，電気器具類のコード，照明不足など

（2）褥　　瘡

褥瘡は「床ずれ」ともいい，寝たきりなどで，身体の一部の皮膚組織が持続的に強く圧迫された時に出現しやすく，皮膚の不衛生や血液循環の障害，栄養状態の悪化などが原因で皮膚や皮下組織が壊死することをいいます。一般に骨の突出した**仙骨部**，**大転子部**，踵部などに好発しやすく，創部の外科的治療とともに，体位交換や適切な除圧用具（エアマットやクッション）を用いて除圧することが必要です。

褥瘡は寝たきりの低栄養高齢者に多いことから，低栄養を改善するためにも良質なたんぱく質と，たんぱく質の合成に必要な亜鉛をはじめ，銅，ビタミンC，カルシウム，鉄をバランスよく摂取し，適正なエネルギー，水分補給などが大切です。

仙骨部
骨盤の中央にあり，背骨の下端に位置する。

大転子部
足のつけ根にある大腿骨頸部の突出した部分。

（3）白　内　障

高齢になると，目の水晶体が白く混濁して視力低下をきたす白内障になりやすくなります。加齢によるもので，老人性（加齢性）白内障と呼ばれ，早期には40歳代より発症しますが，80歳以上ではほぼすべての人が罹患します。白内障は進行すると，薬などで元の状態に戻すことができないため，濁った水晶体を取り除き，代わりに人工の水晶体（眼内レンズ）を挿入する外科的手術による視力回復が一般的です。

（4）失　　禁

失禁とは，尿や便が自分の意思とは無関係に排出される状態をいい，尿失禁，便失禁がありますが，一般には尿失禁をさすことが多いです。最近では，尿失禁を有する人は2,100万人と推定され，在宅高齢者の5〜15％，施設入所者の30〜80％にみられ，80歳以上の高齢者では在宅高齢者でも20％は紙パンツを使用しているといわれています。

高齢者の尿失禁は，認知障害により起こる機能性尿失禁が多く，次いで**切迫性尿失禁**や**腹圧性尿失禁**などのように様々な症状や原因があります。治療法やケアは尿失禁の状態や原因に応じて異なるので，がまんせずに泌尿器科を受診することが大切です。

切迫性尿失禁
急に尿がしたくなり，我慢できずに漏れてしまう。

腹圧性尿失禁
女性に多いとされる。骨盤底筋や尿道括約筋が緩むために起こる。

（5）サルコペニア，フレイル（虚弱），ロコモティブシンドローム

- サルコペニアは，加齢に伴う筋力または筋肉量の減少をさします。骨格筋量の減少を必須とし，筋力の低下・身体機能の低下のいずれかが存在すれば，サルコペニアと診断されます。
- フレイルは，老化に伴う種々の機能低下（予備能力の低下）が原因で様々な健康障

害に対する脆弱性（もろさ）が増加している状態，すなわち健康障害に陥りやすい状態をいいます。健康障害とは，ADL障害，要介護状態，疾病発症，入院，生命予後を含みます。Friedらは，①体重減少，②疲労感，③日常生活活動量の減少，④身体能力（歩行速度）の減弱，⑤筋力の低下，のうち３項目以上該当すれば，フレイルと定義しています。

Fried
Linda P. Fried
米国にある Aging and Health のセンター長。2001年に高齢者のフレイルを明らかにした。

● ロコモティブシンドロームは，骨，関節，筋肉，神経などの運動器の障害のために移動機能が低下した状態をいい，運動習慣のない生活では運動器が衰え，運動器の故障が起こります。

これらの状態は，低栄養ややせすぎでは身体を支える骨や筋肉が弱まり，肥満では膝や股関節などの関節に負担がかかり関節軟骨がすり減る（変形性関節症）など，修復が難しくなります。高齢者の多くがこれらの状態や段階を経て要介護状態となるため，早期に発見し，改善していくことが大切です。

3.8 呼吸器疾患

肺炎は，高齢になるに従い受療率，罹患率が急激に増加し，肺炎による死亡の９割以上を高齢者が占めています。誤嚥性肺炎を含めると，がん，心疾患に次いで現在わが国の死因の第３位です。誤嚥性肺炎は，食べ物が誤って気管に入り，細菌やウイルスなどが肺の奥にある肺胞に感染し炎症を起こします。原因として脳血管障害や認知症などで併発する不顕性誤嚥があります。高齢者では肺炎患者の20〜30％に典型的な肺炎の症状（せき，痰，発熱，呼吸困難など）を欠くケースがあり，いつもより元気がない，食欲低下，意識障害などの非典型的症状で発症することもあるため注意が必要です。

予防には，飲食の意識づけ，誤嚥予防の体位保持（食後すぐに横にならず２時間程度座位を保つ，睡眠時に頭の位置を少し上げておくことなど），口腔保清や嚥下反射改善のための口腔ケアが有効です。

肺胞
肺でガス交換をする場で，気管支の末端にブドウ状についている組織。

不顕性誤嚥
睡眠中など無意識のうちに細菌が唾液とともに肺に流れ込む肺炎で，異物が気道内に入ったときに起こるむせやせき反射がみられず，本人に飲み誤ったという自覚がないことから何度も繰り返し発症する。

4．栄養摂取

4.1 高齢者の食事摂取基準

高齢者の日本人の食事摂取基準（2020年版）における年齢区分は，65〜74歳，75歳以上の２区分で策定されています。高齢者では加齢に伴い感覚機能や咀しゃく・嚥下機能の低下など，食事にかかわる機能が低下するとともに，老年症候群や複数の疾患を有している場合もあります。そのため，過栄養だけでなく低栄養になることも念頭に置き，食事摂取基準を活用する際には，個人の状態や特徴に十分注意することが必要です。

１）エネルギー

日本人の食事摂取基準（2020年版）では，高齢者が目標とするBMIは65〜74歳，75歳以上ともに21.5〜24.9とされ，フレイル予防および生活習慣病予防の両方に配慮し設定

されています。高齢者は個人差が大きいため，個人の体格や健康状態，生活状況を詳細に把握したうえで適切なエネルギーを摂取します。

2）たんぱく質

高齢者が目標とするたんぱく質エネルギー比は，15〜20％と下限値が他の年代より高く設定されています。推奨量は65〜74歳，75歳以上ともに男性60g/日・女性50g/日に設定されていますが，高齢者の中でも身長・体重が参照体位に比べて小さい者や75歳以上で身体活動量が大きく低下した者，必要エネルギー摂取量が低い者などは，推奨量の下限値を下回る場合があるため注意が必要です。

3）脂　　質

脂質の目標量は，成人と同じく20〜30％，飽和脂肪酸も同様に7％E以下に設定されており，n-3系脂肪酸，n-6系脂肪酸は目安量として，成人よりやや低めに算定されています。食事性コレステロールの摂取基準は示されていませんが，コレステロールのとり過ぎばかりを気にしすぎると，動物性たんぱく質を多く含む食品まで不足しかねないので，注意が必要です。

4）炭水化物，食物繊維

炭水化物の目標量は，成人と同じく50〜65％に設定されています。食物繊維は，便秘予防だけでなく生活習慣病予防の効果があるとされ，高齢者の目標量は，男性20g/日以上，女性17g/日以上となっています。食物繊維の多い食品（きのこ，海藻，青菜，いも）を軟らかく調理する工夫が必要です。

5）ビタミン

ビタミンDは骨代謝に不可欠です。骨粗鬆症予防のためには，紫外線を浴びることによりビタミンDが皮膚でつくられるので，日光を浴びて運動することや，カルシウムとともに十分なビタミンDの摂取が必要です。食事摂取基準（2020年版）では，ビタミンDの摂取量が8.5μg/日に設定され，フレイル予防には食事とともに適度な日光浴を心がけることが重要です。ビタミンB_6・B_{12}，葉酸の欠乏は，いずれのビタミンが不足しても動脈硬化を促進させるホモシステインの上昇につながるため，不足しないように注意が必要です。加齢に伴い，活性酸素に代表されるフリーラジカル産生増加は種々の臓器障害に関連していることから，抗酸化作用のあるビタミンC・Eの摂取も大切です。

6）ミネラル

血圧上昇を予防するためナトリウム，カリウム，味覚を正常に保つ働きがある亜鉛，骨代謝に必要なカルシウム，貧血予防のための鉄などのミネラルは，ほかの年代と同様に高齢者にとっても大切な栄養素です。不足に注意し，食事摂取基準で算定された推奨量や目安量，目標量を摂取します。

4.2　食事計画，調理の留意点

高齢者にとって，食事は単に栄養の摂取や空腹を満たすためのみならず，毎日の生

表11-4　高齢者のための調理上の留意点

食べやすい大きさ，食品の選択	・硬くてかみきりにくい食品は，避けるか隠し包丁を入れる。 ・繊維の多い野菜は，切り方を工夫する。 ・水分が少ないパサパサした食品は，お茶や水と一緒にとる。 ・のどに詰まりやすいものは，小さくして食べる。 ・飲み込みがしづらい場合には，食材をよく煮て軟らかくしたり増粘剤（とろみ）やゲル化剤（ゼリー状）を使用して飲み込みを助ける工夫をする。
塩分のとりすぎ，栄養の偏りに注意	・新鮮な旬の食材を選び，素材のもち味を生かす。 ・いろんな料理にだしのうま味を活用する。 ・香味野菜（しょうが，長ねぎ等）や香辛料，酸味を利用する。 ・汁物は具だくさんにしてとる。 ・主食，主菜，副菜の料理を揃える。 ・不足しがちなたんぱく質，ビタミン，ミネラル，食物繊維，カルシウムなどを豊富に含む食品を取り入れる。
食欲を落とさない工夫	・長年にわたり親しんできた味や食習慣，嗜好を尊重する。 ・食欲を刺激するような彩りや，香り，歯ざわり，盛りつけ方を工夫する。 ・行事を取り入れるなど，季節感のある食事にする。 ・適時，適温のタイミングで提供する。 ・手元の料理が見やすいよう適度な明るさの部屋で，楽しくおいしい食事の雰囲気づくりを心がける。

活での大きな楽しみとなったり生きる活力につながり，QOLを高める重要な役割を果たしています。高齢になると食事づくりがおっくうになり，つい手軽な食事（麺類，お茶漬け，パンなど）ですませてしまうこともあり，食事量の減少や，偏食につながるおそれがあります。献立を考える際には，主食，主菜，副菜の料理をそろえた食事を基本とし，高齢者の食事摂取基準を目安として，栄養バランスの取れた食事となるようにします。また，残さず食べてもらえるよう個々の摂取状態を観察し，食材や器なども本人の好みを重視し，味つけが単調にならないような配慮も必要です。その人に合った調理法を取り入れるようにし，食べる楽しみや食欲を失わせないような工夫をすることが大切です（表11-4）。また，食事療法が必要な疾患のある場合には，かかりつけ医の指導のもとに症状に応じた食事内容にします。

４．３　食　環　境

　高齢者の食事は，買い物や調理の負担，経済的制約，家族状況などの環境が大きく影響します。食事が楽しくおいしいと思える雰囲気づくりは，部屋の明るさや食卓・椅子の高さといったことにも配慮する必要があります。現在，高齢者人口の増加に伴い，高齢者のひとり暮らしや高齢者夫婦のみ世帯が増えています。高齢者でも簡単につくれる食事づくりの支援や楽しい会食の機会を増やすことは，健康維持や食生活の改善につながるだけでなく，地域社会への参加や孤独感の解消，閉じこもりやフレイル予防につながるため，今後さらに重要な支援のひとつになると考えます。

第 12 章

障がい者と栄養

1. 障がい者の特性

障がい者の生活と密接にかかわるのは福祉施策で，「障害者の日常生活及び社会生活を総合的に支援するための法律」(障害者総合支援法) や「障害を理由とする差別の解消の推進に関する法律」(障害者差別解消法) などが施行されています。これらは，何よりも当人のQOL向上を目的とし，生活環境の**ノーマライゼーション**の実現を目ざしています。障がい者に接する際，「障害は不便ではあるが不幸ではない」という**ヘレン・ケラー**の言葉を忘れてはなりません。障害に対する正しい理解や障がい者とのコミュニケーション手法 (手話，点字，車椅子者への介護技術など) を習得することは，今後，専門職にとってますます必要なことになると考えられます。

1.1 障害の分類と障がい者数

障害には，知的障害，精神障害，身体障害があり，障がい者の総数は，約936万6千人 (厚生労働省，2018年) で，人口の約7.4%にあたり，身体障がい者が約50%を占めています (図12-1，表12-1)。また，**平均寿命**に対して**健康寿命**が短く，その差は介護を要する状態の期間をさします。高齢の身体障がい者は年々増加していて，その9割以上が在宅で生活をしています (図12-2，12-3)。

障がい者への福祉対策事業では，① 相互の理解と交流，② 社会参加へ向けた自立の基盤づくり，③ 日々の暮らしの基盤づくり，④ 住みよい環境の基盤づくりの四つの視点 (平成27年版障害者白書) に立ってまとめられています。障害のある人の住みよい街づくりと安全・安心のための施策「どこでも，だれでも，自由に，使いやすく」とい

ノーマライゼーション
障がい者と健常者は区別されることなく社会生活を共にするのが本来の姿であるとする社会福祉の理念。

ヘレン・ケラー
Helen Adams Keller
1880〜1968
みずからも重度の障害をもちながら世界各地で身体障がい者の教育・福祉に尽力した。

平均寿命
0歳の平均余命をさし，まだ伸びると予測されている。

健康寿命
平均寿命のうち，心身ともに健康で自立して活動し，生活できる期間。WHOが提唱した指標。

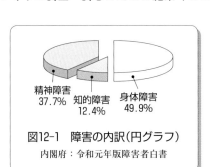

図12-1　障害の内訳(円グラフ)
内閣府：令和元年版障害者白書

精神障害 37.7%
知的障害 12.4%
身体障害 49.9%

表12-1　身体機能の障害分類

① 視覚障害
② 聴覚または平衡機能の障害
③ 音声機能，言語機能または咀しゃく機能の障害
④ 肢体不自由 (切断・機能障害・脊髄損傷など，脳原性まひ)
⑤ 内部障害 (心臓，腎臓または呼吸器の機能障害・膀胱または直腸，小腸，ヒト免疫不全ウイルスによる免疫の機能障害)

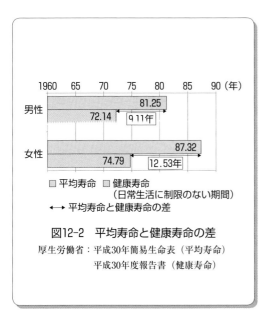

図12-2 平均寿命と健康寿命の差
厚生労働省：平成30年簡易生命表（平均寿命）
平成30年度報告書（健康寿命）

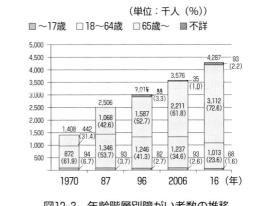

図12-3 年齢階層別障がい者数の推移
（身体障害児・者・在宅）
注：四捨五入で人数を出しているため，合計が一致しない場合がある。
資料：厚生労働省「身体障害児・者実態調査」（〜平成18年）「生活の
しづらさなどに関する調査」（平成23・28年）

うユニバーサルデザインの考え方を踏まえたものです。障がい者も普通に暮らし，地域の一員として，共に生きる社会づくりを目ざしています。

また，高齢者が，介護が必要になっても，住み慣れた地域や住まいで，尊厳ある自立した生活を送ることができるよう，質の高い保健医療・福祉サービスの確保，将来にわたって安定した介護保険制度の確立などの取り組みが進められています。しかし，このような支援があっても，条件などの制約により，まだ十分とはいえません。

ユニバーサルデザイン
障害の有無や性・年齢・言語・国籍・文化などの違いにかかわらず利用できる施設・製品・情報のデザイン。

1.2 障がい者総合支援制度

2012（平成24）年に公布，2013（平成25）年に施行された制度で，対象の障がい者の範囲は，身体障がい者，知的障がい者，精神障がい者（発達障がい者を含む）に加え，**難病**等も含まれます。地域社会における共生の実現に向けて，障害福祉サービスの充実など，障がい者の日常生活や社会生活を総合的に支援するための保健福祉施策です。

障がい者・児が，障害の有無にかかわらず，等しく基本的人権を享有（きょうゆう）することや，かけがえのない個人としての尊厳にふさわしい日常生活または社会生活を営むことが基本理念に掲げられています。

難 病
治療方法が確立していない疾病やその他の特殊の疾病（2019年7月で333疾病）。

享 有
法律用語。権利・能力などを，人が生まれながらにもっているという意味。

表12-2 障害者総合支援法によるサービスの概要

市町村	自立支援給付	介護給付	ホームヘルプ，重度訪問介護，同行援護，ショートステイ，施設入所支援 など
		訓練等給付	自立訓練，就労移行支援，共同生活援助 など
		自立支援医療	更生医療，育成医療 など
	地域生活支援事業		理解促進研修・啓発，相談支援，移動支援，意思疎通支援，日常生活用具の給付または貸与，福祉ホーム など
都道府県			専門性の高い相談支援，人材育成 など

　　　総合的な支援は，市町村が担う自立支援給付と地域生活支援事業で，さらに都道府県が地域生活支援事業を支援することで構成されています（表12-2）。

1.3　介護保険制度

　　　今までは，寝たきりや認知症などの障がい者や傷病者の介護は，主に家庭で，家族が担ってきましたが，その負担は大きく，これからは，社会保険の仕組みによって社会全体で支えるという考え方の制度です。

　　　加齢による心身の疾病などで介護や支援が必要になった人が，その能力に応じて自立した日常生活を営むために必要な，保健医療サービス・福祉サービスを受けられるよう，国民の共同連帯による介護保険制度を設け，介護保険料の徴収，給付の条件や給付サービスなどの詳細が定められています。1997（平成9）年に制定され，2000（平成12）年から施行されています。

要介護認定
必要な介護状態の程度を介護認定審査会で判定することで，自立，要支援（1〜2），要介護（1〜5）の区分がある。

特定疾病
初老期認知症などが介護保険法で定められている。

　　　原則として65歳以上の高齢者が市区町村に申請して**要介護認定**を受け，その度合に応じて介護サービス計画（ケアプラン）を作成（第2章参照），在宅サービスか施設サービスのいずれかを受けることができます。制度を運営する主体（保険者）は市町村で保険料を徴収し，保険料を払う被保険者は40歳以上（65歳以上第1号被保険者，40〜64歳まで第2号被保険者）です。第2号被保険者も16種類の**特定疾病**について介護サービスが受けられます。利用者は原則として介護費用の1〜3割を自己負担し，それ以外の7〜9割のうち半分が保険料，残り半分が公費で賄われます（図12-4）。

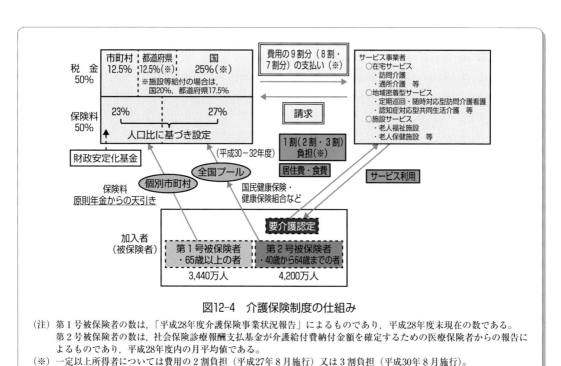

図12-4　介護保険制度の仕組み

（注）第1号被保険者の数は，「平成28年度介護保険事業状況報告」によるものであり，平成28年度末現在の数である。
　　　第2号被保険者の数は，社会保険診療報酬支払基金が介護給付費納付金額を確定するための医療保険者からの報告によるものであり，平成28年度内の月平均値である。
（※）一定以上所得者については費用の2割負担（平成27年8月施行）又は3割負担（平成30年8月施行）。
出典）介護保険制度の概要，厚生労働省老健局（平成30年度）

1．4　障がい者施設

　障害者総合支援法により規定されている施設では，障がい者に対し，夜間から早朝にかけては「施設入所支援」を提供するとともに，昼間は「生活介護」などの「日中活動系サービス（昼間実施サービス）」を行う，社会福祉施設があります。社会福祉施設は，大別して老人福祉施設（表12-3），障害者支援施設，保護施設，婦人保護施設，児童福祉施設，その他の施設があり，高齢者，児童，心身障がい者，生活困窮者など社会生活を営むうえで，様々なサービスを必要としている人を援護，育成し，または更生のための各種治療訓練などを行います。

　障害者支援施設は，昼間は日常生活の自立訓練や就労移行支援のための訓練を行い，夜間は，入浴，排せつまたは食事の介護やその他の生活上の支援を行う施設です。

更　生
立ち直ること。好ましくない精神状態や生活態度から，かつての健康で豊かな状態に戻ること。

表12-3　老人福祉施設の種類

①〜⑦：老人福祉法に規定された施設 （　）：介護保険法上の名称	一般的に "老人ホーム" と呼ばれている施設
①老人デイサービスセンター(指定通所介護事業所) ②老人短期入所施設（指定短期入所生活介護施設） ③養護老人ホーム ④特別養護老人ホーム（指定介護老人福祉施設） ⑤軽費老人ホーム ⑥老人福祉センター ⑦老人介護支援センター	・老人保健施設 ・認知症対応型共同生活介護（グループホーム） ・有料老人ホーム ・その他 　（シニア住宅，高齢者向け有料賃貸住宅，シルバーハウジング，シルバーマンション）

２．栄養ケアのあり方

2．1　嚥下障害の支援

　嚥下とは，食べ物をかんで飲み込むまでの一連の動作で，この過程で喉に食べ物が引っかかったり，むせてしまったりすることを嚥下障害といい，誤嚥の原因になります（図12-5）。嚥下障害では食事の時間が長くなるだけでなく，肺炎や残留した食べか

誤　嚥
食物などが，なんらかの理由で，誤って喉頭と気管に入ってしまう状態で誤嚥は肺炎の原因ともなる。

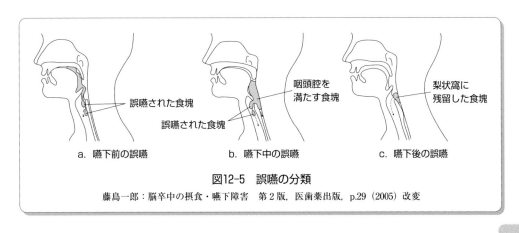

図12-5　誤嚥の分類
藤島一郎：脳卒中の摂食・嚥下障害　第２版, 医歯薬出版, p.29 (2005) 改変

表12-4　咀しゃく・嚥下訓練の種類

① 複数回嚥下訓練：口腔や喉頭内に食べ物が残留するのを防ぐために一口につき複数回に分けて飲み込む。
② 口唇，舌，頬の運動：口唇，舌，頬の可動性を拡大し，筋力を強化する。
③ 喉のアイスマッサージ：喉に冷刺激を与え，嚥下反射を誘発する。
④ 嚥下反射促通手技：頸部に手を添えて，嚥下にかかわる筋肉に刺激を与えて運動が起きやすくなるようにする。
⑤ バルーン訓練：球状または筒状のバルーンを使って，喉の奥のストレッチを行う。（喉の開きが悪く食べ物が通過しにくくなっているケースに用いられる）
⑥ 呼吸，喀痰訓練：呼吸にかかわる筋肉を強化し，喉に痰や食べ物がひっかかってしまったときに排出を促す。

すによって引き起こされる感染症を併発するおそれがあります。そこで，嚥下障害の支援には，既往歴や現在の健康状態，服薬内容，食事内容，食事のときのムセ，鼻への逆流，痛みの有無などについて確認し，嚥下障害の改善の可能性を判断するために，**日常生活自立度**の程度や**認知機能の評価**を行います。

嚥下障がい者へは，食事形態の調整や咀しゃく・嚥下訓練（表12-4）での支援をします。軟らかいものから段階的に食事をとっていく段階的嚥下訓練（ミキサー食，ゼラチン寄せ，**とろみ食**など食事形態を段階的に通常の硬さにする）や咀しゃく・嚥下訓練は，一人ひとりの状態に応じた方法を，医師・歯科医師・看護師・歯科衛生士・栄養士・言語聴覚士・理学療法士・作業療法士など様々な専門職の連携で進めます。

姿勢が崩れたり，身体がこわばっていると誤嚥しやすくなるため，食事がしやすい姿勢を設定し，その姿勢を20～30分間保持できるような訓練（姿勢保持訓練）や頸部や肩を中心とした上半身のストレッチ運動を行うこともあります。

2.2　認知症への取り組み

日本の認知症高齢者の数は，2012（平成24）年の時点で約462万人，2025年には約700万人に増加し，65歳以上の高齢者の約4人に1人が**認知症**またはその予備軍と考えられ，今後もますます増えていくと予想されます（図12-6）。

厚生労働省は「新オレンジプラン（認知症施策推進総合戦略）─認知症高齢者等にやさしい地域づくりに向けて─」（2015年）を策定し，認知症の人の意思が尊重され，できる限り住み慣れた地域のよい環境で暮らし続けることができる社会を実現することを目標に，七つの柱に沿って，施策を総合的に推進していくとしています（表12-5）。社会全体で認知症の人を支えるには，認知症の人の視点に立って認知症への社会の理解を深めるキャンペーンや**認知症サポーター**の養成，学校教育における認知症の人を含む高齢者への理解の推進など，認知症への理解を深めるための普及・啓発の推進を図っています。

認知症の人への栄養ケアは，脱水への注意や食事介助ですが，自分で症状を訴えられないことや本人の思い違いがあるので，個々人の生活状態を配慮して対処する必要があります（第11章参照）。

日常生活自立度
認知症や障害の程度を踏まえた日常生活自立の程度を表すもので，認知症は9，障害高齢者は4ランクで判定される。

認知機能の評価
質問式（例：長谷川式認知症スケール）と観察式（例：初期認知症徴候観察リスト）が用いられる。

とろみ食
ゼラチンなどのゲル化剤や増粘剤（でんぷん，増粘多糖類，デキストリンなど）で飲み物や料理に粘度をつけた食事。

認知症
脳の認知機能が急激に低下するために生じる病気で，生活するうえで支障が出ている状態（6か月程度以上継続）。

認知症サポーター
認知症に関する正しい知識と理解をもち，地域や職域で認知症の人や家族に対してできる範囲での手助けをする人。

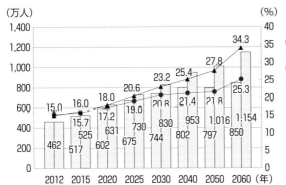

長期の縦断的な認知症の有病率調査を行っている福岡県久山町研究データに基づいた。
・各年齢層の認知症有病率が，2012年以降一定と仮定した場合
・各年齢層の認知症有病率が，2012年以降も糖尿病有病率の増加により上昇すると仮定した場合
※久山町研究からモデルを作成すると，年齢，性別，生活習慣（糖尿病）の有病率が認知症の有病率に影響することが分かった。本推計では2060年までに糖尿病有病率が20％増加すると仮定した。

図12-6　65歳以上の認知症患者数と有病率の将来推計

資料）内閣府，平成24年（2012）

表12-5　新オレンジプラン　七つの柱

１．認知症への理解を深めるための普及・啓発の推進
２．認知症の容態に応じた適時・適切な医療・介護等の提供
３．若年性認知症施策の強化
４．認知症の人の介護者への支援
５．認知症を含む高齢者にやさしい地域づくりの推進
６．認知症の予防法，診断法，治療法，リハビリテーションモデル， 　介護モデル等の研究開発およびその成果の普及の推進
７．認知症の人やその家族の視点の重視

2.3　口腔内のケア

　体力や抵抗力が弱っている高齢者にとって，口の中の細菌は大敵で，口腔ケアは，全身の健康や精神面にまで影響を及ぼします。高齢者にできるだけ長く健やかな状態を維持してもらうため，そして快適に毎日を送るためにも，口腔ケアが必要です。口腔ケアの目的は，誤嚥性肺炎の予防や口腔機能低下の予防・改善で，清掃を中心とするケアと機能訓練（表12-4）を中心とするケアの２種類があります。

　具体的には，① うがい（左右の頬を膨らませて，しっかりと動かしながらぶくぶくしてもらう。頬と唇，舌を使うので口腔体操になり有効），② 入れ歯や歯の清掃（介護者が歯磨きを行うときは，反対の手であごを固定したり，唇や頬をよけたりしながら磨く），③ 舌の清掃（**舌苔**がついているときに，スポンジブラシや軟らかい歯ブラシで奥から前にやさしくこすりとる），④ 歯ブラシストレッチ（歯ブラシの背の部分で頬の内側を外へ押し広げながら，上下に３回程度動かす）などがあります。

舌　苔
舌の表面に付着する白色または黄褐色，または黒色の苔状のもの。

2.4　障がい者への栄養ケア

　知的障がい者では，低栄養・過栄養状態が高い割合でみられ，かまずに飲み込んでしまう早食い，特定の食べ物を極端に嫌ったり，逆にある特定の食べ物しか食べなかったり，紙や砂など，食べ物ではないものを口にする異食などの食行動をするなどの特徴がみられます。これらの食行動に対する食生活・栄養支援が望まれます。

　精神障がい者の食事上の問題点は，過食，偏食，拒食，異食などがあげられます。うつ状態とそう状態による，栄養摂取のアンバランスにより極端なやせや肥満がみられる場合は，栄養相談を繰り返し，バランスのよい食事の摂取を，自身でできるように，調理実習なども交えて教育支援します。医師，看護師，心理療法士などのコメディカルスタッフや家族と連携を取りながらチームで行うことが大切です。

　食物摂取や消化・吸収に機能的な障害がない視覚，聴覚，音声・言語機能障害や呼吸機能障害などでは，それぞれ障害を受けていない機能を生かして可能なかぎり自分で喫食できるような工夫が必要です。

　例えば，視覚障がい者には，香り，味，食感にメリハリをきかせ，食器や調味料を置く位置を決めておくなどの配慮が必要です。**メニューの工夫**，点字メニューや音声による誘導なども効果的です。聴覚障がい者では，喫食や消化・吸収能力に問題がなければ健常者と同様の栄養管理を行うことができますが，栄養教育では細かいニュアンスが伝わりにくいので，対象者がどのように把握したか確認しながら進めます。

　肢体不自由者の場合，損傷部位の違いは喫食能力，消化・吸収能力，排泄能力において個々人に大きな違いがあります。自力で排泄できない場合は，導尿や浣腸，薬剤使用による，時間ごとの排泄を行うので，1 日の水分管理や食物繊維の摂取，消化しやすい食べ物などの提供が不可欠となります。寝たきりや下肢まひ者に起こりやすい褥瘡予防には，積極的な亜鉛やビタミン類の摂取を勧めます。またリハビリテーションによる機能の回復などで変化する対象者の状態をつねに把握しておくことが大切です。

うつ状態
興味や喜びが著しく減退し，著しい体重減少や体重増加，食欲減退または増加，不眠または睡眠過剰などの状態。

そう状態
気分が異常かつ持続的に高揚し開放的，またはいらだたしいなど，いつもとは異なった期間が少なくとも 1 週間持続する。

導尿
尿道口からカテーテルを膀胱に入れて尿を強制的に排泄させる。自力排尿ができない場合や検査のための採尿で行う。

浣腸
肛門から直腸や結腸内に薬液を注入し排便を促す処方。

褥瘡
床ずれ。骨の突出部の皮膚や皮下組織が圧迫されて壊死に陥った状態。

【視覚障がい者へのメニューの工夫例】

〈シンデレラシチューの秘密〉

　かぼちゃのシチューですが，視覚障害の児童に，食べるまで「どんなシチュー？」と思ってもらい，興味をもってもらえるようなネーミングにしました。

　シンデレラシチュー➡シンデレラが乗る馬車は何に魔法をかけた？➡かぼちゃ
という連想で，名前を決めました。

塙保己一学園「給食だより」（栄養士）より。

第 13 章

栄養必要量の科学的根拠

1. 食事摂取基準

1.1　食事摂取基準の概要

　『日本人の食事摂取基準（2020年版）』は，健康な個人および集団を対象として，国民の健康の保持・増進，生活習慣病の予防のために参照するための資料で，エネルギーおよび栄養素の摂取量の基準を示すものです。生活習慣病の予防には，発症予防とともに重症化予防も含まれます。高齢者の低栄養予防やフレイル予防も，視野に入れています。対象となる健康な個人ならびに集団には，生活習慣病に関する危険因子を有していたり，高齢者においては，フレイルに関する危険因子を有していても，おおむね自立した日常生活を営んでいる者を含みます（図13-1）。

　1歳以上で策定された栄養素は，①エネルギー，②たんぱく質，③脂質（総脂質，飽和脂肪酸，n-6系脂肪酸，n-3系脂肪酸），④炭水化物（食物繊維含む），⑤エネルギー産生栄養素バランス，⑥ビタミン（脂溶性4種類，水溶性9種類），⑦ミネラル（多量5種類，微量8種類）です（表13-1）。

　設定された指標のうち，エネルギーについては，エネルギー収支バランスの維持を

食事摂取基準
DRIs：Dietary Reference Intakes
1日の日常的な食事で摂取する栄養素の基準値。

フレイル
加齢による虚弱。
日本人の食事摂取基準（2015年版）では，フレイルティfrailtyを用いたが，2014年5月の日本老年医学会の提唱を踏まえフレイルを用いることとなった。

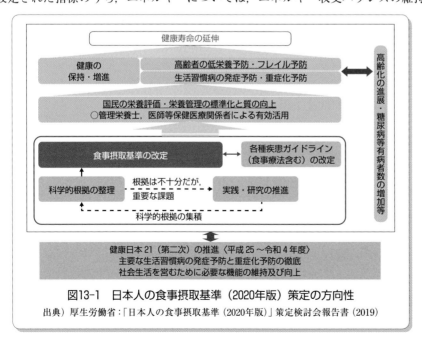

図13-1　日本人の食事摂取基準（2020年版）策定の方向性
出典）厚生労働省：「日本人の食事摂取基準（2020年版）」策定検討会報告書（2019）

表13-1　基準を策定した栄養素と設定した指標[1]（1歳以上）

栄養素		推定平均必要量(EAR)	推奨量(RDA)	目安量(AI)	耐容上限量(UL)	目標量(DG)
たんぱく質[2]		○b	○b	—	—	○[3]
脂質	脂　質	—	—	—	—	○[3]
	飽和脂肪酸[4]	—	—	—	—	○[3]
	n-6系脂肪酸	—	—	○	—	—
	n-3系脂肪酸	—	—	○	—	—
	コレステロール[5]	—	—	—	—	—
炭水化物	炭水化物	—	—	—	—	○[3]
	食物繊維	—	—	—	—	○
	糖　類	—	—	—	—	—
主要栄養素バランス[2]		—	—	—	—	○[3]
ビタミン 脂溶性	ビタミンA	○a	○a	—	○	—
	ビタミンD[2]	—	—	○	○	—
	ビタミンE	—	—	○	○	—
	ビタミンK	—	—	○	—	—
ビタミン 水溶性	ビタミンB1	○c	○c	—	—	—
	ビタミンB2	○c	○c	—	—	—
	ナイアシン	○a	○a	—	○	—
	ビタミンB6	○b	○b	—	○	—

栄養素		推定平均必要量(EAR)	推奨量(RDA)	目安量(AI)	耐容上限量(UL)	目標量(DG)
ビタミン 水溶性	ビタミンB12	○a	○a	—	—	—
	葉　酸	○a	○a	—	○[7]	—
	パントテン酸	—	—	○	—	—
	ビオチン	—	—	○	—	—
	ビタミンC	○x	○x	—	—	—
ミネラル 多量	ナトリウム[6]	○a	—	—	—	○
	カリウム	—	—	○	—	○
	カルシウム	○b	○b	—	○	—
	マグネシウム	○b	○b	—	○[7]	—
	リ　ン	—	—	○	○	—
ミネラル 微量	鉄	○x	○x	—	○	—
	亜　鉛	○b	○b	—	○	—
	銅	○b	○b	—	○	—
	マンガン	—	—	○	○	—
	ヨウ素	○a	○a	—	○	—
	セレン	○a	○a	—	○	—
	クロム	—	—	○	○	—
	モリブデン	○b	○b	—	○	—

[1] 一部の年齢区分についてだけ設定した場合も含む。
[2] フレイル予防を図る上での留意事項を表の脚注として記載。
[3] 総エネルギー摂取量に占めるべき割合（％エネルギー）。
[4] 脂質異常症の重症化予防を目的としたコレステロールの量と，トランス脂肪酸の摂取に関する参考情報を表の脚注として記載。
[5] 脂質異常症の重症化予防を目的とした量を飽和脂肪酸の表の脚注に記載。
[6] 高血圧及び慢性腎臓病（CKD）の重症化予防を目的とした量を表の脚注として記載。
[7] 通常の食品以外の食品からの摂取について定めた。
[a] 集団内の半数の者に不足又は欠乏の症状が現れ得る摂取量をもって推定平均必要量とした栄養素。
[b] 集団内の半数の者で体内量が維持される摂取量をもって推定平均必要量とした栄養素。
[c] 集団内の半数の者で体内量が飽和している摂取量をもって推定平均必要量とした栄養素。
[x] 上記以外の方法で推定平均必要量が定められた栄養素。

推定エネルギー必要量
Estimated Energy Requirement

エネルギー出納
エネルギー量の収支バランス。摂取した食物中のエネルギー量と生命・身体活動で失われるエネルギー量との差。

推定平均必要量
Estimated Average Requirement

推奨量
Recommended Dietary Allowance

標準偏差
SD：standard deviation
データや確率変数のばらつきを表す数値のひとつで，ばらつきがない場合標準偏差は 0 。

目安量
Adequate Intake

示す指標としてBMIが採用され，18歳以上で目標範囲が示されました（巻末資料参照）。

推定エネルギー必要量（EER）は，参考資料として，年齢，性別，身長，体重，種々の身体活動量別に**エネルギー出納**が 0 （ゼロ）になる確率が最も高くなると推定される，1 日あたりの摂取量で示されています。

栄養素については，EAR，RDA，AI，UL，DGという指標が設定されています。

推定平均必要量（EAR）は，摂取不足の回避を目的として，特定の集団を対象として測定された必要量から，当該性・年齢階級に属する人びとの50%が必要量を満たすと推定される 1 日の摂取量です。

推奨量（RDA）は，摂取不足の回避を目的として，ある性・年齢階級に属する人びとのほとんど（97〜98%）が 1 日の必要量を満たすと推定される 1 日の摂取量で，原則として ｛推定平均必要量＋**標準偏差**の 2 倍（2SD）｝ の値です。しかし実際は，推定平均必要量×推奨量換算係数で求められています。

目安量（AI）は，EAR，RDAを算定するのに十分な科学的根拠が得られない場合に，ある性・年齢階級に属する人びとがある一定の栄養状態を維持するのに十分な量を示

し，「国民健康・栄養調査結果」の性・年齢階級別摂取量の中央値を用いています。

耐容上限量（UL）は，ある母集団に属するほとんどすべての人びとが，健康障害を起こす危険がないとみなされる習慣的な摂取量の上限量で，過剰摂取による健康障害を防ぐため十分な科学的根拠が得られる摂取量に安全性を考慮して示されています。

耐容上限量
Tolerable Upper intake Level

目標量（DG）は，生活習慣病の発症予防を目的に，疾病のリスクやその生体指標の値が低くなると考えられる量を示し，現在の日本人が当面の目標とすべき摂取量（またはその範囲）の値で，「国民健康・栄養調査結果」の性・年齢階級別摂取量の中央値とパーセンタイル値を用いています。

目標量
Tentative Dietary Goal for preventing life-style related diseases

２．エネルギー必要量

エネルギーは，エネルギー収支バランスの維持を示す指標としてBMIが採用されています。成人の観察疫学において報告された総死亡率が最も低かった範囲，日本人のBMIの実態などを総合的に検証し，目標とするBMIの範囲が，18〜49歳：18.5〜24.9，50〜64歳：20.0〜24.9，65〜74歳：21.5〜24.9，75歳以上：21.5〜24.9と示されました。

健康の保持・増進，生活習慣の予防の観点からは，必要量を過不足なく摂取するだけでなく，その人にとって望ましいBMIを維持するためには，エネルギー摂取量と消費量が同じになるように心がけることが重要です。

エネルギー必要量を推定する方法は，食事から摂取量を推測した方法（**食事アセスメント**）と生命維持・身体活動のエネルギー消費量を推測する方法（**二重標識水法**）とがあります。食事アセスメントは測定誤差が大きく，二重標識水法は，２週間程度のエネルギー消費量を直接測定するので精度が高い方法ですが，多くのデータを得ることができません。そこで，EERは以下の方法で算出します。

観察疫学
疫学は，人間集団に発生する疾病を観察してその疾病の原因を究明する学問であり，観察疫学は疫学調査手法の基本。

総死亡率
１年間の死亡者数をその１年の人口で割った値で人口10万人あたりの粗死亡者率。

食事アセスメント
食事改善を目的に個人や集団の食事摂取状況についての食事調査の検討・評価。対象者のエネルギーや栄養素の摂取量が適切かどうかを健康に関する指標と比較・評価。

二重標識水法
被験者に二重標識水を投与後，体中での標識水の希釈速度からエネルギー代謝量を測定。炭水化物と脂肪の体内燃焼によって生成される水と炭酸ガスの比率の違いを利用。

参照体重
日本人の平均的な体重の値。

EER＝基礎代謝基準値（kcal/kg体重/日）×参照体重（kg）×身体活動レベル

表13-2　参照体重における基礎代謝量

年　齢	男　性			女　性		
	基礎代謝基準値 （kcal/kg体重/日）	参照体重 （kg）	基礎代謝量 （kcal/日）	基礎代謝基準値 （kcal/kg体重/日）	参照体重 （kg）	基礎代謝量 （kcal/日）
1〜2	61.0	11.5	700	59.7	11.0	660
3〜5	54.8	16.5	900	52.2	16.1	840
6〜7	44.3	22.2	980	41.9	21.9	920
8〜9	40.8	28.0	1,140	38.3	27.4	1,050
10〜11	37.4	35.6	1,330	34.8	36.3	1,260
12〜14	31.0	49.0	1,520	29.6	47.5	1,410
15〜17	27.0	59.7	1,610	25.3	51.9	1,310
18〜29	23.7	64.5	1,530	22.1	50.3	1,110
30〜49	22.5	68.1	1,530	21.9	53.0	1,160
50〜64	21.8	68.0	1,480	20.7	53.8	1,110
65〜74	21.6	65.0	1,400	20.7	52.1	1,080
75以上	21.5	59.6	1,280	20.7	48.8	1,010

出典）厚生労働省：「日本人の食事摂取基準（2020年版）」策定検討会報告書（2019）

2．1　基礎代謝量と基礎代謝基準値

基礎代謝量
Basal Metabolic Rate
（BMR）

　基礎代謝量はヒトが生きていくために最低限必要なエネルギー消費量のことです。食後12〜15時間経過した早朝に目が覚めている（覚醒）状態で，快適な室内温度条件（至適室温）において，空腹かつ安静時に仰向け（仰臥位）状態で測定します。基礎代謝基準値は日本で測定された成人や6〜17歳の研究結果から**参照体位**において決定されました（表13-2）。体重が，参照体重と大きく異なる場合，基礎代謝基準値は表の値を使えなくなりますが，年齢，性別，身長，体重を加味した式を用いて基礎代謝量を推定することができます。BMI25〜29.9kg/m²までの基礎代謝量の推定式は以下です。

参照体位
0〜17歳は日本小児科内分泌学会・日本成長学会合同標準値委員会による。18歳以上は国民健康・栄養調査における中央値。

基礎代謝量（kcal/日）＝

{0.0481×体重kg＋0.0234×身長cm－0.0138×年齢（歳）－定数*}×1.000÷4.186

　　定数*：男性 0.4235，女性 0.9708

各臓器
60％の内訳は，脳11％，肝臓12％，心臓7％，腎臓4％，筋肉12％，その他14％。

　基礎代謝量は，総エネルギー消費量の約60％にあたり，生命維持のために**各臓器**で使われています。

2．2　身体活動レベルと身体活動の分類

　身体活動は，安静にしている状態より多くのエネルギーを消費します。身体活動レベル（PAL）は，健康な日本人の成人（20〜59歳，150人）で測定したエネルギー消費量と基礎代謝量から求め，三つのレベルとされました。身体活動の強度は**メッツ**で表されますが，1.40〜1.60，1.60〜1.90，1.90〜2.20メッツの中央値を1.50（低い；Ⅰ），1.75（ふつう；Ⅱ），2.00（高い；Ⅲ）として活動内容や活動時間を示しています（表13-3）。

メッツ
身体活動の強さの単位。安静時の何倍に相当するかで表し，安静にしている状態が1メッツ，普通歩行が3メッツ。

表13-3　身体活動レベル別にみた活動内容と活動時間の代表例

	低い（Ⅰ）	ふつう（Ⅱ）	高い（Ⅲ）
身体活動レベル[1]	1.50 （1.40〜1.60）	1.75 （1.60〜1.90）	2.00 （1.90〜2.20）
日常生活の内容[2]	生活の大部分が座位で，静的な活動が中心の場合	座位中心の仕事だが，職場内での移動や立位での作業・接客等，通勤・買い物での歩行，家事，軽いスポーツ，のいずれかを含む場合	移動や立位の多い仕事への従事者，あるいは，スポーツ等余暇における活発な運動習慣を持っている場合
中程度の強度（3.0〜5.9メッツ）の身体活動の1日当たりの合計時間（時間/日）[3]	1.65	2.06	2.53
仕事での1日当たりの合計歩行時間（時間/日）[3]	0.25	0.54	1.00

1　代表値。（　）内はおよその範囲。
2　Black, *et al*, Ishikawa-Tanaka, *et al.* を参考に，身体活動レベル（PAL）に及ぼす仕事時間中の労作の影響が大きいことを考慮して作成。
3　Ishikawa-Tanaka, *et al.*による。
出典）厚生労働省：「日本人の食事摂取基準（2020年版）」策定検討会報告書（2019）

2．3　高齢者・小児・肥満者の注意点

　高齢者はほかの年代に比べPALが異なる可能性があり，健康で自立した高齢者の研究からPALの代表値を1.70としました。身体活動量で集団を三つに分けてレベルⅠ，Ⅱ，Ⅲを決定していますが，これらの報告の高齢者は平均年齢が70〜75歳で80歳以上のデータは不足しています。

　小児では原則として，基礎代謝を実測した報告を用いており，PALは年齢とともに増加する傾向を示しています。

　肥満者では，**加速度計**などの**動作センサー**で評価した身体活動は一般に低く，肥満が活動低下の原因となることが指摘されていますが，PALはBMIとは相関しない（BMI30程度まで）ことや運動効率が悪いためにより多くのエネルギーを要することからPALは非肥満者と同じ値を用いることとしています。

加速度計
運動する物体の加速度を測定・記録する計器。

動作センサー（ムービング・センサー）
一定時間内に動いている物体の速度にどれくらいの変化があったかを検出する装置。

3．たんぱく質・脂質・炭水化物の食事摂取基準策定の科学的根拠

3．1　たんぱく質

　たんぱく質は，**窒素出納試験**により測定された良質たんぱく質の**窒素平衡維持量**を基に，1歳以上でEAR，RDA，DGが算定されています。0〜11か月はAIのみです。EARは，窒素平衡維持量に日常食混合たんぱく質の消化吸収率（90%）で補正し，RDAはさらに個人間変動を考慮して算出します。

　1〜17歳のEARは，たんぱく質維持必要量と成長に伴い蓄積されるたんぱく質蓄積量から**要因加算法**によって算定します。ストレスに対する安全率は見込まれていませんが，個人間変動による変動係数は12.5%で，EARからRDAを求めるときの推定量算定係数を1.25としています。たんぱく質維持必要量は，1歳以上すべての年齢区分で男女ともに0.66g/kg体重/日です。

　1歳以上のDGは，下限値は身体活動レベルⅠのEERを用いてたんぱく質推奨量をエネルギー比率で示しました。上限値は，成人は各種代謝変化に好ましくない影響を与えない摂取量，高齢者は健康障害を起こさない摂取量を，エネルギー比率で示しました。

　生活習慣病の重症化予防に関しては，たんぱく質は軽度の降圧効果，高齢CKD患者ではたんぱく質の摂取量低下でフレイルが高頻度にみられます。糖尿病では低たんぱく食の腎症への進展予防の科学的根拠が十分ではないことなどから，たんぱく質の摂取制限は推奨されていません。

窒素出納試験
摂取する食品中たんぱく質に含まれている窒素と糞便や尿に排泄される窒素の量とのバランスを評価する方法。

窒素平衡維持量
たんぱく質中の窒素量の合成と分解のバランスが保たれてほぼ一定の状態を示す窒素量。

要因加算法
ある現象や結果を解釈するために用いる手法。現象や結果に影響を与える因子のことを要因という。成長，妊娠，授乳，加齢といった生理要因やストレスといった環境要因などの様々な要因を列挙し，それぞれの要因がどの程度に影響を与えるかを量的に加算して算出する。

CKD
chronic kidney disease
慢性腎臓病。慢性に経過するすべての腎臓病。

3．2　脂　　質

　脂質の摂取量は2016（平成28）年の国民健康・栄養調査結果を参考にしています。総脂質は脂肪エネルギー比率（%E）として炭水化物やたんぱく質の摂取量を考慮して設定されました。0〜11か月ではAIを，1歳以上についてはDGを20〜30%E（中央値25

LDL-コレステロール
low density lipoprotein cholesterol
基準値は，60〜119mg/dL。

飽和脂肪酸
炭素と炭素の結合に二重結合を含まない脂肪酸。

介入研究
調査対象となる集団に対して，栄養指導や，摂取すべき食品や栄養素を定めて，生活状態を変化させて，その効果を調べる栄養疫学的な研究手法。

n-6系脂肪酸
メチル末端から6番目の炭素と炭素の結合に二重結合がある構造を持つ脂肪酸。リノール酸，γ-リノレン酸，アラキドン酸など。

n-3系脂肪酸
メチル末端から3番目の炭素と炭素の結合に二重結合がある構造を持つ脂肪酸。α-リノレン酸，ドコサヘキサエン酸（DHA），イコサペンタエン酸（IPA）など。

虚血性心疾患
心臓の冠動脈が詰まって心筋への血流が滞って発症する疾患。狭心症や心筋梗塞がある。

糖新生
糖質以外の物質（グリセロールやアミノ酸，乳酸など）からグルコースを合成する代謝経路。

耐糖能
血糖値を正常に保つための，グルコース処理能力。

心筋梗塞
冠動脈が塞がって心内膜の心筋が壊死におちいり胸部の激痛が30分以上続く。

%E）としています。脂質摂取量が増加すると，肥満や血中**LDL-コレステロール**上昇による冠動脈心疾患のリスクが高くなり，少ない場合は脳出血罹患率が高まるので，DGの上限値を30%E未満としています。

飽和脂肪酸は，摂取量を減らすことで心筋梗塞罹患のリスクが小さくなるという**介入研究**から，3歳以上でDGが設定されていて7%E以下となっています。**n-6系脂肪酸とn-3系脂肪酸**は全年齢で男女ともAIが（g/日）で示されています。n-6系脂肪酸摂取量は，健康な日本人に欠乏症がみられないこと，n-3系脂肪酸は，摂取量が減少すると**虚血性心疾患**などの罹患率が上昇する可能性を考慮しています。

生活習慣病の重症化予防に関しては，日本動脈硬化学会による『動脈硬化性疾患予防ガイドライン2017年版』において，冠動脈疾患のリスクに応じてLDL-コレステロールの管理目標値が定められており，コレステロールの摂取を200mg/日未満とすると効果が期待できるとされています。

3.3　炭水化物，食物繊維

炭水化物の栄養学的意義は，通常，ブドウ糖（グルコース）しかエネルギー源として利用できない組織にブドウ糖を供給することで，その必要量は少なくとも100g/日と推定されています。体内では**糖新生**があり，通常乳児以外では相当多くの炭水化物を摂取しています。

炭水化物が直接ある特定の健康障害の原因となるという報告は，糖尿病以外には理論的にも疫学的にも乏しいので，EAR，RDA，AI，ULは設定されていません。糖尿病との関連を考えると，絶対量よりも総エネルギーに占める割合を設定するのが妥当と考えられ，エネルギー産生栄養素バランスを設定する中で，100%からたんぱく質，脂質の%Eを差し引いた残りがおおむね50〜65%E（アルコールを含む）の範囲となり（中央値が57.5%E），これを1歳以上の男女の摂取基準とし，バランスを考慮して，エネルギー比率をDGとしています。

食物繊維は，排便促進，**耐糖能**改善，血中コレステロール低下の作用があり，食物繊維摂取量が増加すると，**心筋梗塞**の発症リスクの減少，糖尿病発症抑制，肥満抑制などの生活習慣病予防効果があるといわれています。食物繊維の摂取不足が生活習慣病の発症に関連するという報告が多いことから，DGを設定することが適当であると判断され，妊婦・授乳期以外の6歳以上では絶対量（g/日）で示されています。

3.4　エネルギー産生栄養素バランス（PFC比率）

エネルギー産生栄養素バランスは，摂取不足の回避，生活習慣病の発症予防と重症化予防を目的としており，たんぱく質量を優先とし，次に脂質量を決め，両者を差し引いたその残りを炭水化物とアルコールとしています。アルコールの産生エネルギーは約7kcal/gですが，必須栄養素ではないため特に摂取を勧めているわけではないので炭水化物に含めることとされました。

1歳以上ではP：13〜20％E，F：20〜30％E，C：50〜65％Eと設定されています。

エネルギー産生栄養素バランスの算出に用いる**エネルギー換算係数**（単位重量あたりに産生するエネルギー量）は**アトウォーター**（Atwater）係数（たんぱく質4，脂質9，炭水化物4 kcal/g）を用いています。

4．ビタミンの食事摂取基準策定の科学的根拠

4.1　脂溶性ビタミン

脂溶性ビタミンは，水に不溶で**有機溶媒**に溶ける性質上，過剰摂取による脂肪組織などへの体内蓄積から起こる健康障害を予防することを考慮して策定されています。

ビタミンAは，肝臓のビタミンA貯蔵量を維持するために必要な摂取量に参照体重をかけたEARが策定されています。ULは，肝臓の過剰蓄積による障害の予防のために策定されています。

ビタミンDは，欠乏による骨密度の低下，**副甲状腺ホルモン**濃度の上昇を阻止する血中**25-ヒドロキシビタミンD**濃度に対応する摂取量としてAIが策定され，ULは，高カルシウム血症予防のためULが策定されています。

ビタミンEは，**過酸化水素**による溶血を防止できる血中**α-トコフェロール**濃度に対応する摂取量をもとに算定しています。性・年齢階級別摂取量の中央値がAIです。

ビタミンKの摂取量は，納豆の摂取量との相関があることから，納豆非摂取者の摂取量の平均値をAIとしています。

4.2　水溶性ビタミン

尿排泄によって失われやすいため，主に摂取不足による低栄養状態から起こる欠乏症を予防するために策定されています。

ナイアシンは，欠乏症である**ペラグラ**の発症を予防できる最小摂取量4.8mgNE/1,000kcalに，身体活動レベルⅡのEERを乗じてEARが算定されています。**ニコチンアミド**は1型糖尿病の，**ニコチン酸**は脂質異常症の治療薬としての大量投与による健康障害非発現量よりULが策定されています。

ビタミンB$_1$は，エネルギー摂取量あたりの摂取量と尿中排出量との関係から算定した**チアミン**量とされました。チアミン0.35mg/1,000kcalの，チアミン塩酸塩量は0.45mg/1,000kcalです。身体活動レベルⅡのEERを乗じてEARが策定されています。

ビタミンB$_2$は，エネルギー摂取量あたりの摂取量と尿中排出量との関係から算定した**リボフラビン**量とされました。リボフラビン0.50mg/1,000kcalに，身体活動レベルⅡのEERを乗じてEARが策定されています。

ビタミンB$_6$は，血漿ピリドキサールリン酸濃度30nmol/Lを維持し，神経障害を起こさないピリドキシン摂取量0.014mg/gたんぱく質に，相対生体利用率を考慮し，たんぱく質のEARを乗じてEARが策定されています。

悪性貧血
胃粘膜の萎縮による内因子の低下でビタミンB₁₂が欠乏するために生じる貧血で，胃全摘患者にみられる。

シアノコバラミン
ビタミンB₁₂の化学名。

プテロイルモノグルタミン酸
市販のサプリメントで使用されている葉酸成分。

トータルダイエット法
広範囲の食品を購入し，加工・調理後，分析し，食品群ごとの化学物質の平均含有濃度を算出する。これに，特定の集団における平均的な消費量を乗じることで，平均的な摂取量を推定する。

ビタミンB₁₂は，悪性貧血患者の研究結果に基づき，健康人の**シアノコバラミン**相当量からEARを策定しています。

　葉酸は，赤血球中葉酸濃度を300nmol/L以上に維持できる最小摂取量を，EARとしています。妊娠前後3か月以上の間に神経障害を起こさなかった**プテロイルモノグルタミン酸**量によりULが策定されています。

　パントテン酸は，国民健康・栄養調査結果の中央値がAIとされています。

　ビオチンは，米国と日本における**トータルダイエット法**による値を採用してAIが策定されています。

　ビタミンCは，**抗酸化作用**と心臓血管系の疾病予防が期待できる血漿ビタミンC濃度（50μmol/L）と，尿中排泄を維持する摂取量からEARを策定しています。ULは策定されていませんが，サプリメントによる1g/日以上の摂取は勧められません。

5．ミネラルの食事摂取基準策定の科学的根拠

5.1　多量ミネラル

抗酸化作用
生体内で酸素が関与する有害な作用を抑制する働き。この働きをもつ物質を抗酸化物質という。

　ナトリウムは，過剰摂取により高血圧，胃がんのリスクを高めます。WHOのガイドラインの基準値5g/日と，国民健康・栄養調査結果の摂取量より，実施可能性を考慮した値がDGとされています。

　カリウムは，血圧を下げる効果があります。WHOが提案する摂取量と，国民健康・栄養調査結果による摂取量を考慮した値がDGとされています。

　カルシウムは，要因加算法〔（体内蓄積量＋尿中排出量＋経皮的損失量）÷吸収率〕により，EARを策定しています。また，カルシウムアルカリ症候群についての報告を根拠として18歳以上にULを策定しています。

　マグネシウムは，日本の成人を対象とした出納実験結果を踏まえ，平衡状態を維持できる値として4.5mg/kg体重/日に参照体重を乗じてEARとしています。サプリメント等，食品以外からの過剰摂取では健康障害があるためULを策定していますが，食品では健康障害がみられないので，ULは設定されていません。

　リンは，国民健康・栄養調査結果の中央値をAIとしています。また，摂取量と血清リン濃度上昇の関係に基づき，さらに，カルシウム/リン比の低い食事が骨代謝に影響する可能性を考慮して，18歳以上にULが設定されています。

5.2　微量ミネラル

　鉄は要因加算法を用い，成人男性と月経のない成人女性については基本的鉄損失÷吸収率で，月経のある女性については（基本的鉄損失＋月経血による鉄損失）÷吸収率でEARを策定しています。ULは，FAO/WHOのデータを参考に策定されています。

　亜鉛は，米国・カナダの食事摂取基準を参考にEARが策定されています。ULはサプリメントや亜鉛強化食品の不適切な利用による健康障害の可能性を考慮して18歳以

上に設定されています。

銅は，米国人男性のデータを参考にEARが策定されています。ULはサプリメントの長期摂取についてのデータから18歳以上に設定されています。

マンガンは，わが国におけるいくつかの研究報告の中で摂取量の少なかったものを基準値として，AIが策定されています。

ヨウ素は，甲状腺へのヨウ素蓄積量よりEARを策定しています。軽度の過剰摂取では**甲状腺機能低下**，重度の過剰摂取で**甲状腺腫**がみられますが，日本人にはまれであることから，健康障害の発現しない量を試算しULが設定されました。

セレンは，欠乏症である**克山病**予防の観点からEARが策定されています。また，慢性セレン中毒の摂取量よりULが設定されています。

クロムは，食品成分表を用いて算出した献立の摂取量によりAIが策定されています。

モリブデンは，米国男性4人の出納実験を参考に，体重比を外挿してEARが策定されています。

> **甲状腺機能低下**
> 甲状腺ホルモンの分泌が低下する疾患で，女性に多い。粘液水腫やクレチン病がある。
>
> **甲状腺腫**
> ヨウ素欠乏により甲状腺が腫大している状態で，代表としてバセドウ病がある。
>
> **克山病**
> ケイシャン病ともいい，中国克山県で心筋疾患が多発し，名づけられた。土壌や食物中のセレン濃度が低くセレン欠乏状態にウイルス感染が加わって発病したと推測されている。

6．活用に関する基本的事項

6.1　活用の基礎理論

　栄養管理や栄養指導などで食事摂取基準を活用する場合は，体格測定を含む食事摂取状況のアセスメントを行い，体重変化量またはBMIを用いてエネルギーの過不足を評価することが基本です。

6.2　活用の基本的留意点

　食事摂取基準を活用したアセスメントでは，**習慣的**な摂取量の推定ができる食事調査法を選びます。食事調査は測定誤差を伴いますから，信頼度や妥当性，再現性について科学的根拠を検証することが望まれます。特に，過小申告・過大申告と日間変動に留意します。食品成分表を用いる栄養価計算でエネルギー・栄養素摂取量を推定するには限界があることも理解しておく必要があります。

> **習慣的**
> 食事摂取基準では，習慣的な摂取量を把握するため，または管理するために要する期間は，おおむね1か月程度を考えられる。

6.3　個人・集団の栄養改善と給食管理を目的とした活用

　特定給食施設（病院，介護施設，事業所などの集団給食施設）の栄養改善では，その集団を構成するすべての個人に対して，許容範囲内での望ましい栄養量の食事を提供するように注意する必要があります。

　個人あるいは集団の栄養状態と健康状態のアセスメントを行うには，性，年齢，身体活動レベル，身長，体重，BMIを把握しておくことが最低条件です。

　対象者の個別データを把握することや個人に対して最適な栄養管理や栄養指導を行うことができるかを十分に理解したうえで食事摂取基準の活用方法を決めます。

第 **14** 章

運動・スポーツと栄養

1. 健康増進と運動

　日本人の平均寿命は世界でもトップクラスであり，一生涯にわたり健康を保持・増進し，高いQOLを保ち続けることがますます大切になっています。習慣的な「運動」は，体力を維持するばかりでなく，生活習慣病の予防や精神面の健康維持にもつながることが知られており，「栄養」「休養」とならんで健康づくりの基本となる重要な要素のひとつとされています。

1.1 「健康づくりのための身体活動基準2013」

　日本では少子高齢化が進み，疾病構造が変化する中で，生活習慣病の予防や健康寿命の延伸など，国民の健康づくり対策が課題となっています。そこで，「健康日本21（第二次）」が策定され，その目標達成のために様々な取り組みが行われています。2013（平成25）年には「健康づくりのための身体活動基準2013」が発表され，運動のみならず，日常の生活活動も含めた身体活動全般について，その量の基準が定められています（巻末資料参照）。

　日常生活の中で身体を動かすことを推進することによって，生活習慣病予防，ロコモティブシンドロームや認知症のリスク低下，高齢者の生活機能低下のリスク低減，精神面の健康の維持，QOLの向上などが期待されています。

　達成すべき身体活動の基準は，18歳未満，18〜64歳，65歳以上の三つの年齢区分について設定されています。実際に個人に適用する際には，個人差を踏まえた対応が必要となります。全年齢共通の方向性として，身体活動は「現在の身体活動量を少しでも増やす。例えば今より毎日10分ずつ長く歩くようにする」，運動は「運動習慣をもつようにする。具体的には30分以上の運動を週2日以上行う」と示されています。

　身体活動とは，「安静にしている状態よりも多くのエネルギーを消費するすべての動作」をさします。身体活動は日常生活における労働，家事，通勤・通学などの「生活活動」と，体力の維持・向上を目的とした「運動」の二つに分けられています。身体活動の強さは「メッツ（METs）」で表し，その量は「メッツ・時」として表されます。

　「メッツ」は，活動したときのエネルギー消費量が安静時の何倍にあたるかを示す単位です（巻末資料参照）。例えば，3メッツの身体活動を行うと，座って安静に過ご

すのと比べて 3 倍のエネルギーを消費することを意味します。

　身体活動の強さ（メッツ）に時間（時）を掛け合わせたものが「メッツ・時」です。例えば，3 メッツの身体活動を30分間（0.5時間）実施した場合は，3 メッツ×0.5時間＝1.5メッツ・時の身体活動を行ったということになります。主な身体活動の強度を巻末資料に示します。

　「健康づくりのための身体活動基準2013」（巻末資料参照）の基準を達成するために，具体的な取り組みをまとめた国民向けのガイドラインとして「健康づくりのための身体活動指針（アクティブガイド）」が示されています。全世代共通の身体活動の目標を「＋10（プラステン）：今より10分多く，毎日からだを動かしてみませんか」として掲げ，身体活動の基準を理解し実践しやすいようにまとめられています（図14-1）。

　アクティブガイドでは，毎日をアクティブに暮らすために，「こうすれば＋10になる」という工夫を三つの場面で提案しています。次頁に三つの場面を示します。

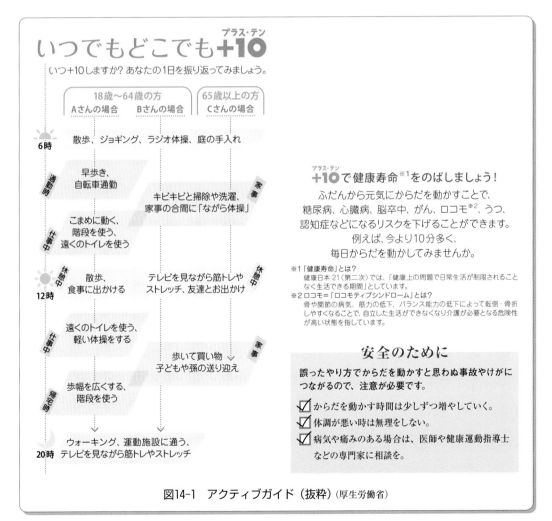

図14-1　アクティブガイド（抜粋）（厚生労働省）

アクティブガイド－毎日をアクティブに暮らすために

① **地域で**

・家の近くに，散歩に適した歩道やサイクリングを楽しめる自転車レーンはありませんか？

・家の近くの公園や運動施設を見つけて，利用しましょう。

・地域のスポーツイベントに積極的に参加しましょう。

・ウィンドウショッピングなどに出かけて，楽しみながらからだを動かしましょう。

② **職場で**

・自転車や徒歩で通勤してみませんか？

・職場環境を見直しましょう。からだを動かしやすい環境ですか？

・健診や保健指導をきっかけに，からだを動かしましょう。

③ **人々と**

・休日には，家族や友人と外出を楽しんでみては？

・困ったことや知りたいことがあったら，市町村の健康増進センターや保健所に相談しましょう。

・電話やメールだけでなく，顔をあわせたコミュニケーションを心がけると自然にからだも動きます。

無酸素性
酸素がない状況でも，筋肉を動かすエネルギー源であるATPを合成でき，瞬間的に爆発的なエネルギーを生み出す。

有酸素性
主に糖質と脂質をエネルギー源とし，酸素を用いてATPを合成し，エネルギーを生み出す。

グリコーゲン
動物における貯蔵多糖。筋肉や肝臓に多く蓄積される。運動時には，エネルギー源や血糖の維持に利用される。

インスリン感受性
インスリンの血中濃度の変動に対して，筋肉や肝臓などの組織が応答し，血糖の細胞への取り込みや代謝の調節などを行うことができる能力をいう。

1.2　運動と糖質代謝・脂質代謝への影響

エネルギーの産生機構には，**無酸素性**と**有酸素性**があります。運動時の主なエネルギー源は，糖質（グルコースとグリコーゲン）と脂質（遊離脂肪酸）で，糖質と脂質の利用割合は，運動強度や時間に影響されます（図14-2）。

高強度・短時間の運動では，無酸素性のエネルギー産生機構が働き，エネルギー源として糖質の利用割合が高く，脂質の利用割合が少なくなります。一方，低強度・長時間の運動（持久性運動）になるに従って，有酸素性のエネルギー産生機構が働き，脂質の利用割合が高くなり，糖質と脂質の両方がエネルギー源として動員されます。

糖質の体内貯蔵量は，脂質の貯蔵量に比べ少ないため，持久性運動の場合は，糖質を効果的に摂取して，体内に十分グリコーゲンを蓄えることが必要です。

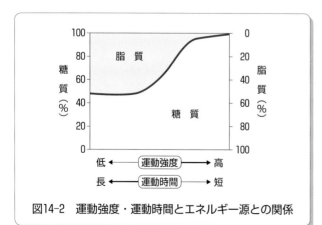

図14-2　運動強度・運動時間とエネルギー源との関係

1.3　有酸素運動

有酸素運動は，自覚的には，苦しさをあまり感じず，長時間継続することができる運動で，運動しながら会話が可能な程度の強度が目安となります。有酸素運動は，**インスリン感受性**を向上させ，筋肉など末梢組織での糖の利用を亢進するので，2型糖尿病の予防・改善に有効です。有酸素運動の継続時間が長くなるほど，エネルギー源として脂質の利用割合が多くなるため，体脂肪・体重の減少，BMIの低下により，肥

満やメタボリックシンドロームの改善や，血清中性脂肪値の減少，LDL-コレステロール値の減少，HDL-コレステロール値の上昇など，脂質異常症の改善が期待できます。減量や交感神経活動の低下により，高血圧の改善もみられます。さらに，加齢に伴う基礎代謝量の低下や，筋量・筋力の低下（サルコペニア）も予防できます。中程度の運動は，骨に対しても物理的刺激となり，骨代謝を改善し骨密度を高め，骨折を予防する効果もあります。

1.4 運動の適応力・抵抗力

運動による心肺機能の向上や最大酸素摂取量の増加，筋線維の肥大（筋力増大）などの効果は，1回の運動では得られません。何回も運動を繰り返すこと（トレーニング）により生体内の適応という能力によって得られる効果です。しかも，トレーニングをやめれば，その効果は速いスピードで減少することから，日々のトレーニングが大切です。

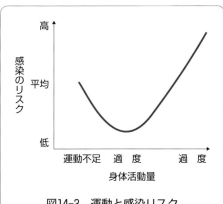

図14-3 運動と感染リスク
鈴木克彦：運動と免疫，日本補完代替医療学会誌，1(1)，31〜40 (2004)

また，継続的な運動は**防衛体力**を高め，ストレスや感染に対する抵抗力を向上させ，健康の維持や疾病予防に有効であると考えられています。一方で，過度の運動は，免疫細胞の活性を低下させ，かえって感染症が生じやすくなるので，適度な運動が望ましいといえます（図14-3）。

防衛体力
外部環境の変化（温度や湿度など）に対する適応力や免疫力など。

うつ
気分が落ち込む，悲観的になる，意欲低下，焦燥，思考静止，食欲不振，不眠などがみられる状態をいう。

メンタルヘルス
心の健康のこと。

熱中症
暑熱環境で発症する健康障害の総称。熱失神，熱けいれん，熱疲労，熱射病に分けられる。

骨関節障害
骨や関節が変形する，もしくは破壊される状態のこと。変形性膝関節症，変形性股関節症などがある。痛みやこわばりなどを伴うと，運動機能が障害される。

活性酸素
反応性の高い酸素種の総称。スーパーオキシドアニオン，過酸化水素，ヒドロキシルラジカル，一重項酸素がある。

フリーラジカル
不対電子をもつ原子や分子のこと。反応性が高く，過剰に生成すると生体膜や組織を傷害し，各種疾患や老化をもたらすとされている。

1.5 運動とQOL

運動機能が低下した高齢者でも，運動の継続によって体力が向上し生活機能が改善することから，QOL（quality of life；生活の質）が高まることが期待できます。また，適度な運動によって爽快感が得られたりストレスが軽減されたりすることは，日常的によく経験されます。近年の研究では，強度の低い運動が認知機能の改善やうつを抑制し，メンタルヘルスの改善に有効であることが明らかにされています。

1.6 運動のデメリット

過度の運動や不適切な運動方法により，**熱中症**，**骨関節障害**，オーバーユースシンドローム（使いすぎ症候群），疾病の悪化，事故，突然死などがもたらされることがあります。そのため，実施に際しては，無理のない強度の運動を設定すること，運動開始時には十分なウォーミングアップを行うことが大切です。

また，運動に伴い，**活性酸素**や**フリーラジカル**の生成が高まります。その生成量は，運動強度に比例して増加します。それらは，細胞傷害や遺伝子の変異を促進すること

から，老化や発がんに関与すると考えられています。一方で，生体内には**抗酸化機構**が備わっていることから，過度の運動でない限りこれらの生成は問題にはならず，むしろ適度な運動によって**抗酸化酵素**の活性が高まるともいわれています。生体内抗酸化機構を正常に保つために，抗酸化酵素の原料となる栄養素や**抗酸化物質**を，日頃から十分に摂取しておくことが求められます。

2．トレーニングと栄養補給

2.1　運動時の栄養必要量

1）エネルギー

運動時のエネルギー必要量は，運動の種類や強度，頻度，体格や体組成などによって大きく異なります。基本的には「日本人の食事摂取基準（2020年版）」に従い，運動の種類によって，身体活動レベルⅡ（ふつう）またはⅢ（高い）を参考に，エネルギー必要量を推定します。

また，スポーツ選手では，種目別身体活動レベルを用いて次式（JISS式）により個人のエネルギー必要量を推定する方法もあります。

推定エネルギー必要量＝28.5（kcal/LBM）×LBM[*1]（kg）×種目別身体活動レベル[*2]

＊1　LBM：除脂肪体重
＊2　種目別身体活動レベル（右表）

	オフトレーニング期	通常練習期
持久系	1.75	2.50
瞬発系	1.75	2.00
球技系	1.75	2.00
その他	1.50	1.75

2）糖質・脂質・たんぱく質

運動時，エネルギー源としてどの栄養素が利用されるかは，運動の強度によって異なります。

糖質は，高強度の運動でも比較的低強度の運動でも用いることができ，エネルギー源として最も重要です。摂取量は，筋力トレーニングの場合には6g/kg体重/日，持久系トレーニングの場合には7〜10g/kg体重/日程度が目安となります。

脂質摂取量は，一般の場合と同様にエネルギー比率として25〜30％が適切ですが，減量や体重増加などウエイトコントロールが必要な時期には，目的に応じ調整します。

たんぱく質摂取量は，平常時（一般）は1g/kg体重/日が目安となりますが，持久性トレーニングの場合には1.2〜1.4g/kg体重/日，筋力トレーニングの場合には1.5〜2.0g/kg体重/日とします。たんぱく質は筋肉の合成原料として重要ですが，エネルギー摂取量が十分でない場合は，たんぱく質がエネルギー合成の原料として用いられてしまうため，十分なエネルギーとともに摂取する必要があります。しかし，たんぱく質の過剰摂取は体脂肪の増加につながってしまいます。

2.2　運動とビタミン・ミネラル摂取

　エネルギー必要量の増加や代謝の亢進に伴い，各栄養素の摂取量もまんべんなく増やす必要があります。

1）ビタミン

　ビタミンB_1は，糖質の代謝に必要なビタミンであるため，糖質を効率よくエネルギーに変換するためには不可欠です。また，ビタミンB_2，ナイアシン，パントテン酸，ビオチンは，糖質や脂質のエネルギー代謝において**補酵素**などとして働きます。たんぱく質の代謝には，ビタミンB_6，ビタミンB_{12}，葉酸が特に必要であることから，たんぱく質と併せて摂取するようにします。このように，ビタミンB群は生体内における代謝に深くかかわることから，運動時に必要量が高まります。

　また，運動をすると，活性酸素の生成が高まります。その対応として，抗酸化ビタミンである**プロビタミン**Aのβ-カロテン，ビタミンC（アスコルビン酸），ビタミンE（α-トコフェロール）の摂取量も増加させることが望まれます。

　骨代謝は運動の強度に比例して亢進します。骨代謝の促進に必要なビタミンD・K，骨の強度を高める**コラーゲン**の合成を促進するビタミンCの摂取を心がけます。さらに，貧血予防を目的として，鉄の吸収を促進するビタミンC，赤血球の合成にかかわるビタミンB_6・B_{12}，葉酸なども併せて摂取するようにします。

2）ミネラル

　運動時には体温調節のために発汗量が増加し，水分とともにナトリウム，カリウム，塩素などの電解質が失われます。そのため，水分の摂取と同時にこれらの電解質を補給する必要があります。大量の発汗時に水分のみを補給し続けると，**低ナトリウム血症**を引き起こすこともあります。

　骨代謝は運動の強度に比例して亢進します。運動時には骨の増強を目的として，骨の原料となるカルシウムやマグネシウムをたんぱく質とともに摂取します。リンもまた骨の形成に必要ですが，過剰摂取により腸管からのカルシウム吸収が阻害されることが知られています。加工食品に多く含まれ，摂取には注意が必要です。

　長時間の運動を可能とするには，全身の細胞への酸素の供給能力を維持することが必要です。運動によって，発汗による鉄損失，激しい運動の衝撃で生じる赤血球の破壊，消化管からの出血などが起こり，**スポーツ貧血**を招くことがあります。女性では，月経によっても鉄が失われることから，そのリスクはさらに高まります。そのため，酸素の運搬を行うヘモグロビンや筋組織中に酸素を貯蔵する**ミオグロビン**の原料となる鉄やたんぱく質，ビタミンCを十分に摂取する必要があります。鉄の運搬・供給にかかわる銅の摂取も求められます。

　また，運動によって活性酸素の生成が高まることから，生体内における抗酸化酵素の原料となる銅，マンガン，セレンを十分に摂取し，抗酸化機構を正常に保っておくことも大切です。

補酵素
助酵素，コエンザイムともいう。酵素が作用するために必要となる物質。

プロビタミン
生体内でビタミンに変わる物質。

コラーゲン
結合組織で，骨，軟骨，腱，皮膚などを構成するたんぱく質。

低ナトリウム血症
血清ナトリウムイオン濃度が135mEq/L未満になった場合。吐き気，頭痛，錯乱，昏睡などの症状がみられる。

スポーツ貧血
激しい運動が原因となって起こる貧血。易疲労感，頭痛，動悸，持久力や集中力の低下などの症状がみられる。

ミオグロビン
筋色素。酸素の要求量が高まると，酸素を放出し筋細胞に供給する。

2.3　運動と水分摂取

運動中には発汗量が増加することから，少なくとも発汗量と同等の水分を補給する必要があります。脱水は，めまいや呼吸困難，けいれん，吐き気，熱中症などの原因となります。運動中の水分補給は，体温調節機能の維持，体液の浸透圧と量の維持，エネルギー補給が主目的なので，飲料水の組成は，ナトリウム40〜80mg/100mL（食塩濃度として0.1〜0.2%）と糖質を含むものとします。特に，1時間以上運動を行う場合は，糖質濃度を4〜8%とすることが推奨されています。また，水温は5〜15℃とすると吸収率が高まります。

適切な水分の摂取量は，運動前後の体重減少率が2%以内であることが目安となります。一方，過剰な水分の摂取はかえって低ナトリウム血症を招くこともあるため，注意が必要です。日頃から運動の前後に体重を測り，おおよその水分損失量を把握しておくことが勧められます。

2.4　運動と食事摂取のタイミング
（1）トレーニング期

トレーニング期は，次の試合期に向けて「身体づくり」をするための食事で，筋肉増強のために，エネルギー摂取量とたんぱく質摂取量の両者を増加させ，トレーニングに必要なエネルギーを確保しつつ，たんぱく質を筋肉の合成原料として効率よく利用します。また，それらの摂取量の増加に伴い，各種ビタミンも積極的にとる必要があります。さらに，骨の形成に必要なカルシウムやビタミン，赤血球の合成に必要なたんぱく質や鉄，ビタミンの摂取も心がけます。

競技の種類や強度によって，大量のエネルギーおよび栄養素の摂取が必要なこともあります。3回の食事で摂取しきれない場合には，補食によってそれらを補うようにします。空腹状態でトレーニングに臨むと，**低血糖**を生じるリスクが高まります。また，トレーニング直後の糖質とたんぱく質の摂取は，グリコーゲンと筋肉の早期回復に有効とされています（図14-4，14-5）。

低血糖
血液中のグルコース濃度が異常に低い状態。ふるえ，動悸，頭痛などが生じ，悪化すると意識障害や昏睡に至る。

（2）試　合　期
1）グリコーゲンローディング

グリコーゲンローディング（カーボローディング）とは，スタミナを維持するためにグリコーゲンをより多く身体に貯蔵するための運動量と食事の調整法です。試合の約1週間前から運動量を徐々に減らしてグリコーゲンの消費を抑えつつ，3日前から大量の糖質を摂取します（図14-6）。グリコーゲンを多く蓄積させることができれば，エネルギーの枯渇を起こしにくくなり，運動できる回数や連続して運動し続ける時間を増大させることができます。この方法は，持久力を求められる運動では効果的であるといわれています。

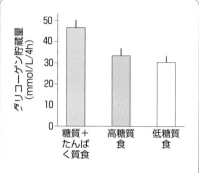

図14-4 栄養補給と筋グリコーゲン貯蔵量

運動直後に糖質（80g）＋たんぱく質（28g）を摂取すると，高糖質食（108g）や低糖質食（80g）を摂取した場合よりも，運動後4時間以内の筋グリコーゲン回復が高まった（p＜0.05）。
出典：Ivy, J. L., *et al.*

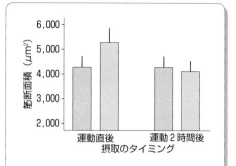

図14-5 運動後のたんぱく質摂取とたんぱく質蓄積量

高齢者において，運動直後または2時間後にたんぱく質を与えたところ，運動直後に摂取した場合のみ，運動前に比べて外側広筋断面積が増加した（p＜0.05）。また，運動2時間後に摂取した場合と比べても筋面積が大きかった（p＜0.01）。
出典：Esmarck, B., *et al.*

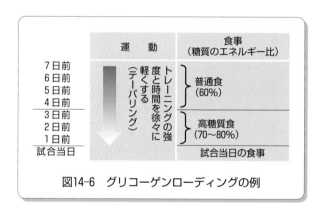

図14-6 グリコーゲンローディングの例

2）試合当日

　運動時は交感神経優位となり，消化器の働きが低下することから，消化のよいものを3～4時間前までに摂取するようにします。具体的には，糖質と，エネルギー代謝に関係するビタミンB群の摂取，消化の速いたんぱく質（乳・乳製品，卵）やビタミンC摂取を中心とします。食物繊維など消化に時間のかかるもの，香辛料やコーヒー，茶類などの刺激物，生もの，膨満感をもたらす炭酸飲料は避けるようにします。

　試合1～2時間前には，持続性のある糖質源としてにぎりめしや麺類を，即効性のある糖質源としてバナナ，カステラなどを組み合わせて摂取します。しかし，それらを多く摂取するとインスリン分泌が過剰となり，運動中に低血糖を生じるリスクがあるため，エネルギー補給を目的とした適度な摂取にとどめます。

　さらに，試合30分前に250～500mL程度の水分補給を行います。必要に応じて糖質やクエン酸を含む飲料とします。

3）試　合　中

　長時間の運動では特に水分補給が重要となります。15〜20分おきに電解質，糖質を含んだ水分を，1回あたり150〜200mL程度摂取します。

4）試　合　後

　できるだけ早いタイミングで，糖質，たんぱく質，ビタミン，ミネラルを摂取し，運動で減少したグリコーゲンと損傷した筋肉の早期回復を図ります。また，帰宅後の食事は，その日1日でとれなかった栄養素を補うようにします。野菜，肉や魚などを，消化器に負担とならない調理法で摂取します。

（3）移行期（オフシーズン）

　運動量が減少することからエネルギー消費量も低下します。そのため，試合期やトレーニング期と同程度のエネルギーを摂取していると，体重が増加し，その後の競技生活にも影響を与えます。一方，無理な食事量の減少は精神的ストレスをもたらすことから，量は変えずにエネルギー摂取量を減らすような工夫が必要となります。脂質摂取量を減らしてエネルギー量を抑えるとともに，筋肉量の減少を防ぐために，たんぱく質，ビタミン，ミネラルの摂取量は維持を心がけます。

2.5　運動とサプリメントの利用

　サプリメントの入手が容易になり，広く利用されていますが，それらは「いわゆる健康食品」に相当し，医薬品とは区別されています。運動への効果を期待してサプリメントを利用するスポーツ愛好家や選手も多くみられますが，特定の栄養素の過剰摂取を起こしやすく，臓器に負担を与えることや，中には**ドーピング**禁止薬物が含まれるものもあり，利用には十分な注意が必要です。

　利用する前に，まずは日常の食事を見直すことが求められます。そのうえで，食事だけでは摂取しきれない栄養素の種類と量を把握し，その不足分だけを補うように，専門家の指導の下で用いることが望まれます。

ドーピング
競技能力を高めるために薬物などを使用すること。

第 15 章

環境と栄養

1. ストレス対処と栄養

　働き盛りの労働者の過労死，登校拒否，神経症や心身症など，現代人は，職場や学校，家庭など様々な生活環境の中で**ストレス**にさらされています。

　心身がストレス状態に陥るとそれを回避しようとして，過度の飲酒や喫煙，欠食・過食など食生活に乱れが生じ，生活習慣病などを発症します。心身の不調は食欲や睡眠時間に現れ，体重減少，発熱，不眠などが続きます。リフレッシュのために一定期間の休息を取ることも必要です。ストレスの受けとめ方には個人差があり，解消の仕方も異なります。心と身体の休息のためには，日常とは異なる環境で過ごすことや趣味に没頭するなどの工夫が必要です。

1.1　ストレッサー

　ストレスとは，外部環境からなんらかの刺激が身体に加わったときに身体の内部環境が示す反応のことです。この刺激のことを**ストレッサー**といい，種類は，物理的・化学的・生理的，心理的・精神的，社会的複合などに分けることができます（表15-1）。

1.2　ストレスとビタミンC

　生体における細胞レベルでのストレッサーは酸化ストレスです。酸化ストレスとは，呼吸によって取り込まれた酸素が体内で，**スーパーオキシド**，過酸化水素，**ヒドロキシラジカル**などの活性酸素となり，不飽和脂肪酸，糖，たんぱく質および遺伝子を過酸化状態にします。過酸化物は，老化，がん，代謝異常などの生活習慣病と深く関連

ストレス
刺激により引き起こされる非特異的生体反応。カナダの生化学者H.セリエによると「ストレスとはどのような質問に対しても答えようとする身体の反応」。

ストレッサー
人の内部環境に対して有害な刺激となる外部環境要因。

スーパーオキシド
活性O_2をもつ反応性の高い活性酸素で過酸化力の高い物質。

ヒドロキシラジカル
水酸基をもつ反応性の高い活性酸素で過酸化力の高い物質。

表15-1　ストレッサーの種類

区　分	刺激要因（例）
物理的・化学的・生理的	寒冷，暑熱，痛み，酸素（酸化），有害化学物質，騒音・振動，飢餓，外傷，火傷，栄養障害，栄養素の過剰や欠乏，感染など
心理的・精神的	人間関係（家族，職場，学校，友人など），生活環境の変化（引越し，違法行為による処罰など），不安，緊張，悲しみ（病気，死亡，離婚，借金，流産など）
その他	戦争，災害など

出典）竹中　優・大江節子編：応用栄養学 栄養マネジメント演習実習　第3版, 医歯薬出版（2000）

しています。抗酸化物質のビタミンCやポリフェノールは，緑黄色野菜，果物の皮や茶の渋味などに含まれています。大豆イソフラボンや梅干しなどのクエン酸も抗酸化物質です。

　摂取されたブドウ糖の25％は脳で消費されます。脳細胞に供給されるブドウ糖が少なくなると脳活動が低下し，多くなると脳活動が過剰になり，神経過敏やイライラなどの障害が現れます。ストレス応答の初期段階では，血糖濃度の低下がみられ，肝臓における糖新生の働きを正常にするため，十分なブドウ糖の摂取が必要となります。

　ストレスを受けた状態では，ビタミンB群が不足すると精神障害をきたすことがあります。ビタミンB$_1$の不足は，記憶力の低下，精神不安定，不眠になりやすいといわれています。ビタミンB$_2$は外傷時に尿中への排泄が増加します。また，副腎から副腎ホルモンが盛んに分泌され，このホルモンの合成にはビタミンCが消費されるために体内のビタミンCが減少します。ストレスを受けると，カルシウム・マグネシウムの小腸での吸収が低下します。また，ストレスに対抗するために副腎皮質から分泌されるグルココルチコイドの作用によりカルシウムの尿中排泄量が増加し，副腎髄質から分泌されるノルアドレナリンの作用によってもカルシウム・マグネシウムの尿中排泄量が増加します。したがって，ストレスを受けたときには，ビタミンCをはじめ，たんぱく質やビタミンB群，ミネラル類の補給も必要になります。

ノルアドレナリン
副腎から分泌されるホルモンで，交感神経の伝達物質。末梢血管を収縮させ，血圧を上昇させる。

1.3　ストレス刺激による適応反応・汎適応症候群（警告反応期，抵抗期，疲憊期）

交感神経
内臓器官に分布し，意思とは関係なく作用する。

副交感神経
消化管の働き，胆汁分泌や唾液分泌の促進などの作用をもつ。

疲　憊
疲れ果てて弱った状態。

汎適応症候群
どのような刺激に対しても身体がすべてに同じように示す生体反応。

　身体は，自立神経系によって緊張（交感神経）と緩和（副交感神経）のバランスを取りながら，各種臓器の働きを調整しています。これをストレッサーによる適応反応といいます。ストレスによる身体への影響は，刺激の程度，質，回数，持続時間などによって異なります。

　ストレスの経過は，疲労を感じる時期（警告反応期），ストレスに対応しようと頑張る時期（抵抗期），力尽きて病気へと進展する時期（疲憊期）の３段階があります。神経系，内分泌系，免疫系などの調節系の密接な連携により，種々の環境の変化に対応して，生体内の種々の生理的機能を一定の状態に保つ過程を汎適応症候群といいます。汎適応症候群は次のような経過をたどります（図15-1）。

　① **警告反応期**　警告反応期初期（ショック相）は，身体がまだ適応していない状態です。一時的に体温・血圧・血糖の低下がみられショック状態となります。警告反応期後期（反ショック相）には，身体内の防御機構が作動し，視床下部，脳下垂体，副腎皮質での働きが活発になり，副腎皮質から分泌されるホルモンによって，体温・血圧・血糖が上昇し，副腎皮質肥大，胸腺萎縮，副腎に含まれるコレステロールの低下，たんぱく質の分解がみられ，ストレスに対する抵抗状態となります。

　② **抵抗期**　ストレッサーに身体が適応して，体温，血圧，血糖値を安定した状態に保ち，回復に備えるようになります。内分泌の働きが活性化し，交感神経および副腎髄質のホルモン分泌が活発になります。たんぱく質・脂質の分解がみられ生体の

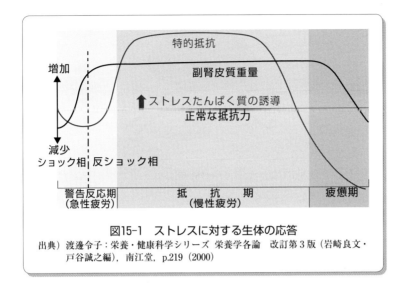

図15-1　ストレスに対する生体の応答
出典）渡邊令子：栄養・健康科学シリーズ 栄養学各論　改訂第3版（岩崎良文・戸谷誠之編），南江堂，p.219（2000）

恒常性が働き，一定の緊張状態が続いています。

　抵抗期には，ショック状態からの改善を図るため，副腎ホルモンの作用でエネルギー供給が活発化（体温・血圧・血糖値の上昇，筋緊張の増大）します。それに伴って体たんぱく質の消耗や体脂肪の減少が起こります。

　③　**疲憊期**　　ストレッサーに適応しきれなくなり，身体が**ホメオスタシス**を維持できなくなります。再び，体温・血圧・血糖値が低下し，体重減少などのショック状態に戻ります。この状態が続くと適応能力が限界を超えて疲労が蓄積し，胃・十二指腸潰瘍，リンパ組織の萎縮，副腎の肥大の三大症状がみられるようになります。さらにストレス状態が亢進すれば，ショック状態を経て死に至る場合もあります。

1.4　ホメオスタシスの三角形，生体抵抗性

　ホメオスタシスの三角形は，外部環境の変化に対して，神経系とホルモン系と免疫系の協調作用によって，内部環境の恒常性を保つことをいいます。生命維持のために，健康な状態を取り戻そうとする仕組みのことです（図15-2）。

　ストレス刺激を受けると，**大脳辺縁系**より神経伝達物質が放出され，視床下部に伝達されて二つの経路によりストレスに対抗します。ひとつは交感神経を介して副腎髄質からアドレナリンやノルアドレナリンが分泌し，肝グリコーゲン・骨格筋たんぱく・貯蔵脂肪が分解され，血糖・血中脂質濃度が増加しエネルギー源となる経路です。もうひとつの経路は，視床下部から分泌される**副腎皮質刺激ホルモン放出ホルモン**（CRH）により，脳下垂体前葉から**副腎皮質刺激ホルモン**（ACTH）が放出され，副腎皮質より**グルココルチコイド**が分泌し，糖質・脂質・たんぱく質の異化を促進し，血糖を上昇させます。また，副腎皮質よりミネラルコルチコイドが分泌し，体水分量を増加させることで血圧を上昇させます。脳下垂体後葉からは**バゾプレッシン**が分泌し，水分の再吸収をうながし，循環血液量を増加させることで血圧を上昇させます（図15-3）。

ホメオスタシス
生体恒常性。米国の生理学者キャノンによると「外部環境や身体的変化に応じて体温や血液の量と成分などの内部環境を生存に適した一定範囲内に保持しようとする性質」。

大脳辺縁系
大脳の旧皮質と古皮質のこと。辺縁皮質とも呼ばれ，統合する大脳中枢のこと。

副腎皮質刺激ホルモン放出ホルモン（CRH）
ACTHの分泌を促進させる。

副腎皮質刺激ホルモン（ACTH）
副腎皮質に作用してグルココルチコイドの分泌を促進する。

グルココルチコイド
生体のホメオスタシス維持に重要な役割を持つホルモンで，ACTHにより生合成が調節されている。

バゾプレッシン
抗利尿ホルモン（ADH）とも呼ばれ，尿量を調節する作用をもつ。脳下垂体後葉ホルモンのひとつ。

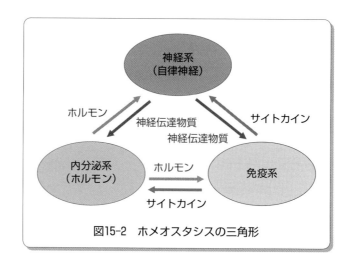

図15-2　ホメオスタシスの三角形

（1）ストレスとたんぱく質代謝

　手術，外傷，火傷，骨折などのストレスを受けることによってたんぱく質の分解が促進され，尿中窒素排泄量が増加します。強度のストレスが加わると，体内のたんぱく質が消耗され免疫力も低下するので，良質のたんぱく質を含む食事をとることが重要です。また，ストレスを受けると，基礎代謝は一時的に30～40％亢進するので，エネルギー量も多く摂取します。しかし，日常的なストレスに対するたんぱく質の損失量（窒素出納）は明らかになっていないので，日本人の食事摂取基準ではストレスに対してたんぱく質摂取を増やす補正は考慮されていません。

（2）ストレスとミネラル代謝

　カルシウムは脳神経細胞の興奮を抑制する働きがあるので，脳神経細胞内に十分なカルシウム量があれば，少々のストレスがかかっても精神的な動揺や興奮状態になりにくくなります。カルシウムとマグネシウムは，生体がストレスに対処しようとすると，尿への排泄が増加し，腸管での吸収が低下します。カルシウムとマグネシウムは，自律神経系を安定させる働きがあるので積極的に摂取することが必要です。

（3）ストレスと疾病

　長期間ストレスにさらされると，胃・十二指腸潰瘍，胸腺・リンパ節の萎縮と副腎肥大などを発症します。高血圧，肥満，糖尿病，アレルギー，がん，心身症などは，ストレスによる免疫系のひずみによって発症します。心身症のように，心理的な負担が疾病を発症させます。

　食欲に関しては，精神的に不安定な状態では食べるほうへ傾き，抑うつ状態では食べないほうへ傾くとされています。ストレッサーによる精神的不安定状態は，「やけ食い」「気晴らし食い」や夜間の「まとめ食い」による肥満を生じやすいので，エネルギー出納のコントロールが必要となります（図15-4）。

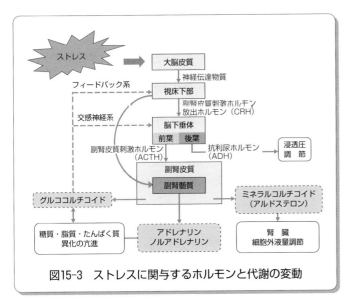

図15-3　ストレスに関与するホルモンと代謝の変動

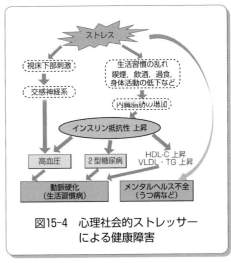

図15-4　心理社会的ストレッサー
による健康障害

2．生体リズムと栄養

2.1　サーカディアンリズムと代謝

　サーカディアンリズム（概日リズム）は，地球上に生息している生物に共通してみられる生理現象で，地球が24時間で自転していることと関係しています。動物では24時間の明暗の周期に従って体内代謝が同調している内因性リズム（体内でつくられる生体リズム）です。完全な暗闇の中に置かれた場合には，睡眠と覚醒，深部体温，尿中ステロイドホルモンなどのリズムが25時間に近い周期となりますが，光や温度，食事など外界からの刺激によって修正されます。脳の視交叉上核が，内分泌・代謝系および自律神経系と関連して体内代謝に影響を及ぼしています。

　サーカディアンリズムの乱れは，不快感のある時差ボケ状態となり睡眠障害を起こす場合があります。長期間のサーカディアンリズムの乱れは様々な病気を発症させることになります（図15-5）。

2.2　レム・ノンレム睡眠

　ヒトは，睡眠に入ると最初に深い睡眠（徐波睡眠）が現れ，90〜100分のサイクルでレム睡眠とノンレム睡眠を繰り返します。レム睡眠時では，筋

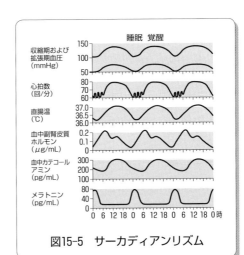

図15-5　サーカディアンリズム

サーカディアンリズム
サーカディアンは約1日の意味。

同　調
調子を同じくする。ここでは24時間周期になる意味。

視交叉上核
視床下部にある非常に小さい領域で，哺乳類のサーカディアンリズムを統率する時計中枢としての役割をもつ。

レ　ム
rapid eye movement
sleep：REM
急速眼球運動を伴い，外見的には寝ているのに，脳は覚醒状態にある。逆説睡眠とも呼ばれる。

ノンレム
non-rapid eye movement
sleep：Non-REM
急速眼球運動を伴わない睡眠で，ぐっすり寝ている状態。

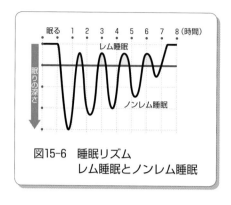

図15-6　睡眠リズム
　　　　レム睡眠とノンレム睡眠

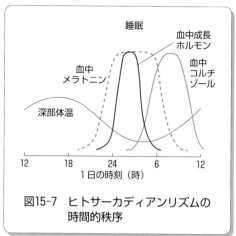

図15-7　ヒトサーカディアンリズムの
　　　　時間的秩序

肉は休んでいる状態でも脳は活動しており，記憶や感情を整理しています。そのため，レム睡眠が障害されると，技能の習得が悪く語学の習熟が遅れるといわれています。ノンレム睡眠では脳の活動が低下して深い睡眠となっていて，脳代謝量や脳温が低下して休息状態となっています。この入眠後の深い睡眠時には成長ホルモンが分泌され組織の増殖や損傷に対する修復が行われます（図15-6）。

　種々の生理機能は，生物時計によって最大限に発揮する時間帯が決まっています。ヒトのような昼行性動物は，体温や心臓などの循環器系機能は昼に上昇し夜に低下します。つまり，体温が高い昼は身体活動が活発で作業能率もよくなりますが，夜は体温が低く作業能率も悪くなり，夜間の激しい運動は身体に多くの負担をかけます。

　内分泌系や免疫系は，睡眠ピーク時刻から覚醒時刻にかけて顕著な24時間リズムがみられ，血中メラトニンや血中成長ホルモンは睡眠中に，血中コルチゾールは覚醒時に分泌ピークが認められます（図15-7）。

2.3　食事摂取と同調

　日内リズムと摂食リズムは同調します。消化・吸収機能は，昼に活発で夜に不活発という24時間リズムがあります。消化酵素のうち，小腸粘膜に存在するスクラーゼ，マルターゼ，ラクターゼなどの糖質分解酵素は，食事時間に同調して日内変動し，摂食時間に対応して活性が高くなります。摂食リズムでは，胃腸ホルモンやインスリン分泌にも24時間リズムが認められ，毎日同じ時刻に食事をとるとインスリン分泌がよくなります。

　血糖値や血中乳酸値のような血液成分，運動負荷時の酸素消費量や運動能力（握力など）にも日内リズムに同調して様々なホルモンが関与しています。血糖値を調節するホルモンであるインスリンは，各組織の細胞におけるエネルギー代謝に関与しており，昼間（午前中）に作用が強くなり夜間は分泌量が低下します。昼間に摂取したものはエネルギー源として消費されますが，夜間に摂取すると体脂肪として蓄積されま

メラトニン
脳の松果体から分泌されるホルモン。トリプトファンから合成され，成熟を抑制し，睡眠リズムを調整する。

0

0

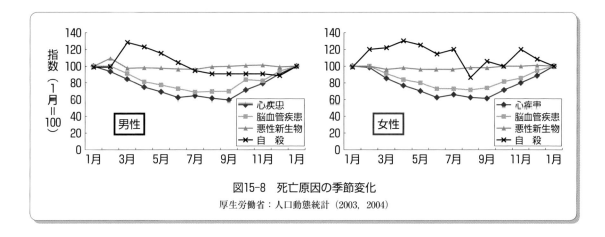

図15-8　死亡原因の季節変化

厚生労働省：人口動態統計（2003，2004）

す。勤務時間の都合による遅い食事や，ダイエットによる欠食などが原因となり，日内リズムが乱れ，ホルモンが正常に働かなくなります。健康の維持のためにも規則正しい生活リズムと摂食リズムの確保が大切です。

2．4　年周リズム・月周リズム

　1年間の季節的変化と，ヒトの生体リズムとの関係には，ある一定の傾向があることが知られています。これを年周リズムといいます。基礎代謝は，冬に高く，夏に低く，1年を通して10％の変動があります。日光中の紫外線量と，健常成人の血漿ビタミンD濃度の関係では夏にピークがみられます。2003（平成15）・2004（平成16）年度の人口動態統計特殊報告（厚生労働省）によると，1月の死亡原因を100として比較すると，男女とも悪性新生物は年中変化がなく，自殺が春に多く，心疾患や脳血管疾患が夏に多い結果になっています（図15-8）。

　ほぼ1か月の周期をもって一定の変化が繰り返される現象を月周リズムといます。ヒトの月周リズムでよく知られているのが女性の性周期です。性周期は下垂体前葉から分泌される性腺刺激ホルモン（FSH）と黄体形成ホルモン（LH），卵巣から分泌されるエストロゲン（黄体ホルモン）が関与しています。これらのホルモンは，分泌量が周期的に変化し，月経周期を25～35日に保っています。

3．高温・低温環境と栄養

　ヒトは恒温動物であり，自分の身体の中で熱の産生と放出のバランスをつねに保つことによって，自分の体温をある一定内に保持しています。このような体温調節の仕組みは高温および低温の環境に適応して生命を維持するための重要な仕組みです（図15-9）。

恒温動物
気温や水温などの周囲の温度に左右されず，自らの体温を一定の範囲に保つ生物。

3.1　高温環境と代謝

　ヒトの身体は，高温度の環境に直面すると体温調節中枢が反射的に反応して，皮膚の温度を上昇させる働きがあります。これは，暑熱によって皮膚の血液循環がよくなり，皮膚温が上昇して放熱量が増えるからです。暑熱により血管が開くと，拡張期血圧が低下し脈圧が上昇します。そのため，血行がよくなるにつれて収縮期血圧が少しずつ上昇し，脈拍も増加します。ヒトの体温の上限はほぼ37℃に保たれ，恒常性を維持しています。

　高温環境において体温が37℃を超えると，体内でのホルモンの作用や筋肉運動（けいれん）を伴って，栄養素の分解を増加させることによる熱産生と，皮膚血管が最大に開くとともに，発汗による**気化熱**による熱放出（放熱）が起きます。このような高温限界状態では循環器系が対応できなくなり，多量の発汗，熱けいれん，うつ熱，疲労感，血圧低下と立ちくらみやめまい，**頻脈**などの**熱疲憊**（熱疲労つまり熱中症）が起きます。さらに，意識障害，おかしな言動や行動，**過呼吸**，ショック症状がみられるのは熱射病です（図15-10，15-11）。

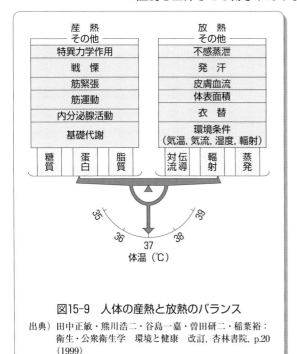

図15-9　人体の産熱と放熱のバランス

出典）田中正敏・熊川浩二・谷島一嘉・曽田研二・稲葉裕：衛生・公衆衛生学　環境と健康　改訂，杏林書院，p.20（1999）

気化熱
蒸発熱ともいい，液体が気化するときに，外部から吸収する熱。

頻脈
成人で1分間に100回以上の脈拍。発熱，貧血，心不全，出血後，甲状腺機能亢進症，心筋炎などにみられる症状。

熱疲憊
温度変化が繰り返し起きることによって生体が破壊・損傷する状態。

過呼吸
呼吸が速く深くなると過換気になり，血中から炭酸が排出され，血液がアルカリ性になる。しびれ，けいれん，意識混濁などの症状がある。過換気は呼吸が必要以上に深くなりすぎた状態。

3.2　高温環境と栄養補給

　高温環境下では，発汗以外にも体力の消耗によるエネルギー消費の増加がみられますが，食欲が低下するために，効率のよい補給をしなければなりません。主食と副食をまんべんなく摂取し，エネルギー，水，電解質を補給します。

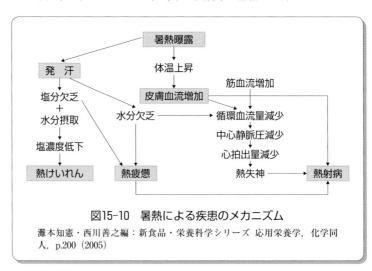

図15-10　暑熱による疾患のメカニズム

灘本知憲・西川善之編：新食品・栄養科学シリーズ　応用栄養学，化学同人，p.200（2005）

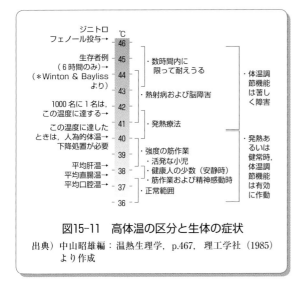

図15-11　高体温の区分と生体の症状
出典）中山昭雄編：温熱生理学，p.467，理工学社（1985）
より作成

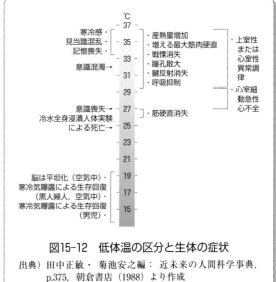

図15-12　低体温の区分と生体の症状
出典）田中正敏・菊池安之編：近未来の人間科学事典，
p.375，朝倉書店（1988）より作成

　エネルギーや水分，電解質の補給には，食事以外にもスポーツ飲料（平均で0.1〜0.2％の塩分濃度）や経口補水液（ブドウ糖，塩を溶かした液）などを利用し，過度に冷却した飲水は消化器に負担となるので10℃前後で用います。

　水分の補給に際し，急激に多量の水だけを飲むと**自発脱水**を起こすので注意が必要です。エネルギー摂取不足が続くと体たんぱく質が分解するので，良質のたんぱく質を毎回摂取する食事を心がけ，食欲不振への対処を考えます。

自発脱水
水だけを補給すると体内のナトリウムが薄まり，濃度を一定に保とうとするため水分を尿として排泄し脱水が起こる。

3．3　低温環境と代謝

　低温環境に突然さらされると，ふるえと非ふるえにより熱産生量が増加します。ふるえは，不随意的で周期的に生じる骨格筋の収縮による熱産生で，非ふるえは，骨格筋の収縮によらないノルアドレナリンの分泌による熱産生です。甲状腺ホルモンの分泌も増加し，基礎代謝が高くなるため熱産生量が増加します。一方，アドレナリンの分泌が増加し，皮膚血管を収縮させて熱放散を減少させたり，血液を熱産生が行われる骨格筋に優先的に送ります。また，アドレナリンは，肝臓のグリコーゲンを分解し，グルコースを血液に供給することでエネルギー源となる血糖を上昇させます。

　低温環境が長く続いて限界低温（10℃）以下に下がると，様々な異常状態が起きてきます。体温が35℃以下になる低体温が身体の一部に起こりしもやけ（凍瘡）を起こし，組織が栄養不良になり腫脹（しゅちょう）が起きます。身体全体の低体温状態が続くと，中枢神経，内臓，皮膚，筋肉，最後は循環器の働きに障害が起き，元に戻りにくい状態が進み**凍死**となります（図15-12）。

　ある一定期間低温環境にさらされると**順化**する作用が働きます。ヒトが低温環境に慣れて生活できるのには，寒冷の強さ，寒冷にさらされる期間，生活様式，人種，年齢など様々な要因が影響し合っています。

腫　脹
炎症が原因で生体組織などが腫れあがること。
凍　死
低体温症による死。
順　化
異なった環境（気候など）に，徐々に適応すること。

3．4　低温環境と栄養補給

　　低温環境にさらされると，体温を上げるために熱エネルギーを産生する栄養素を積極的にとるために，エネルギー効率の高い脂肪を中心に食事をとる必要があります。

　　低温環境で生活するには代謝を高めることが必要で，特に脂質代謝を亢進させることは産熱量を増加させることになり，脂肪組織中の**褐色脂肪細胞**での熱産生が高まります。気温と摂取エネルギーは負の関係にあるため，低温環境では摂取エネルギーを増大させることと食事の質も考慮する必要があります。

　　高脂肪食は，脂肪組織の褐色脂肪細胞による**異化作用**によって脂肪を燃焼させます。これを非ふるえ産生熱といい，高たんぱく質食や高糖質食では高脂肪食ほどにはあまり期待することができません。しかし，高たんぱく質食は食事誘発性熱産生量が高いので，体温上昇に有利です。ビタミンB_1・B_2・B_6・A，パントテン酸などが不足すると寒冷に対する慣れを弱め，ビタミンCは寒冷に対する抵抗性を強める働きがあるので不足しないように心がけます。

褐色脂肪細胞
白色脂肪細胞から脂肪酸を遊離してエネルギーを生成することができる活性脂肪細胞。

異化作用
生物が身体の外から摂取した物質を体内で化学的に分解する生体反応。

4．高圧・低圧環境と栄養

　　潜水のような水深における高圧環境や，高い山に登るとき，飛行機に乗って高い上空にいるときなどの高所でさらされる低圧環境などがあります。

4．1　高圧環境と代謝

　　水深10mごとに１気圧高くなり，水温は下がります。高圧環境では，呼吸する際に気道の抵抗が増すため，運動・作業能力が落ちます。また，徐脈や４気圧以上になると皮膚からの水分蒸発量が減少し，尿量やナトリウム排泄量が増加します。水温23℃以下では，水は熱伝導率が高いこともあり，体熱は急速かつ大量に失われ，ふるえによる熱産生が追いつかず，作業能力や判断能力，思考能力の低下から水中での適切な対応ができなくなり，ついには死に至ることもあります。潜水時のウエットスーツ着用は，体温低下を予防するためです。酸素ボンベを用いる深い潜水では，**酸素中毒**，**窒素酔い**の危険性があるため，環境ガス成分をヘリウムや水素で置換して，障害ガス分

酸素中毒
吸気ガスの酸素分圧が高く，肺組織障害やけいれんを起こす。

窒素酔い
30m以上の潜水で生じるアルコール酔いに似た症状。

表15-2　高気圧障害（減圧症）

減圧症	症状	急性	皮膚症状（かゆみ，丘疹，出血斑） ベンズ（四肢関節・筋肉疼痛），それに基づく運動機能障害，チョークス（胸内苦悶）ならびにショックを呈する呼吸・循環器障害 中枢神経系（脊髄型：運動まひ，知覚障害，脳型：目まい，吐き気，メニエール病様）
		慢性	長幹骨壊死性変化（運動痛，運動障害）
	治療		再圧室使用，段階式減圧法，ふかし療法
	予防		①適切な減圧法の遵守，②作業時間の適正化，作業回数減少，③適正配置（肥満者，耳鼻・循環器などの疾患保有者，高齢者など不適格者を除外），④定期健康診断の実施，⑤再圧室の設置

圧を低値に保って潜水する方法があります。ヘリウムは熱伝導率と比熱が高いため，より体温低下を招くことから環境温度を高く保つ（31〜32℃）必要があります。

高圧環境から低圧環境に戻る際，**減圧症**を招きます。減圧症は，水中の高圧状態で血液中に溶けていた窒素が急激な減圧で気泡となって**栓塞**を起こします。その予防は，潜水作業からゆっくりと水面に浮上するようにします。症状は，一過性では四肢の関節痛，圧痛，しびれ，発疹，かゆみ，心窩部痛，めまい，まひ，けいれんなど，慢性では片側ないし両側の運動まひが起きます（表15-2）。

4．2　高圧環境と栄養補給

高圧環境では，高エネルギー食による体温保持と運動量の保持が大切です。栄養のバランスを取りながら脂質過剰にならないように注意します。

4．3　低圧環境と代謝

低圧環境は低酸素環境でもあり，急性低圧環境と慢性低圧環境があります。

急性低圧環境とは，高度3,000m以上の高地で，心拍数が増加し，心拍出量を増加させることで，心臓や脳に優先的に血液を送ります。食欲不振や飲水欲減退による飲水量の減少，**アルドステロン**，バソプレッシン低下による尿量の増加，不感蒸泄量の増加により脱水を招きます。低酸素による症状は，高度が上がるにつれて重症化し，安静時において，高度3,100mで中等度の呼吸困難，4,300mでめまい，吐き気，不安感，5,600mで頭痛，疲労感，食欲不振，7,000mで倦怠感，判断力や思考力の低下，意識喪失，9,000mで瞬時に意識を喪失し死に至ります。これらを低酸素症といいます。運動時では，安静時より低い高度で症状が現れ，高度7,000mで運動不能になります。また，短時間で3,000m以上の高所に登ると，到着後6〜12時間で低酸素症の症状が現れますが，2〜3日以内には徐々に症状は消失します。これを高山病といいます。

慢性低圧環境では，高地住人や高地トレーニングなどのように酸素不足に耐え，生存が可能になるよう適応する高所順化が認められます。慢性低圧環境では，換気量の増加や，低酸素により腎臓での**エリスロポエチン**の分泌が促進し，骨髄での赤血球の産生を増加させ，組織への酸素の供給を維持します。

4．4　低圧環境と栄養補給

高山病では，換気量の増大による脱水や発汗が盛んになり，食欲低下もみられるので，十分な水分補給を行って1日の尿量を確保し，糖質主体のエネルギーを補給します。特に高度が5,500m以上になるとエネルギーも多量に摂取できなくなり，脂質を受けつけず，糖質に偏った甘い飲み物を欲するようになります。体内での十分なエネルギー代謝を維持するためにビタミンB_1やB_2の補給にも注意します。

長時間の飛行では身体の動きが少ないので，大腸の中でガスが起こりすぎないよう，機内食では栄養のバランスと食物繊維の過剰摂取に注意します。

減圧症
潜水症（病），潜函症（病），空気塞栓症（病），ケーソン病ともいう。

栓　塞
塞栓（そくせん）と同じ。血管内にある物質が栓となって塞いでしまう状態。流血中に血栓が血管壁からはがれ（脱落し），あるいは血管内に異物が流れ込んで，血液やリンパ液で運ばれ細い血管まで達して，これ以上進めなくなり血管内を塞ぐ。多くは血管などの臓器からはがれた血栓。気体（ガス）や空気もある。

アルドステロン
副腎皮質から分泌されるホルモンの一種で，腎臓からのナトリウム排泄を抑制する働きがある。

エリスロポエチン
腎臓から分泌される造血ホルモン。

5．無重力環境（宇宙空間）と栄養

　宇宙環境の無重力状態では，地上で逆立ちした状態と同様に，頭の充血感，鼻の閉塞感，顔面浮腫，頸部腫脹などを感じます。それは血液が頭のほうに移動するためです。1日で体液約 2 L が下肢から上体に移動し，下肢が著しく細くなります。味，におい，触感，形や色を認識する感覚は失われませんが，心循環系機能の低下，立ちくらみ，骨からのカルシウム喪失，筋萎縮がみられます。

5．1　無重力環境と代謝

　宇宙飛行士が経験する無重力環境では，下半身の血液が上半身に集中することから食欲不振，運動不足，骨格筋萎縮，骨カルシウム量の低下が起きます。

耳石器
頭の傾きや重力を補足する身体バランスの神経中枢を司る耳の末梢器官。

　宇宙酔いは，身体バランスを維持する耳石器が無重力でその感覚を失い，頭と身体の運動にかかわる感覚器系との間に起きる混乱状態をいいます。あくび，冷や汗，頭痛，倦怠感，眠気，まれに浮遊感，回転感などがあり，さらに吐き気を感じていなくても吐くこともあるため，車酔いや船酔いによく似た症状となります。1週間から10日が経つと，無重力状態に順応してこれらの症状がなくなり，心循環系機能の低下もこの順応によって安定します。

　運動不足が原因で，帰還してからの地上の重力に抵抗して，立ちくらみ，動悸，発汗などの症状を示します。予防は，宇宙飛行中での運動習慣を心がけることです。帰

踵骨
足首を構成する 7 個の足根骨のひとつ。

還後の宇宙飛行士の大半は，骨，特に身体を支える重要な役割をもつ踵骨からのカルシウム喪失が著しく，上腕からのカルシウム喪失はそれほどではありません。無重力状態では，運動による骨への刺激が少ないことから骨形成の脆弱化や，体重を支える下腿，臀部，体幹，頸部の伸筋に様々な変化をもたらします。宇宙環境であっても，1

伸筋
関節の伸展運動にかかわる筋肉。

日数時間の運動器具を用いた適度な運動を習慣化することが大切です。

5．2　無重力環境と栄養補給

　現在の宇宙食は，食物繊維が含まれた食事内容で，食事らしい食器も使っています。無重力状態では，消化器系に障害は起きませんが，飛行の始めに船酔いに似た宇宙酔いで吐き気や食欲不振が起きます。そのため，エネルギー転換効率の高い脂質を50％E以下に，運動不足や筋力低下による骨格筋萎縮や骨カルシウム低下の可能性を考え，たんぱく質は総エネルギーの16～17％Eに，水分不足による血液濃縮予防に 1 mL/kcalの水分補給を行います。エネルギーの適正な補給，エネルギー産生栄養素のたんぱく質，脂質，糖質のバランス，骨を丈夫にするカルシウムと吸収促進因子であるビタミンDの十分な補給が基本となります。

資　料

資料１：食生活指針 （平成12年３月23日付け文部省決定，厚生省決定，農林水産省決定　平成28年６月一部改正）

●食事を楽しみましょう。
・毎日の食事で，健康寿命をのばしましょう。
・おいしい食事を，味わいながらゆっくりよく噛んで食べましょう。
・家族の団らんや人との交流を大切に，また，食事づくりに参加しましょう。

●１日の食事のリズムから，健やかな生活リズムを。
・朝食で，いきいきした１日を始めましょう。
・夜食や間食はとりすぎないようにしましょう。
・飲酒はほどほどにしましょう。

●適度な運動とバランスのよい食事で，適正体重の維持を。
・普段から体重を量り，食事量に気をつけましょう。
・普段から意識して身体を動かすようにしましょう。
・無理な減量はやめましょう。
・特に若年女性のやせ，高齢者の低栄養にも気をつけましょう。

●主食，主菜，副菜を基本に，食事のバランスを。
・多様な食品を組み合わせましょう。
・調理方法が偏らないようにしましょう。
・手作りと外食や加工食品・調理食品を上手に組み合わせましょう。

●ごはんなどの穀類をしっかりと。
・穀類を毎日とって，糖質からのエネルギー摂取を適正に保ちましょう。
・日本の気候・風土に適している米などの穀類を利用しましょう。

●野菜・果物，牛乳・乳製品，豆類，魚なども組み合わせて。
・たっぷり野菜と毎日の果物で，ビタミン，ミネラル，食物繊維をとりましょう。
・牛乳・乳製品，緑黄色野菜，豆類，小魚などで，カルシウムを十分にとりましょう。

●食塩は控えめに，脂肪は質と量を考えて。
・食塩の多い食品や料理を控えめにしましょう。食塩摂取量の目標値は，男性で１日８ｇ未満，女性で７ｇ未満とされています。
・動物，植物，魚由来の脂肪をバランスよくとりましょう。
・栄養成分表示を見て，食品や外食を選ぶ習慣を身につけましょう。

●日本の食文化や地域の産物を活かし，郷土の味の継承を。
・「和食」をはじめとした日本の食文化を大切にして，日々の食生活に活かしましょう。
・地域の産物や旬の素材を使うとともに，行事食を取り入れながら，自然の恵みや四季の変化を楽しみましょう。
・食材に関する知識や調理技術を身につけましょう。
・地域や家庭で受け継がれてきた料理や作法を伝えていきましょう。

●食料資源を大切に，無駄や廃棄の少ない食生活を。
・まだ食べられるのに廃棄されている食品ロスを減らしましょう。
・調理や保存を上手にして，食べ残しのない適量を心がけましょう。
・賞味期限や消費期限を考えて利用しましょう。

●「食」に関する理解を深め，食生活を見直してみましょう。
・子供のころから，食生活を大切にしましょう。
・家庭や学校，地域で，食品の安全性を含めた「食」に関する知識や理解を深め，望ましい習慣を身につけましょう。
・家族や仲間と，食生活を考えたり，話し合ったりしてみましょう。
・自分たちの健康目標をつくり，よりよい食生活を目指しましょう。

資料２：健康づくりのための休養指針 （平成６年５月　厚生省）

１．生活にリズムを
・早目に気付こう，自分のストレスに
・睡眠は気持ちよい目覚めがバロメーター
・入浴で，からだもこころもリフレッシュ
・旅に出掛けて，こころの切り換えを
・休養と仕事のバランスで能率アップと過労防止

２．ゆとりの時間でみのりある休養を
・１日30分，自分の時間をみつけよう
・活かそう休暇を，真の休養に
・ゆとりの中に，楽しみや生きがいを

３．生活の中にオアシスを
・身近な中にもいこいの大切さ
・食事空間にもバラエティを
・自然とのふれあいで感じよう，健康の息吹を

４．出会いときずなで豊かな人生を
・見出そう，楽しく無理のない社会参加
・きずなの中ではぐくむ，クリエイティブ・ライフ

資料3：妊産婦のための食生活指針 (厚生労働省：「健やか親子21」推進検討会報告書　平成18年2月)

●**妊娠前から，健康なからだづくりを**
　　妊娠前にやせすぎ　肥満はありませんか。健康な子どもを生み育てるためには，妊娠前からバランスのよい食事と適正な体重を目指しましょう。

●**「主食」を中心に，エネルギーをしっかりと**
　　妊娠期・授乳期は，食事のバランスや活動量に気を配り，食事量を調節しましょう。また体重の変化も確認しましょう。

●**不足しがちなビタミン・ミネラルを，「副菜」でたっぷりと**
　　緑黄色野菜を積極的に食べて葉酸などを摂取しましょう。特に妊娠を計画していたり，妊娠初期の人には神経管閉鎖障害発症リスク低減のために，葉酸の栄養機能食品を利用することも勧められます。

●**からだづくりの基礎となる「主菜」は適量を**
　　肉，魚，卵，大豆料理をバランスよくとりましょう。赤身の肉や魚などを上手に取り入れて，貧血を防ぎましょう。ただし，妊娠初期にはビタミンAの過剰摂取に気をつけて。

●**牛乳・乳製品などの多様な食品を組み合わせて，カルシウムを十分に**
　　妊娠期・授乳期には，必要とされる量のカルシウムが摂取できるように，偏りのない食習慣を確立しましょう。

●**妊娠中の体重増加は，お母さんと赤ちゃんにとって望ましい量に**
　　体重の増え方は順調ですか。望ましい体重増加量は，妊娠前の体型によっても異なります。

●**母乳育児も，バランスのよい食生活のなかで**
　　母乳育児はお母さんにも赤ちゃんにも最良の方法です。バランスのよい食生活で，母乳育児を継続しましょう。

●**たばことお酒の害から赤ちゃんを守りましょう**
　　妊娠・授乳中の喫煙，受動喫煙，飲酒は，胎児や乳児の発育，母乳分泌に影響を与えます。禁煙，禁酒に努め，周囲にも協力を求めましょう。

●**お母さんと赤ちゃんの健やかな毎日は，からだと心にゆとりのある生活から生まれます**
　　赤ちゃんや家族との暮らしを楽しんだり，毎日の食事を楽しむことは，からだと心の健康につながります。

資料4：成長期のための食生活指針 (1990年　厚生省)

1．子供と親を結ぶ絆としての食事－乳児期－
①食事を通してのスキンシップを大切に
②母乳で育つ赤ちゃん，元気
③離乳の完了，満1歳
④いつでも活用，母子健康手帳

2．食習慣の基礎づくりとしての食事－幼児期－
①食事のリズム大切，規則的に
②何でも食べられる元気な子
③うす味と和風料理に慣れさせよう
④与えよう，牛乳・乳製品を十分に
⑤一家そろって食べる食事の楽しさを
⑥心掛けよう，手づくりおやつの素晴らしさ
⑦保育所や幼稚園での食事にも関心を
⑧外遊び，親子そろって習慣に

3．食習慣の完成期としての食事－学童期－
①1日3食規則的，バランスとれた良い食事
②飲もう，食べよう，牛乳・乳製品
③十分に食べる習慣，野菜と果物
④食べすぎや偏食なしの習慣を
⑤おやつには，いろんな食品や量に気配りを
⑥加工食品，インスタント食品の正しい利用
⑦楽しもう，一家団らんおいしい食事
⑧考えよう，学校給食のねらいと内容
⑨つけさせよう，外に出て体を動かす習慣を

4．食習慣の自立期としての食事－思春期－
①朝，昼，晩，いつもバランス良い食事
②進んでとろう，牛乳・乳製品を
③十分に食べて健康，野菜と果物
④食べすぎ，偏食，ダイエットにはご用心
⑤偏らない，加工食品，インスタント食品に
⑥気をつけて，夜食の内容，病気のもと
⑦楽しく食べよう，みんなで食事
⑧気を配ろう，適度な運動，健康づくり

資料5：健康づくりのための睡眠指針2014〜睡眠12箇条〜（平成26年3月厚生労働省健康局）

第1条　良い睡眠で，からだもこころも健康に。
- 良い睡眠で，からだの健康づくり
- 良い睡眠で，こころの健康づくり
- 良い睡眠で，事故防止

第2条　適度な運動，しっかり朝食，ねむりとめざめのメリハリを。
- 定期的な運動や規則正しい食生活は良い睡眠をもたらす
- 朝食はからだとこころのめざめに重要
- 睡眠薬代わりの寝酒は睡眠を悪くする
- 就寝前の喫煙やカフェイン摂取を避ける

第3条　良い睡眠は，生活習慣病予防につながります。
- 睡眠不足や不眠は生活習慣病の危険を高める
- 睡眠時無呼吸は生活習慣病の原因になる
- 肥満は睡眠時無呼吸のもと

第4条　睡眠による休養感は，こころの健康に重要です。
- 眠れない，睡眠による休養感が得られない場合，こころのSOSの場合あり
- 睡眠による休養感がなく，日中もつらい場合，うつ病の可能性も

第5条　年齢や季節に応じて，ひるまの眠気で困らない程度の睡眠を。
- 必要な睡眠時間は人それぞれ
- 睡眠時間は加齢で徐々に短縮
- 年をとると朝型化男性でより顕著
- 日中の眠気で困らない程度の自然な睡眠が一番

第6条　良い睡眠のためには，環境づくりも重要です。
- 自分にあったリラックス法が眠りへの心身の準備となる
- 自分の睡眠に適した環境づくり

第7条　若年世代は夜更かし避けて，体内時計のリズムを保つ。
- 子どもには規則正しい生活を
- 休日に遅くまで寝床で過ごすと夜型化を促進
- 朝目が覚めたら日光を取り入れる
- 夜更かしは睡眠を悪くする

第8条　勤労世代の疲労回復・能率アップに，毎日十分な睡眠を。
- 日中の眠気が睡眠不足のサイン
- 睡眠不足は結果的に仕事の能率を低下させる
- 睡眠不足が蓄積すると回復に時間がかかる
- 午後の短い昼寝で眠気をやり過ごし能率改善

第9条　熟年世代は朝晩メリハリ，ひるまに適度な運動で良い睡眠。
- 寝床で長く過ごしすぎると熟睡感が減る
- 年齢にあった睡眠時間を大きく超えない習慣を
- 適度な運動は睡眠を促進

第10条　眠くなってから寝床に入り，起きる時刻は遅らせない。
- 眠たくなってから寝床に就く，就床時刻にこだわりすぎない
- 眠ろうとする意気込みが頭を冴えさせ寝つきを悪くする
- 眠りが浅いときは，むしろ積極的に遅寝・早起きに

第11条　いつもと違う睡眠には，要注意。
- 睡眠中の激しいいびき・呼吸停止，手足のぴくつき・むずむず感や歯ぎしりは要注意
- 眠っても日中の眠気や居眠りで困っている場合は専門家に相談

第12条　眠れない，その苦しみをかかえずに，専門家に相談を。
- 専門家に相談することが第一歩
- 薬剤は専門家の指示で使用

資料6：がんを防ぐための新12か条（がん研究振興財団　平成23年）

1. たばこは吸わない
2. 他人のたばこの煙をできるだけ避ける
3. お酒はほどほどに
4. バランスのとれた食生活を
5. 塩辛い食品は控えめに
6. 野菜や果物は不足にならないように
7. 適度に運動
8. 適切な体重維持
9. ウイルスや細菌の感染予防と治療
10. 定期的ながん検診を
11. 身体の異常に気がついたら，すぐに受診を
12. 正しいがん情報でがんを知ることから

資料7：健康日本21〔第二次〕の目標項目と数値（抜粋）

平成31年厚生労働省告示第50号改正

項目		現状（平成22年）	目標（平成34年度）
健康寿命の延伸と健康格差の縮小の実現に関する目標	健康寿命の延伸 （日常生活に制限のない期間の平均の延伸）	男性　70.42年 女性　73.62年	平均寿命の増加分を上回る健康寿命の増加
	健康格差の縮小 （日常生活に制限のない期間の平均の都道府県格差の縮小）	男性　2.79年 女性　2.95年	都道府県格差の縮小
主要な生活習慣病の発症予防と重症化予防の徹底に関する目標	75歳未満のがんの年齢調整死亡率の減少（10万人当たり）	84.3	減少傾向へ
	高血圧の改善 （収縮期血圧の平均値の低下）	男性138mmHg 女性133mmHg	男性134mmHg 女性129mmHg
	糖尿病合併症 （糖尿病腎症による年間新規透析導入患者数）の減少	16,247人	15,000人
社会生活を営むために必要な機能の維持・向上に関する目標	気分障害・不安障害に相当する心理的苦痛を感じている者の割合の減少	10.4%	9.4%
	全出生数中の低出生体重児の割合の減少	9.6%	減少傾向へ
	認知症サポーター数の増加	330万人（平成23年度）	1,200万人（平成32年度）
健康を支え，守るための社会環境の整備に関する目標	健康づくりに関する活動に取り組み，自発的に情報発信を行う企業等登録数の増加	参画企業数　223社 参画団体数　367団体 （平成23年度）	参画企業数　3,000社 参画団体数　7,000団体 （平成34年度）
栄養・食生活，身体活動・運動，休養，飲酒，喫煙及び歯・口腔の健康に関する生活習慣及び社会環境の改善に関する目標	適正体重を維持している者の増加 （肥満：BMI25以上， 　やせ：BMI18.5未満の減少）	20〜60歳代男性の肥満者の割合 31.2% 40〜60歳代女性の肥満者の割合 22.2% 20歳代女性のやせの者の割合 29.0%	20〜60歳代男性の肥満者の割合 28% 40〜60歳代女性の肥満者の割合 19% 20歳代女性のやせの者の割合 20%
	食塩摂取量の減少	10.6g	8g
	日常生活における歩数の増加	20歳〜64歳 　男性7,841歩 　女性6,883歩 65歳以上 　男性5,628歩 　女性4,584歩	20歳〜64歳 　男性9,000歩 　女性8,500歩 65歳以上 　男性7,000歩 　女性6,000歩
	睡眠による休養を十分とれていない者の割合の減少	18.4%（平成21年）	15%
	生活習慣病のリスクを高める量を飲酒している者（一日当たりの純アルコール摂取量が男性40g以上，女性20g以上の者）の割合の減少	男性　15.3% 女性　7.5%	男性　13% 女性　6.4%
	成人の喫煙率の減少 （喫煙をやめたい者がやめる）	19.5%	12%
	80歳で20歯以上の自分の歯を有する者の割合の増加	25.0%（平成17年）	60%

資料8：健康日本21〔第二次〕の概念

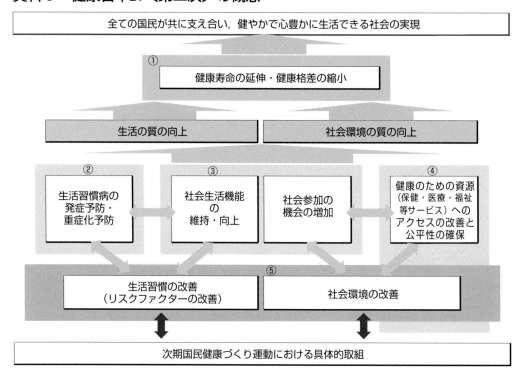

全ての国民が共に支え合い，健やかで心豊かに生活できる社会の実現

① 健康寿命の延伸・健康格差の縮小

生活の質の向上

社会環境の質の向上

② 生活習慣病の発症予防・重症化予防

③ 社会生活機能の維持・向上

社会参加の機会の増加

④ 健康のための資源（保健・医療・福祉等サービス）へのアクセスの改善と公平性の確保

⑤ 生活習慣の改善（リスクファクターの改善）

社会環境の改善

次期国民健康づくり運動における具体的取組

資料9：健康づくりのための身体活動基準2013 （厚生労働省　平成25年3月18日）

血糖・血圧・脂質に関する状況		身体活動（生活活動・運動）※1		運　　動		体　力（うち全身持久力）
健診結果が基準範囲内	65歳以上	強度を問わず，身体活動を毎日40分（＝10メッツ・時/週）	今より少しでも増やす（例えば10分多く歩く）※4	―	運動習慣をもつようにする（30分以上・週2日以上）※4	―
	18〜64歳	3メッツ以上の強度の身体活動※2を毎日60分（＝23メッツ・時/週）		3メッツ以上の強度の運動※3を毎週60分（＝4メッツ・時/週）		性・年代別に示した強度での運動を約3分間継続可能
	18歳未満	―		―		
血糖・血圧・脂質のいずれかが保健指導レベルの者		医療機関にかかっておらず，「身体活動のリスクに関するスクリーニングシート」でリスクがないことを確認できれば，対象者が運動開始前・実施中に自ら体調確認ができるよう支援した上で，保健指導の一環としての運動指導を積極的に行う。				
リスク重複者又はすぐ受診を要する者		生活習慣病患者が積極的に運動をする際には，安全面での配慮がより特に重要になるので，まずかかりつけの医師に相談する。				

※1 「身体活動」は，「生活活動」と「運動」に分けられる。このうち，生活活動とは，日常生活における労働，家事，通勤・通学などの身体活動を指す。また，運動とは，スポーツ等の，特に体力の維持・向上を目的として計画的・意図的に実施し，継続性のある身体活動を指す。
※2 「3メッツ以上の強度の身体活動」とは，歩行又はそれと同等以上の身体活動。
※3 「3メッツ以上の強度の運動」とは，息が弾み汗をかく程度の運動。
※4 年齢別の基準とは別に，世代共通の方向性として示したもの。

資料10：主な身体活動の強度

メッツ	生活活動の例
1.8	立位（会話，電話，読書），皿洗い
2.0	ゆっくりした歩行（平地，非常に遅い＝53m/分未満，散歩または家の中），料理や食材の準備（立位，座位），洗濯，子どもを抱えながら立つ，洗車・ワックスがけ
2.2	子どもと遊ぶ（座位，軽度）
2.3	ガーデニング（コンテナを使用する），動物の世話，ピアノの演奏
2.5	植物への水やり，子どもの世話，仕立て作業
2.8	ゆっくりした歩行（平地，遅い＝53m/分），子ども・動物と遊ぶ（立位，軽度）
3.0	普通歩行（平地，67m/分，犬を連れて），電動アシスト付き自転車に乗る，家財道具の片付け，子どもの世話（立位），台所の手伝い，大工仕事，梱包，ギター演奏（立位）
3.3	カーペット掃き，フロア掃き，掃除機，電気関係の仕事：配線工事，身体活動の動きを伴うスポーツ観戦
3.5	歩行（平地，75〜85m/分，ほどほどの速さ，散歩など），楽に自転車に乗る（8.9km/時），階段を下りる，軽い荷物運び，車の荷物の積み下ろし，荷づくり，モップがけ，床磨き，風呂掃除，庭の草むしり，子どもと遊ぶ（歩く/走る，中強度），車椅子を押す，釣り（全般），スクーター（原付）・オートバイの運転
4.0	自転車に乗る（≒16km/時未満，通勤），階段を上る（ゆっくり），動物と遊ぶ（歩く/走る，中強度），高齢者や障がい者の介護（身支度，風呂，ベッドの乗り降り），屋根の雪下ろし
4.3	やや速歩（平地，やや速めに＝93m/分），苗木の植栽，農作業（家畜に餌を与える）
4.5	耕作，家の修繕
5.0	かなり速歩（平地，速く＝107m/分），動物と遊ぶ（歩く/走る，活発に）
5.5	シャベルで土や泥をすくう
5.8	子どもと遊ぶ（歩く/走る，活発に），家具・家財道具の移動・運搬
6.0	スコップで雪かきをする
7.8	農作業（干し草をまとめる，納屋の掃除）
8.0	運搬（重い荷物）
8.3	荷物を上の階へ運ぶ
8.8	階段を上る（速く）
メッツ	運動の例
2.3	ストレッチング，全身を使ったテレビゲーム（バランス運動，ヨガ）
2.5	ヨガ，ビリヤード
2.8	座って行うラジオ体操
3.0	ボウリング，バレーボール，社交ダンス（ワルツ，サンバ，タンゴ），ピラティス，太極拳
3.5	自電車エルゴメーター（30〜50ワット），自体重を使った軽い筋力トレーニング（軽・中等度），体操（家で軽・中等度），ゴルフ（手引きカートを使って），カヌー
3.8	全身を使ったテレビゲーム（スポーツ・ダンス）
4.0	卓球，パワーヨガ，ラジオ体操第1
4.3	やや速歩（平地，やや速めに＝93m/分），ゴルフ（クラブを担いで運ぶ）
4.5	テニス（ダブルス）*，水中歩行（中等度），ラジオ体操第2
4.8	水泳（ゆっくりとした背泳）
5.0	かなり速歩（平地，速く＝107m/分），野球，ソフトボール，サーフィン，バレエ（モダン，ジャズ）
5.3	水泳（ゆっくりとした平泳ぎ），スキー，アクアビクス
5.5	バドミントン
6.0	ゆっくりとしたジョギング，ウェイトトレーニング（高強度，パワーリフティング，ボディビル），バスケットボール，水泳（のんびり泳ぐ）
6.5	山を登る（0〜4.1kgの荷物を持って）
6.8	自転車エルゴメーター（90〜100ワット）
7.0	ジョギング，サッカー，スキー，スケート，ハンドボール*
7.3	エアロビクス，テニス（シングルス）*，山を登る（約4.5〜9.0kgの荷物を持って）
8.0	サイクリング（約20km/時）
8.3	ランニング（134m/分），水泳（クロール，ふつうの速さ，46m/分未満），ラグビー*
9.0	ランニング（139m/分）
9.8	ランニング（161m/分）
10.0	水泳（クロール，速い，69m/分）
10.3	武道・武術（柔道，柔術，空手，キックボクシング，テコンドー）
11.0	ランニング（188m/分），自転車エルゴメーター（161〜200ワット）

＊試合の場合
出典）厚生労働省：健康づくりのための身体活動基準2013より一部改変

資料11：授乳・離乳の支援ガイド（抜粋）(2019年3月14日　「授乳・離乳の支援ガイド」改定に関する研究会)

Ⅱ－1　授乳の支援

1　授乳の支援に関する基本的考え方

授乳とは，乳汁（母乳又は育児用ミルク）を子どもに与えることであり，授乳は子どもに栄養素等を与えるとともに，母子・親子の絆を深め，子どもの心身の健やかな成長・発達を促す上で極めて重要である。

乳児は，出生後に「口から初めての乳汁摂取」を行うことになるが，新生児期，乳児期前半の乳児は，身体の諸機能は発達の途上にあり，消化・吸収機能も不十分である。そのため，この時期の乳児は，未熟な消化や吸収，排泄等の機能に負担をかけずに栄養素等を摂ることのできる乳汁栄養で育つ。

妊娠中に「ぜひ母乳で育てたいと思った」「母乳が出れば母乳で育てたいと思った」と回答した母親が9割を超えていることから，母乳で育てたいと思っている母親が無理せず自然に母乳育児に取り組めるよう支援することは重要である。ただし，母乳をインターネット上で販売している実態も踏まえて，衛生面等のリスクについて注意喚起をしているところである。授乳の支援に当たっては母乳だけにこだわらず，必要に応じて育児用ミルクを使う等，適切な支援を行うことが必要である。

母子の健康等の理由から育児用ミルクを選択する場合は，その決定を尊重するとともに母親の心の状態等に十分に配慮し，母親に安心感を与えるような支援が必要である。授乳は，子どもが「飲みたいと要求」し，その「要求に応じて与える」という両者の関わりが促進されることによって，安定して進行していく。その過程で生じる不安等に対して適切に対応し，母親等が安心して授乳ができるように支援を行う。

授乳の支援に当たっては，母乳や育児用ミルクといった乳汁の種類にかかわらず，母子の健康の維持とともに，健やかな母子・親子関係の形成を促し，育児に自信をもたせることを基本とする。

約8割の母親等が授乳について困ったことがあり，特に回答が多かったものは「母乳が足りているかわからない」であった。こうした困りごとをもつ母親等に対しては，子育て世代包括支援センター等を中心に，様々な保健医療機関を活用し継続的に母親等の不安を傾聴するとともに，子どもの状態をよく観察し授乳量が足りているかどうかを見極める必要がある。

生後1年未満の乳児期は，1年間で体重が約3倍に成長する，人生で最も発育する時期である。発育の程度は個人差があるため，母乳が不足しているかどうかについては，子どもの状態，個性や体質，母親の状態や家庭環境等を考慮に入れたうえで，総合的に判断する必要がある。

母親が授乳や育児に関する不安が強い場合には，産後うつ予防や安心して授乳や育児ができるように，早期からの産科医師，小児科医師，助産師，保健師等による専門的なアプローチを検討する。

2　授乳の支援の方法

(1)　妊娠期

母子にとって母乳は基本であり，母乳で育てたいと思っている人が無理せず自然に実現できるよう，妊娠中から支援を行う。

妊婦やその家族に対して，具体的な授乳方法や母乳（育児）の利点等について，両親学級や妊婦健康診査等の機会を通じて情報提供を行う。

母親の疾患や感染症，薬の使用，子どもの状態，母乳の分泌状況等の様々な理由から育児用ミルクを選択する母親に対しては，十分な情報提供の上，その決定を尊重するとともに，母親の心の状態に十分に配慮した支援を行う。

また，妊婦及び授乳中の母親の食生活は，母子の健康状態や乳汁分泌に関連があるため，食事のバランスや禁煙等の生活全般に関する配慮事項を示した「妊産婦のための食生活指針」を踏まえ，妊娠期から食生活の改善を促す支援を行う。

これらにより，妊娠中から授乳方法に関する正しい情報を提供し，その上で選択できるよう支援を行う。

なお，母乳（育児）には，次のような利点がある。

《母乳（育児）の利点》

母乳には，①乳児に最適な成分組成で少ない代謝負担，②感染症の発症及び重症度の低下，③小児期の肥満やのちの2型糖尿病の発症リスクの低下などの報告がされている。

また，母乳を与えることによって，①産後の母体の回復の促進，②母子関係の良好な形成などの利点があげられる。

(2)　授乳の開始から授乳のリズムの確立

生後間もない子どもは，昼夜の関係なく授乳と睡眠を中心に生活し，成長するにつれてその子どもなりの授乳のリズムや睡眠のリズムが整ってくる。

授乳のリズムや睡眠リズムが整うまでの期間は子どもによって個人差がある。特に出産後から退院までの間は母親と子どもが終日，一緒にいられるように支援し，子どもが欲しがるとき，母親が飲ませたいときには，いつでも授乳できるように支援する。

同時に母乳は妊娠，出産による変化が妊娠前の状態に回復していく期間でもあることから，心身の不調や育児不安を抱えていることが想定される。そのため，母親と子どもの状態を把握するとともに，母親の気持ちや感情を受けとめ，あせらず授乳のリズムを確立できるよう支援する。

授乳の開始後，母親等は授乳量が足りているかという不安をもつ場合がある。子どもの発育を評価する上で体重は重要な指標の一つであるが，子どもの発育は，出生体重や出生週数，栄養方法，子どもの状態によって変わってくるため，乳幼児身体発育曲線を用い，これまでの発育経過を踏まえるとともに，授乳回数や授乳量，排尿排便の回数や機嫌等の子どもの状況に応じた支援を行うことが重要である。

授乳は，栄養方法のいかんに関わらず母親等と子どものスキンシップの上で重要な役割を果たし，優しい声かけとぬくもりを通してゆったりと飲むことで，子どもの心の安定がもたらされ，食欲が育まれていく。できるだけ静かな

環境の下で，適切な子どもの抱き方で，目と目を合わせて，優しく声をかける等授乳時の関わりについて支援を行う。

　また，母親や父親，家族等が適切な授乳方法やその実践について共通した理解をもつことは，継続的に安心して子どもに対応していく上で欠かせないことである。父親や家族等による授乳への支援が，母親に過度の負担を与えることのないよう，父親や家族等への情報提供を行う。

　母親等が安心して子どもと過ごし，自信をもって授乳に取り組めるように努めるとともに，体重増加不良等への専門的支援，子育て世代包括支援センター等をはじめとする困った時に相談できる場所の紹介や仲間づくり，産後ケア事業等の母子保健事業等を活用し，きめ細かな支援を行うことも考えられる。

《母乳の場合》
　出産直後から母親の母乳による育児への意欲や，乳房の状態に合わせた個別対応を行うことが重要である。特に出産直後については，医療従事者が関わる中で，安全性に配慮した支援を行う。
・出産後はできるだけ早く，母子がふれあって母乳を飲めるように支援する。
・子どもが欲しがるサインや，授乳時の抱き方，乳房の含ませ方等について伝え，適切に授乳できるよう支援する。
・母乳が足りているか等の不安がある場合は，子どもの体重や授乳状況等を把握するとともに，母親の不安を受け止めながら，自信をもって母乳を与えることができるよう支援する。

《育児用ミルクの場合》
　母乳育児を望んでいても，医学的な理由等により子どもの必要栄養量をまかなうのに十分な母乳が出ずに育児用ミルクを利用する場合もある。栄養方法のいかんに関わらず，授乳を通した健やかな親子関係づくりが進むように支援を行う。
・授乳を通して，母子・親子のスキンシップが図られるよう，しっかり抱いて，優しく声かけを行う等暖かいふれあいを重視した支援を行う。
・子どもの欲しがるサインや，授乳時の抱き方，哺乳瓶の乳首の含ませ方等について伝え，適切に授乳できるよう支援する。
・育児用ミルクの使用方法や飲み残しの取扱等について，安全に使用できるよう支援する。

《混合栄養の場合》
　母親が何らかの理由で母乳を十分に与えられない場合に，母乳と育児用ミルクを合わせて与えることをいう。混合栄養を取り入れる要因としては，母乳分泌不足，母親の健康上の要因，疲労等があげられる。栄養方法のいかんに関わらず，授乳を通した健やかな親子関係づくりが進むように支援を行う。
・母乳を少しでも与えているなら，母乳育児を続ける為に育児用ミルクを有効に利用するという考え方に基づき支援を行い，母乳の出方や量は異なるため，混合栄養の取り入れ方については，母親の思いを傾聴すると共に，母親の母乳分泌のリズムや子どもの授乳量等に合わせた支援を行う。
・授乳を通して，母子・親子のスキンシップが図られる

よう，しっかり抱いて，優しく声かけを行う等暖かいふれあいを重視した支援を行う。
・子どもが欲しがるサインや，授乳時の抱き方，乳頭（哺乳瓶の乳首）の含ませ方等について伝え，適切に授乳できるよう支援する。
・育児用ミルクの使用方法や飲み残しの取扱等について，安全に使用できるよう支援する。

（3）授乳の進行
　授乳のリズムの確立とは，子どもが成長するにつれて授乳の間隔や回数，量が安定してくることをいう。授乳のリズムが確立するのは，生後6～8週以降と言われているが，子どもによって個人差があるので，母親等と子どもの状態を把握しながらあせらず授乳のリズムを確立できるよう支援する。授乳のリズムの確立以降も，母親等がこれまで実践してきた授乳・育児が継続できるように支援することが必要である。

《母乳の場合》
・母乳育児を継続するために，母乳不足感や体重増加不良などへの専門的支援，困った時に相談できる母子保健事業の紹介や仲間づくり等，社会全体で支援できるようにする。

《育児用ミルクの場合》
・授乳量は，子どもによって授乳量は異なるので，回数よりも1日に飲む量を中心に考えるようにする。そのため，育児用ミルクの授乳では，1日の目安量に達しなくても子どもが元気で，体重が増えているならば心配はない。
・授乳量や体重増加不良などへの専門的支援，困った時に相談できる母子保健事業の紹介や仲間づくり等，社会全体で支援できるようにする。

《混合栄養の場合》
・母乳が少しでも出るなら，母乳育児を続けるために育児用ミルクを有効に利用するという考え方に基づき支援を行う。母乳の出方や量は個々に異なるため，母親の母乳分泌のリズムや子どもの授乳量に合わせて混合栄養の取り入れ方の支援を行う。
・母乳の授乳回数を減らすことによって，母乳分泌の減少など母乳育児の継続が困難になる場合があるが，母親の思い等を十分に傾聴し，母子の状況を見極めた上で，育児用ミルクを利用するなど適切に判断する。

（4）離乳への移行
　離乳を開始した後も，母乳又は育児用ミルクは授乳のリズムに沿って子どもが欲するまま，又は子どもの離乳の進行及び完了の状況に応じて与えるが，子どもの成長や発達，離乳の進行の程度や家庭環境によって子どもが乳汁を必要としなくなる時期は個人差が出てくる。そのため乳汁を終了する時期を決めることは難しく，いつまで乳汁を継続することが適切かに関しては，母親等の考えを尊重して支援を進める。母親等が子どもの状態や自らの状態から，授乳を継続するのか，終了するのかを判断できるように情報提供を心がける。

（5）食物アレルギーの予防について
　子どもの湿疹や食物アレルギー，ぜんそく等のアレルギー疾患の予防のために，妊娠及び授乳中の母親が特定の食品やサプリメントを過剰に摂取したり，避けたりすること

に関する効果は示されていない。子どものアレルギー疾患予防のために，母親の食事は特定の食品を極端に避けたり，過剰に摂取する必要はない。バランスのよい食事が重要である。

アレルギー素因のある子どもに対する牛乳アレルギー治療用の加水分解乳の予防効果について，以前は予防効果があるとする報告がされていたが，最近では，効果がないとする報告が多い。

子どもの食物アレルギーが疑われる場合には，必ず医師の診断に基づいて母子の食物制限等を行うよう支援する。

Ⅱ－2　離乳の支援
1　離乳の支援に関する基本的考え方

離乳とは，成長に伴い，母乳又は育児用ミルク等の乳汁だけでは不足してくるエネルギーや栄養素を補完するために，乳汁から幼児食に移行する過程をいい，その時に与えられる食事を離乳食という。

この間に子どもの摂食機能は，乳汁を吸うことから，食物をかみつぶして飲み込むことへと発達する。摂取する食品の量や種類が徐々に増え，献立や調理の形態も変化していく。また摂食行動は次第に自立へと向かっていく。

離乳については，子どもの食欲，摂食行動，成長・発達パターン等，子どもにはそれぞれ個性があるので，画一的な進め方にならないよう留意しなければならない。また，地域の食文化，家庭の食習慣等を考慮した無理のない離乳の進め方，離乳食の内容や量を，それぞれの子どもの状況にあわせて進めていくことが重要である。

一方，多くの親にとっては，初めて離乳食を準備し，与え，子どもの反応をみながら進めることを体験する。子どもの個性によって一人ひとり，離乳食の進め方への反応も異なることから，離乳を進める過程で数々の不安や課題を抱えることも予想される。授乳期に続き，離乳期も母子・親子関係の関係づくりの上で重要な時期にある。そうした不安やトラブルに対し，適切な支援があれば，安心して離乳が実践でき，育児で大きな部分を占める食事を通しての子どもとの関わりにも自信がもてるようになってくる。

離乳の支援にあたっては，子どもの健康を維持し，成長・発達を促すよう支援するとともに，授乳の支援と同様，健やかな母子，親子関係の形成を促し，育児に自信がもてるような支援を基本とする。特に，子どもの成長や発達状況，日々の子どもの様子をみながら進めること，無理させないことに配慮する。また，離乳期は食事や生活リズムが形づくられる時期でもあることから，生涯を通じた望ましい生活習慣の形成や生活習慣病予防の観点も踏まえて支援することが大切である。この時期から生活リズムを意識し，健康的な食習慣の基礎を培い，家族等と食卓を囲み，共に食事をとりながら食べる楽しさの体験を増やしていくことで，一人ひとりの子どもの「食べる力」を育むための支援が推進されることを基本とする。なお，離乳期は，両親や家族の食生活を見直す期間でもあるため，現状の食生活を踏まえて，適切な情報提供を行うことが必要である。

2　離乳の支援の方法
(1)　離乳の開始

離乳の開始とは，なめらかにすりつぶした状態の食物を初めて与えた時をいう。開始時期の子どもの発達状況の目安としては，首のすわりがしっかりして寝返りができ，5秒以上座れる，スプーンなどを口に入れても舌で押し出すことが少なくなる（哺乳反射の減弱），食べ物に興味を示すなどがあげられる。その時期は生後5～6か月頃が適当である。ただし，子どもの発育及び発達には個人差があるので，月齢はあくまでも目安であり，子どもの様子をよく観察しながら，親が子どもの「食べたがっているサイン」に気がつくように進められる支援が重要である。

なお，離乳の開始前の子どもにとって，最適な栄養源は乳汁（母乳又は育児用ミルク）であり，離乳の開始前に果汁やイオン飲料を与えることの栄養学的な意義は認められていない。また，蜂蜜は，乳児ボツリヌス症を引き起こすリスクがあるため，1歳を過ぎるまでは与えない。

(2)　離乳の進行

離乳の進行は，子どもの発育及び発達の状況に応じて食品の量や種類及び形態を調整しながら，食べる経験を通じて摂食機能を獲得し，成長していく過程である。食事を規則的に摂ることで生活リズムを整え，食べる意欲を育み，食べる楽しさを体験していくことを目標とする。食べる楽しみの経験としては，いろいろな食品の味や舌ざわりを楽しむ，手づかみにより自分で食べることを楽しむといったことだけでなく，家族等が食卓を囲み，共食を通じて食の楽しさやコミュニケーションを図る，思いやりの心を育むといった食育の観点も含めて進めていくことが重要である。

《離乳初期（生後5か月～6か月頃）》

離乳食を飲み込むこと，その舌ざわりや味に慣れることが主目的である。離乳食は1日1回与える。母乳又は育児用ミルクは，授乳のリズムに沿って子どもの欲するままに与える。食べ方は，口唇を閉じて，捕食や嚥下ができるようになり，口に入ったものを舌で前から後ろへ送り込むことができる。

《離乳中期（生後7か月～8か月頃）》

生後7～8か月頃からは舌でつぶせる固さのものを与える。離乳食は1日2回にして生活リズムを確立していく。母乳又は育児用ミルクは離乳食の後に与え，このほかに授乳のリズムに沿って母乳は子どもの欲するままに，ミルクは1日に3回程度与える。

食べ方は，舌，顎の動きは前後から上下運動へ移行し，それに伴って口唇は左右対称に引かれるようになる。食べさせ方は，平らな離乳食用のスプーンを下唇にのせ，上唇が閉じるのを待つ。

《離乳後期（生後9か月～11か月頃）》

歯ぐきでつぶせる固さのものを与える。離乳食は1日3回にし，食欲に応じて，離乳食の量を増やす。離乳食の後に母乳又は育児用ミルクを与える。このほかに，授乳のリズムに沿って母乳は子どもの欲するままに，育児用ミルクは1日2回程度与える。

食べ方は，舌で食べ物を歯ぐきの上に乗せられるようになるため，歯や歯ぐきで潰すことが出来るようになる。口唇は左右非対称の動きとなり，噛んでいる方向に依っていく動きがみられる。食べさせ方は，丸み（くぼみ）のある離乳食用のスプーンを下唇にのせ，上唇が閉じるのを待つ。

手づかみ食べは，生後 9 か月頃から始まり，1 歳過ぎの子どもの発育及び発達にとって，積極的にさせたい行動である。食べ物を触ったり，握ったりすることで，その固さや触感を体験し，食べ物への関心につながり，自らの意志で食べようとする行動につながる。子どもが手づかみ食べをすると，周りが汚れて片付けが大変，食事に時間がかかる等の理由から，手づかみ食べをさせたくないと考える親もいる。そのような場合，手づかみ食べが子どもの発育及び発達に必要である理由について情報提供することで，親が納得して子どもに手づかみ食べを働きかけることが大切である。

（3）　離乳の完了

離乳の完了とは，形のある食物をかみつぶすことができるようになり，エネルギーや栄養素の大部分が母乳又は育児用ミルク以外の食物から摂取できるようになった状態をいう。その時期は生後12か月から18か月頃である。食事は 1 日 3 回となり，その他に 1 日 1 ～ 2 回の補食を必要に応じて与える。母乳又は育児用ミルクは，子どもの離乳の進行及び完了の状況に応じて与える。なお，離乳の完了は，母乳又は育児用ミルクを飲んでいない状態を意味するものではない。

食べ方は，手づかみ食べで前歯で噛み取る練習をして，一口量を覚え，やがて食具を使うようになって，自分で食べる準備をしていく。

（4）　食品の種類と調理
ア　食品の種類と組合せ

与える食品は，離乳の進行に応じて，食品の種類及び量を増やしていく。

離乳の開始は，おかゆ（米）から始める。新しい食品を始める時には離乳食用のスプーンで 1 さじずつ与え，子どもの様子をみながら量を増やしていく。慣れてきたらじゃがいもや人参等の野菜，果物，さらに慣れたら豆腐や白身魚，固ゆでした卵黄など，種類を増やしていく。

離乳が進むにつれ，魚は白身魚から赤身魚，青皮魚へ，卵は卵黄から全卵へと進めていく。食べやすく調理した脂肪の少ない肉類，豆類，各種野菜，海藻と種類を増やしていく。脂肪の多い肉類は少し遅らせる。野菜類には緑黄色野菜も用いる。ヨーグルト，塩分や脂肪の少ないチーズも用いてよい。牛乳を飲用として与える場合は，鉄欠乏性貧血の予防の観点から，1 歳を過ぎてからが望ましい。

離乳食に慣れ，1 日 2 回食に進む頃には，穀類（主食），野菜（副菜）・果物，たんぱく質性食品（主菜）を組み合わせた食事とする。また，家族の食事から調味する前のものを取り分けたり，薄味のものを適宜取り入れたりして，食品の種類や調理方法が多様となるような食事内容とする。

母乳育児の場合，生後 6 か月の時点で，ヘモグロビン濃度が低く，鉄欠乏を生じやすいとの報告がある。また，ビタミン D 欠乏の指摘もあることから，母乳育児を行っている場合は，適切な時期に離乳を開始し，鉄やビタミン D の供給源となる食品を積極的に摂取するなど，進行を踏まえてそれらの食品を意識的に取り入れることが重要である。

フォローアップミルクは母乳代替食品ではなく，離乳が順調に進んでいる場合は，摂取する必要はない。離乳が順調に進まず鉄欠乏のリスクが高い場合や，適当な体重増加が見られない場合には，医師に相談した上で，必要に応じてフォローアップミルクを活用すること等を検討する。

イ　調理形態・調理方法

離乳の進行に応じて，食べやすく調理したものを与える。子どもは細菌への抵抗力が弱いので，調理を行う際には衛生面に十分に配慮する。

食品は，子どもが口の中で押しつぶせるように十分な固さになるよう加熱調理をする。初めは「つぶしがゆ」とし，慣れてきたら粗つぶし，つぶさないままへと進め，軟飯へと移行する。野菜類やたんぱく質性食品などは，始めはなめらかに調理し，次第に粗くしていく。離乳中期頃になると，つぶした食べ物をひとまとめにする動きを覚え始めるので，飲み込み易いようにとろみをつける工夫も必要になる。

調味について，離乳の開始時期は，調味料は必要ない。離乳の進行に応じて，食塩，砂糖など調味料を使用する場合は，それぞれの食品のもつ味を生かしながら，薄味でおいしく調理する。油脂類も少量の使用とする。

離乳食の作り方の提案に当たっては，その家庭の状況や調理する者の調理技術等に応じて，手軽に美味しく安価でできる具体的な提案が必要である。

（5）　食物アレルギーの予防について
ア　食物アレルギーとは

食物アレルギーとは，特定の食物を摂取した後にアレルギー反応を介して皮膚・呼吸器・消化器あるいは全身性に生じる症状のことをいう。有病者は乳児期が最も多く，加齢とともに漸減する。食物アレルギーの発症リスクに影響する因子として，遺伝的素因，皮膚バリア機能の低下，秋冬生まれ，特定の食物の摂取開始時期の遅れが指摘されている。乳児から幼児早期の主要原因食物は，鶏卵，牛乳，小麦の割合が高く，そのほとんどが小学校入学前までに治ることが多い。

食物アレルギーによるアナフィラキシーが起こった場合，アレルギー反応により，じん麻疹などの皮膚症状，腹痛や嘔吐などの消化器症状，ゼーゼー，息苦しさなどの呼吸器症状が，複数同時にかつ急激に出現する。特にアナフィラキシーショックが起こった場合，血圧が低下し意識レベルの低下等がみられ，生命にかかわることがある。

イ　食物アレルギーへの対応

食物アレルギーの発症を心配して，離乳の開始や特定の食物の摂取開始を遅らせても，食物アレルギーの予防効果があるという科学的根拠はないことから，生後 5 ～ 6 か月頃から離乳を始めるように情報提供を行う。

離乳を進めるに当たり，食物アレルギーが疑われる症状がみられた場合，自己判断で対応せずに，必ず医師の診断に基づいて進めることが必要である。なお，食物アレルギーの診断がされている子どもについては，必要な栄養素等を過不足なく摂取できるよう，具体的な離乳食の提案が必要である。

子どもに湿疹がある場合や既に食物アレルギーの診断がされている場合，または離乳開始後に発症した場合は，基本的には原因食物以外の摂取を遅らせる必要はないが，自己判断で対応することで状態が悪化する可能性も想定されるため，必ず医師の指示に基づいて行うよう情報提供を行うこと。

資料12：食事バランスガイド（厚生労働省・農林水産省　平成17年6月）

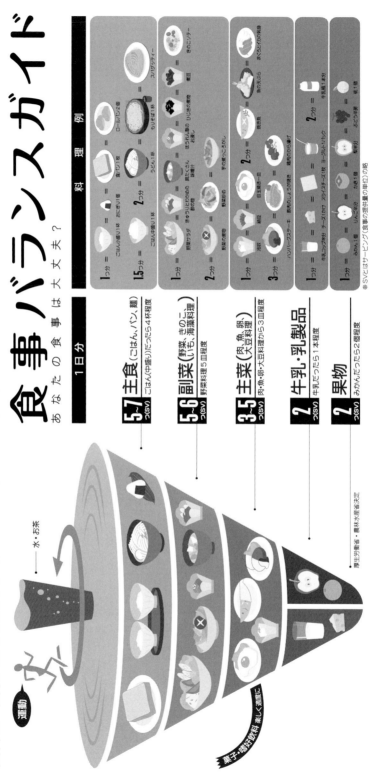

資料13：簡易栄養状態評価表 （Mini Nutritional Assessment-Short Form. MNA®-SF）

氏名：

性別：　　　　年齢：　　　　体重：　　　　kg　身長：　　　　cm　調査日：

下の□欄に適切な数値を記入し、それらを加算してスクリーニング値を算出する。

スクリーニング

A　過去3ヶ月間で食欲不振、消化器系の問題、そしゃく・嚥下困難などで食事量が減少しましたか？
　　0 ＝ 著しい食事量の減少
　　1 ＝ 中等度の食事量の減少
　　2 ＝ 食事量の減少なし

B　過去3ヶ月間で体重の減少がありましたか？
　　0 ＝ 3 kg 以上の減少
　　1 ＝ わからない
　　2 ＝ 1～3 kg の減少
　　3 ＝ 体重減少なし

C　自力で歩けますか？
　　0 ＝ 寝たきりまたは車椅子を常時使用
　　1 ＝ ベッドや車椅子を離れられるが、歩いて外出はできない
　　2 ＝ 自由に歩いて外出できる

D　過去3ヶ月間で精神的ストレスや急性疾患を経験しましたか？
　　0 ＝ はい　　　　2 ＝ いいえ

E　神経・精神的問題の有無
　　0 ＝ 強度認知症またはうつ状態
　　1 ＝ 中程度の認知症
　　2 ＝ 精神的問題なし

F 1　B M I　　体重(kg)÷［身長(m)］²
　　0 ＝ BMI が 19 未満
　　1 ＝ BMI が 19 以上、21 未満
　　2 ＝ BMI が 21 以上、23 未満
　　3 ＝ BMI が 23 以上

　　　　　　BMI が測定できない方は、F 1の代わりにF 2に回答してください。
　　　　BMI が測定できる方は、F 1のみに回答し、F 2には記入しないでください。

F 2　ふくらはぎの周囲長(cm) ：CC
　　0 ＝ 31cm未満
　　3 ＝ 31cm以上

スクリーニング値
（最大 ： 14ポイント）

12-14 ポイント：　　　　　栄養状態良好

8-11 ポイント：　　　　　低栄養のおそれあり (At risk)

0-7 ポイント：　　　　　低栄養

資料14：日本人の食事摂取基準（抜粋）

参考表　推定エネルギー必要量（kcal/日）

性　別	男　性			女　性		
身体活動レベル[1]	Ⅰ	Ⅱ	Ⅲ	Ⅰ	Ⅱ	Ⅲ
0～5（月）	－	550	－	－	500	－
6～8（月）	－	650	－	－	600	－
9～11（月）	－	700	－	－	650	－
1～2（歳）	－	950	－	－	900	－
3～5（歳）	－	1,300	－	－	1,250	－
6～7（歳）	1,350	1,550	1,750	1,250	1,450	1,650
8～9（歳）	1,600	1,850	2,100	1,500	1,700	1,900
10～11（歳）	1,950	2,250	2,500	1,850	2,100	2,350
12～14（歳）	2,300	2,600	2,900	2,150	2,400	2,700
15～17（歳）	2,500	2,800	3,150	2,050	2,300	2,550
18～29（歳）	2,300	2,650	3,050	1,700	2,000	2,300
30～49（歳）	2,300	2,700	3,050	1,750	2,050	2,350
50～64（歳）	2,200	2,600	2,950	1,650	1,950	2,250
65～74（歳）	2,050	2,400	2,750	1,550	1,850	2,100
75以上（歳）[2]	1,800	2,100	－	1,400	1,650	－
妊婦（付加量）[3]　初期				＋50	＋50	＋50
中期				＋250	＋250	＋250
後期				＋450	＋450	＋450
授乳婦（付加量）				＋350	＋350	＋350

1　身体活動レベルは，低い，ふつう，高いの三つのレベルとして，それぞれⅠ，Ⅱ，Ⅲで示した。
2　レベルⅡは自立している者，レベルⅠは自宅にいてほとんど外出しない者に相当する。レベルⅠは高齢者施設で自立に近い状態で過ごしている者にも適用できる値である。
3　妊婦個々の体格や妊娠中の体重増加量及び胎児の発育状況の評価を行うことが必要である。
注1：活用に当たっては，食事摂取状況のアセスメント，体重及びBMIの把握を行い，エネルギーの過不足は，体重の変化又はBMIを用いて評価すること。
注2：身体活動レベルⅠの場合，少ないエネルギー消費量に見合った少ないエネルギー摂取量を維持することになるため，健康の保持・増進の観点からは，身体活動量を増加させる必要がある。

目標とするBMIの範囲（18歳以上）[1,2]

年齢（歳）	目標とするBMI（kg/m²）
18～49	18.5～24.9
50～64	20.0～24.9
65～74[3]	21.5～24.9
75以上[3]	21.5～24.9

1　男女共通。あくまでも参考として使用すべきである。
2　観察疫学研究において報告された総死亡率が最も低かったBMIを基に，疾患別の発症率とBMIの関連，死因とBMIとの関連，喫煙や疾患の合併によるBMIや死亡リスクへの影響，日本人のBMIの実態に配慮し，総合的に判断し目標とする範囲を設定。
3　高齢者では，フレイルの予防及び生活習慣病の発症予防の両者に配慮する必要があることも踏まえ，当面目標とするBMIの範囲を21.5～24.9kg/m²とした。

たんぱく質の食事摂取基準（推定平均必要量，推奨量，目安量：g／日，目標量：％エネルギー）

性　別	男　性				女　性			
年齢等	推定平均 必要量	推奨量	目安量	目標量[1]	推定平均 必要量	推奨量	目安量	目標量[1]
0～5（月）	－	－	10	－	－	－	10	－
6～8（月）	－	－	15	－	－	－	15	－
9～11（月）	－	－	25	－	－	－	25	－
1～2（歳）	15	20	－	13～20	15	20	－	13～20
3～5（歳）	20	25	－	13～20	20	25	－	13～20
6～7（歳）	25	30	－	13～20	25	30	－	13～20
8～9（歳）	30	40	－	13～20	30	40	－	13～20
10～11（歳）	40	45	－	13～20	40	50	－	13～20
12～14（歳）	50	60	－	13～20	45	55	－	13～20
15～17（歳）	50	65	－	13～20	45	55	－	13～20
18～29（歳）	50	65	－	13～20	40	50	－	13～20
30～49（歳）	50	65	－	13～20	40	50	－	13～20
50～64（歳）	50	65	－	14～20	40	50	－	14～20
65～74（歳）[2]	50	60	－	15～20	40	50	－	15～20
75以上（歳）[2]	50	60	－	15～20	40	50	－	15～20
妊婦（付加量）　初期					＋0	＋0		－[3]
中期					＋5	＋5		－[3]
後期					＋20	＋25		－[4]
授乳婦（付加量）					＋15	＋20		－[4]

1　範囲に関しては，おおむねの値を示したものであり，弾力的に運用すること。
2　65歳以上の高齢者について，フレイル予防を目的とした量を定めることは難しいが，身長・体重が参照体位に比べて小さい者や，特に75歳以上であって加齢に伴い身体活動量が大きく
　低下した者など，必要エネルギー摂取量が低い者では，下限が推奨量を下回る場合があり得る。この場合でも，下限は推奨量以上とすることが望ましい。
3　妊婦（初期・中期）の目標量は，13～20％エネルギーとした。
4　妊婦（後期）及び授乳婦の目標量は，15～20％エネルギーとした。

脂質の食事摂取基準

性　別	脂質 （％エネルギー）				飽和脂肪酸 （％エネルギー）[2,3]		n-6系脂肪酸 （g／日）		n-3系脂肪酸 （g／日）	
	男　性		女　性		男　性	女　性	男　性	女　性	男　性	女　性
年齢等	目安量	目標量[1]	目安量	目標量[1]	目標量	目標量	目安量	目安量	目安量	目安量
0～5（月）	50	－	50	－	－	－	4	4	0.9	0.9
6～11（月）	40	－	40	－	－	－	4	4	0.8	0.8
1～2（歳）	－	20～30	－	20～30	－	－	4	4	0.7	0.8
3～5（歳）	－	20～30	－	20～30	10以下	10以下	6	6	1.1	1.0
6～7（歳）	－	20～30	－	20～30	10以下	10以下	8	7	1.5	1.3
8～9（歳）	－	20～30	－	20～30	10以下	10以下	8	7	1.5	1.3
10～11（歳）	－	20～30	－	20～30	10以下	10以下	10	8	1.6	1.6
12～14（歳）	－	20～30	－	20～30	10以下	10以下	11	9	1.9	1.6
15～17（歳）	－	20～30	－	20～30	8以下	8以下	13	9	2.1	1.6
18～29（歳）	－	20～30	－	20～30	7以下	7以下	11	8	2.0	1.6
30～49（歳）	－	20～30	－	20～30	7以下	7以下	10	8	2.0	1.6
50～64（歳）	－	20～30	－	20～30	7以下	7以下	10	8	2.2	1.9
65～74（歳）	－	20～30	－	20～30	7以下	7以下	9	8	2.2	2.0
75以上（歳）	－	20～30	－	20～30	7以下	7以下	8	7	2.1	1.8
妊　婦			－	20～30		7以下		9		1.6
授乳婦			－	20～30		7以下		10		1.8

1　範囲に関しては，おおむねの値を示したものである。
2　飽和脂肪酸と同じく，脂質異常症及び循環器疾患に関与する栄養素としてコレステロールがある。コレステロールに目標量は設定しないが，これは許容される摂取量に上限が存在しない
　ことを保証するものではない。また，脂質異常症の重症化予防の目的からは，200mg／日未満に留めることが望ましい。
3　飽和脂肪酸と同じく，冠動脈疾患に関与する栄養素としてトランス脂肪酸がある。日本人の大多数は，トランス脂肪酸に関する世界保健機関（WHO）の目標（1％エネルギー未満）を下
　回っており，トランス脂肪酸の摂取による健康への影響は，飽和脂肪酸の摂取によるものと比べて小さいと考えられる。ただし，脂質に偏った食事をしている者では，留意する必要がある。
　トランス脂肪酸は人体にとって不可欠な栄養素ではなく，健康の保持・増進を図る上で積極的な摂取は勧められないことから，その摂取量は1％エネルギー未満に留めることが望ましく，
　1％エネルギー未満でもできるだけ低く留めることが望ましい。

炭水化物の食事摂取基準

性　別	炭水化物（%エネルギー）		食物繊維（g/日）	
	男　性	女　性	男　性	女　性
年齢等	目標量[1,2]	目標量[1,2]	目標量	目標量
0～5（月）	－	－	－	－
6～11（月）	－	－	－	－
1～2（歳）	50～65	50～65	－	－
3～5（歳）	50～65	50～65	8以上	8以上
6～7（歳）	50～65	50～65	10以上	10以上
8～9（歳）	50～65	50～65	11以上	11以上
10～11（歳）	50～65	50～65	13以上	13以上
12～14（歳）	50～65	50～65	17以上	17以上
15～17（歳）	50～65	50～65	19以上	18以上
18～29（歳）	50～65	50～65	21以上	18以上
30～49（歳）	50～65	50～65	21以上	18以上
50～64（歳）	50～65	50～65	21以上	18以上
65～74（歳）	50～65	50～65	20以上	17以上
75以上（歳）	50～65	50～65	20以上	17以上
妊　婦		50～65		18以上
授乳婦		50～65		18以上

1　範囲に関しては，おおむねの値を示したものである。
2　アルコールを含む。ただし，アルコールの摂取を勧めるものではない。

エネルギー産生栄養素バランスの食事摂取基準（%エネルギー）

性　別	男　性				女　性			
	目標量[1,2]				目標量[1,2]			
年齢等	たんぱく質[3]	脂　質[4]		炭水化物[5,6]	たんぱく質[3]	脂　質[4]		炭水化物[5,6]
		脂　質	飽和脂肪酸			脂　質	飽和脂肪酸	
0～11（月）	－	－	－	－	－	－	－	－
1～2（歳）	13～20	20～30	－	50～65	13～20	20～30	－	50～65
3～5（歳）	13～20	20～30	10以下	50～65	13～20	20～30	10以下	50～65
6～7（歳）	13～20	20～30	10以下	50～65	13～20	20～30	10以下	50～65
8～9（歳）	13～20	20～30	10以下	50～65	13～20	20～30	10以下	50～65
10～11（歳）	13～20	20～30	10以下	50～65	13～20	20～30	10以下	50～65
12～14（歳）	13～20	20～30	10以下	50～65	13～20	20～30	10以下	50～65
15～17（歳）	13～20	20～30	8以下	50～65	13～20	20～30	8以下	50～65
18～29（歳）	13～20	20～30	7以下	50～65	13～20	20～30	7以下	50～65
30～49（歳）	13～20	20～30	7以下	50～65	13～20	20～30	7以下	50～65
50～64（歳）	14～20	20～30	7以下	50～65	14～20	20～30	7以下	50～65
65～74（歳）	15～20	20～30	7以下	50～65	15～20	20～30	7以下	50～65
75以上（歳）	15～20	20～30	7以下	50～65	15～20	20～30	7以下	50～65
妊婦　初期					13～20	20～30	7以下	50～65
中期					13～20			
後期					15～20			
授乳婦					15～20			

1　必要なエネルギー量を確保した上でのバランスとすること。
2　範囲に関しては，おおむねの値を示したものであり，弾力的に運用すること。
3　65歳以上の高齢者について，フレイル予防を目的とした量を定めることは難しいが，身長・体重が参照体位に比べて小さい者や，特に75歳以上であって加齢に伴い身体活動量が大きく低下した者など，必要エネルギー摂取量が低い者では，下限が推奨量を下回る場合があり得る。この場合でも，下限は推奨量以上とすることが望ましい。
4　脂質については，その構成成分である飽和脂肪酸など，質への配慮を十分に行う必要がある。
5　アルコールを含む。ただし，アルコールの摂取を勧めるものではない。
6　食物繊維の目標量を十分に注意すること。

脂溶性ビタミンの食事摂取基準

性　別	ビタミンA（μgRAE/日）[1]							
	男　性				女　性			
年齢等	推定平均必要量[2]	推奨量[2]	目安量[3]	耐容上限量[3]	推定平均必要量[2]	推奨量[2]	目安量[3]	耐容上限量[3]
0～5（月）	－	－	300	600	－	－	300	600
6～11（月）	－	－	400	600	－	－	400	600
1～2（歳）	300	400	－	600	250	350	－	600
3～5（歳）	350	450	－	700	350	500	－	850
6～7（歳）	300	400	－	950	300	400	－	1,200
8～9（歳）	350	500	－	1,200	350	500	－	1,500
10～11（歳）	450	600	－	1,500	400	600	－	1,900
12～14（歳）	550	800	－	2,100	500	700	－	2,500
15～17（歳）	650	900	－	2,500	500	650	－	2,800
18～29（歳）	600	850	－	2,700	450	650	－	2,700
30～49（歳）	650	900	－	2,700	500	700	－	2,700
50～64（歳）	650	900	－	2,700	500	700	－	2,700
65～74（歳）	600	850	－	2,700	500	700	－	2,700
75以上（歳）	550	800	－	2,700	450	650	－	2,700
妊婦（付加量）　初期					＋0	＋0	－	－
中期					＋0	＋0	－	－
後期					＋60	＋80	－	－
授乳婦（付加量）					＋300	＋450	－	－

1　レチノール活性当量（μgRAE）＝レチノール（μg）＋β-カロテン（μg）×1/12 ＋α-カロテン（μg）×1/24 ＋β-クリプトキサンチン（μg）×1/24
　　＋その他のプロビタミンAカロテノイド（μg）×1/24
2　プロビタミンAカロテノイドを含む。
3　プロビタミンAカロテノイドを含まない。

性　別	ビタミンD（μg/日）[1]				ビタミンE（mg/日）[2]				ビタミンK（μg/日）	
	男　性		女　性		男　性		女　性		男　性	女　性
年齢等	目安量	耐容上限量	目安量	耐容上限量	目安量	耐容上限量	目安量	耐容上限量	目安量	目安量
0～5（月）	5.0	25	5.0	25	3.0	－	3.0	－	4	4
6～11（月）	5.0	25	5.0	25	4.0	－	4.0	－	7	7
1～2（歳）	3.0	20	3.5	20	3.0	150	3.0	150	50	60
3～5（歳）	3.5	30	4.0	30	4.0	200	4.0	200	60	70
6～7（歳）	4.5	30	5.0	30	5.0	300	5.0	300	80	90
8～9（歳）	5.0	40	6.0	40	5.0	350	5.0	350	90	110
10～11（歳）	6.5	60	8.0	60	5.5	450	5.5	450	110	140
12～14（歳）	8.0	80	9.5	80	6.5	650	6.0	600	140	170
15～17（歳）	9.0	90	8.5	90	7.0	750	5.5	650	160	150
18～29（歳）	8.5	100	8.5	100	6.0	850	5.0	650	150	150
30～49（歳）	8.5	100	8.5	100	6.0	900	5.5	700	150	150
50～64（歳）	8.5	100	8.5	100	7.0	850	6.0	700	150	150
65～74（歳）	8.5	100	8.5	100	7.0	850	6.5	650	150	150
75以上（歳）	8.5	100	8.5	100	6.5	750	6.5	650	150	150
妊　婦			8.5	－			6.5	－		150
授乳婦			8.5	－			7.0	－		150

1　日照により皮膚でビタミンDが産生されることを踏まえ，フレイル予防を図る者はもとより，全年齢区分を通じて，日常生活において可能な範囲内での適度な日光浴を心掛けるとともに，
　　ビタミンDの摂取については，日照時間を考慮に入れることが重要である。
2　α-トコフェロールについて算定した。α-トコフェロール以外のビタミンEは含んでいない。

水溶性ビタミンの食事摂取基準

性別	ビタミンB₁ (mg/日) [1,2]						ビタミンB₂ (mg/日) [3]					
	男　性			女　性			男　性			女　性		
年齢等	推定平均必要量	推奨量	目安量	推定平均必要量	推奨量	目安量	推定平均必要量	推奨量	目安量	推定平均必要量	推奨量	目安量
0〜5 （月）	−	−	0.1	−	−	0.1	−	−	0.3	−	−	0.3
6〜11 （月）	−	−	0.2	−	−	0.2	−	−	0.4	−	−	0.4
1〜2 （歳）	0.4	0.5	−	0.4	0.5	−	0.5	0.6	−	0.5	0.5	−
3〜5 （歳）	0.6	0.7	−	0.6	0.7	−	0.7	0.8	−	0.6	0.8	−
6〜7 （歳）	0.7	0.8	−	0.7	0.8	−	0.8	0.9	−	0.7	0.9	−
8〜9 （歳）	0.8	1.0	−	0.8	0.9	−	0.9	1.1	−	0.9	1.0	−
10〜11 （歳）	1.0	1.2	−	0.9	1.1	−	1.1	1.4	−	1.0	1.3	−
12〜14 （歳）	1.2	1.4	−	1.1	1.3	−	1.3	1.6	−	1.2	1.4	−
15〜17 （歳）	1.3	1.5	−	1.0	1.2	−	1.4	1.7	−	1.2	1.4	−
18〜29 （歳）	1.2	1.4	−	0.9	1.1	−	1.3	1.6	−	1.0	1.2	−
30〜49 （歳）	1.2	1.4	−	0.9	1.1	−	1.3	1.6	−	1.0	1.2	−
50〜64 （歳）	1.1	1.3	−	0.9	1.1	−	1.2	1.5	−	1.0	1.2	−
65〜74 （歳）	1.1	1.3	−	0.9	1.1	−	1.2	1.5	−	1.0	1.2	−
75 以上 （歳）	1.0	1.2	−	0.8	0.9	−	1.1	1.3	−	0.9	1.0	−
妊　婦（付加量）				+0.2	+0.2	−				+0.2	+0.3	−
授乳婦（付加量）				+0.2	+0.2	−				+0.5	+0.6	−

1　チアミン塩化物塩酸塩（分子量＝337.3）の重量として示した。
2　身体活動レベルⅡの推定エネルギー必要量を用いて算定した。
　　特記事項：推定平均必要量は，ビタミンB₁の欠乏症である脚気を予防するに足る最小必要量からではなく，尿中にビタミンB₁の排泄量が増大し始める摂取量（体内飽和量）から算定。
3　身体活動レベルⅡの推定エネルギー必要量を用いて算定した。
　　特記事項：推定平均必要量は，ビタミンB₂の欠乏症である口唇炎，口角炎，舌炎などの皮膚炎を予防するに足る最小量からではなく，尿中にビタミンB₂の排泄量が増大し始める摂取量（体内飽和量）から算定。

性別	ナイアシン (mgNE/日) [1,2]							
	男　性				女　性			
年齢等	推定平均必要量	推奨量	目安量	耐容上限量 [3]	推定平均必要量	推奨量	目安量	耐容上限量 [3]
0〜5 （月） [4]	−	−	2	−	−	−	2	−
6〜11 （月）	−	−	3	−	−	−	3	−
1〜2 （歳）	5	6	−	60 (15)	4	5	−	60 (15)
3〜5 （歳）	6	8	−	80 (20)	6	7	−	80 (20)
6〜7 （歳）	7	9	−	100 (30)	7	8	−	100 (30)
8〜9 （歳）	9	11	−	150 (35)	8	10	−	150 (35)
10〜11 （歳）	11	13	−	200 (45)	10	10	−	150 (45)
12〜14 （歳）	12	15	−	250 (60)	12	14	−	250 (60)
15〜17 （歳）	14	17	−	300 (70)	11	13	−	250 (65)
18〜29 （歳）	13	15	−	300 (80)	9	11	−	250 (65)
30〜49 （歳）	13	15	−	350 (85)	10	12	−	250 (65)
50〜64 （歳）	12	14	−	350 (85)	9	11	−	250 (65)
65〜74 （歳）	12	14	−	300 (80)	9	11	−	250 (65)
75 以上 （歳）	11	13	−	300 (75)	9	10	−	250 (60)
妊　婦（付加量）					+0	+0	−	−
授乳婦（付加量）					+3	+3	−	−

1　ナイアシン当量（NE）＝ナイアシン＋1/60トリプトファンで示した。
2　身体活動レベルⅡの推定エネルギー必要量を用いて算定した。
3　ニコチンアミドの重量（mg/日），（　）内はニコチン酸の重量（mg/日）。
4　単位はmg/日。

性別	ビタミンB₆ (mg/日) [1]								ビタミンB₁₂ (µg/日) [3]					
	男　性				女　性				男　性			女　性		
年齢等	推定平均必要量	推奨量	目安量	耐容上限量 [2]	推定平均必要量	推奨量	目安量	耐容上限量 [2]	推定平均必要量	推奨量	目安量	推定平均必要量	推奨量	目安量
0〜5 （月）	−	−	0.2	−	−	−	0.2	−	−	−	0.4	−	−	0.4
6〜11 （月）	−	−	0.3	−	−	−	0.3	−	−	−	0.5	−	−	0.5
1〜2 （歳）	0.4	0.5	−	10	0.4	0.5	−	10	0.8	0.9	−	0.8	0.9	−
3〜5 （歳）	0.5	0.6	−	15	0.5	0.6	−	15	0.9	1.1	−	0.9	1.1	−
6〜7 （歳）	0.7	0.8	−	20	0.6	0.7	−	20	1.1	1.3	−	1.1	1.3	−
8〜9 （歳）	0.8	0.9	−	25	0.8	0.9	−	25	1.3	1.6	−	1.3	1.6	−
10〜11 （歳）	1.0	1.1	−	30	1.0	1.1	−	30	1.6	1.9	−	1.6	1.9	−
12〜14 （歳）	1.2	1.4	−	40	1.0	1.3	−	40	2.0	2.4	−	2.0	2.4	−
15〜17 （歳）	1.2	1.5	−	50	1.0	1.3	−	45	2.0	2.4	−	2.0	2.4	−
18〜29 （歳）	1.1	1.4	−	55	1.0	1.1	−	45	2.0	2.4	−	2.0	2.4	−
30〜49 （歳）	1.1	1.4	−	60	1.0	1.1	−	45	2.0	2.4	−	2.0	2.4	−
50〜64 （歳）	1.1	1.4	−	55	1.0	1.1	−	45	2.0	2.4	−	2.0	2.4	−
65〜74 （歳）	1.1	1.4	−	50	1.0	1.1	−	40	2.0	2.4	−	2.0	2.4	−
75 以上 （歳）	1.1	1.4	−	50	1.0	1.1	−	40	2.0	2.4	−	2.0	2.4	−
妊　婦（付加量）					+0.2	+0.2	−	−				+0.3	+0.4	−
授乳婦（付加量）					+0.3	+0.3	−	−				+0.7	+0.8	−

1　たんぱく質の推奨量を用いて算定した（妊婦・授乳婦の付加量は除く）。
2　ピリドキシン（分子量＝169.2）の重量として示した。
3　シアノコバラミン（分子量＝1,355.37）の重量として示した。

性　別	葉　酸　（μg/日）[1]							
	男　性				女　性			
年齢等	推定平均必要量	推奨量	目安量	耐容上限量[2]	推定平均必要量	推奨量	目安量	耐容上限量[2]
0 ～ 5 （月）	－	－	40	－	－	－	40	－
6 ～11 （月）	－	－	60	－	－	－	60	－
1 ～ 2 （歳）	80	90	－	200	90	90	－	200
3 ～ 5 （歳）	90	110	－	300	90	110	－	300
6 ～ 7 （歳）	110	140	－	400	110	140	－	400
8 ～ 9 （歳）	130	160	－	500	130	160	－	500
10～11 （歳）	160	190	－	700	160	190	－	700
12～14 （歳）	200	240	－	900	200	240	－	900
15～17 （歳）	220	240	－	900	200	240	－	900
18～29 （歳）	200	240	－	900	200	240	－	900
30～49 （歳）	200	240	－	1,000	200	240	－	1,000
50～64 （歳）	200	240	－	1,000	200	240	－	1,000
65～74 （歳）	200	240	－	900	200	240	－	900
75 以上 （歳）	200	240	－	900	200	240	－	900
妊　婦 （付加量）[3,4]					＋200	＋240	－	－
授乳婦 （付加量）					＋80	＋100	－	－

1 プテロイルモノグルタミン酸（分子量＝441.40）の重量として示した。
2 通常の食品以外の食品に含まれる葉酸（狭義の葉酸）に適用する。
3 妊娠を計画している女性，妊娠の可能性がある女性及び妊娠初期の妊婦は，胎児の神経管閉鎖障害のリスク低減のために，通常の食品以外の食品に含まれる葉酸（狭義の葉酸）を400μg/日摂取することが望まれる。
4 付加量は，中期及び後期にのみ設定した。

性　別	パントテン酸 （mg/日）		ビオチン （μg/日）	
	男　性	女　性	男　性	女　性
年齢等	目安量	目安量	目安量	目安量
0 ～ 5 （月）	4	4	4	4
6 ～11 （月）	5	5	5	5
1 ～ 2 （歳）	3	4	20	20
3 ～ 5 （歳）	4	4	20	20
6 ～ 7 （歳）	5	5	30	30
8 ～ 9 （歳）	6	5	30	30
10～11 （歳）	6	6	40	40
12～14 （歳）	7	6	50	50
15～17 （歳）	7	6	50	50
18～29 （歳）	5	5	50	50
30～49 （歳）	5	5	50	50
50～64 （歳）	6	5	50	50
65～74 （歳）	6	5	50	50
75 以上 （歳）	6	5	50	50
妊　婦		5		50
授乳婦		6		50

性　別	ビタミンC （mg/日）[1]					
	男　性			女　性		
年齢等	推定平均必要量	推奨量	目安量	推定平均必要量	推奨量	目安量
0 ～ 5 （月）	－	－	40	－	－	40
6 ～11 （月）	－	－	40	－	－	40
1 ～ 2 （歳）	35	40	－	35	40	－
3 ～ 5 （歳）	40	50	－	40	50	－
6 ～ 7 （歳）	50	60	－	50	60	－
8 ～ 9 （歳）	60	70	－	60	70	－
10～11 （歳）	70	85	－	70	85	－
12～14 （歳）	85	100	－	85	100	－
15～17 （歳）	85	100	－	85	100	－
18～29 （歳）	85	100	－	85	100	－
30～49 （歳）	85	100	－	85	100	－
50～64 （歳）	85	100	－	85	100	－
65～74 （歳）	80	100	－	80	100	－
75 以上 （歳）	80	100	－	80	100	－
妊　婦 （付加量）				＋10	＋10	－
授乳婦 （付加量）				＋40	＋45	－

1 L-アスコルビン酸（分子量＝176.12）の重量で示した。
　特記事項：推定平均必要量は，ビタミンCの欠乏症である壊血病を予防するに足る最小量からではなく，心臓血管系の疾病予防効果及び抗酸化作用の観点から算定。

多量ミネラルの食事摂取基準

性　別	ナトリウム (mg/日, ( ) は食塩相当量 [g／日])¹						カリウム (mg/日)			
	男　性			女　性			男　性		女　性	
年齢等	推定平均必要量	目安量	目標量	推定平均必要量	目安量	目標量	目安量	目標量	目安量	目標量
0〜5 （月）	−	100 (0.3)	−	−	100 (0.3)	−	400	−	400	−
6〜11 （月）	−	600 (1.5)	−	−	600 (1.5)	−	700	−	700	−
1〜2 （歳）	−	−	(3.0未満)	−	−	(3.0未満)	900	−	900	−
3〜5 （歳）	−	−	(3.5未満)	−	−	(3.5未満)	1,000	1,400以上	1,000	1,400以上
6〜7 （歳）	−	−	(4.5未満)	−	−	(4.5未満)	1,300	1,800以上	1,200	1,800以上
8〜9 （歳）	−	−	(5.0未満)	−	−	(5.0未満)	1,500	2,000以上	1,500	2,000以上
10〜11（歳）	−	−	(6.0未満)	−	−	(6.0未満)	1,800	2,200以上	1,800	2,000以上
12〜14（歳）	−	−	(7.0未満)	−	−	(6.5未満)	2,300	2,400以上	1,900	2,400以上
15〜17（歳）	−	−	(7.5未満)	−	−	(6.5未満)	2,700	3,000以上	2,000	2,600以上
18〜29（歳）	600 (1.5)	−	(7.5未満)	600 (1.5)	−	(6.5未満)	2,500	3,000以上	2,000	2,600以上
30〜49（歳）	600 (1.5)	−	(7.5未満)	600 (1.5)	−	(6.5未満)	2,500	3,000以上	2,000	2,600以上
50〜64（歳）	600 (1.5)	−	(7.5未満)	600 (1.5)	−	(6.5未満)	2,500	3,000以上	2,000	2,600以上
65〜74（歳）	600 (1.5)	−	(7.5未満)	600 (1.5)	−	(6.5未満)	2,500	3,000以上	2,000	2,600以上
75以上（歳）	600 (1.5)	−	(7.5未満)	600 (1.5)	−	(6.5未満)	2,500	3,000以上	2,000	2,600以上
妊　婦				600 (1.5)	−	(6.5未満)			2,000	2,600以上
授乳婦				600 (1.5)	−	(6.5未満)			2,200	2,600以上

1　高血圧及び慢性腎臓病（CKD）の重症化予防のための食塩相当量の量は，男女とも6.0g/日未満とした。

性　別	カルシウム (mg/日)							
	男　性				女　性			
年齢等	推定平均必要量	推奨量	目安量	耐容上限量	推定平均必要量	推奨量	目安量	耐容上限量
0〜5 （月）	−	−	200	−	−	−	200	−
6〜11 （月）	−	−	250	−	−	−	250	−
1〜2 （歳）	350	450	−	−	350	400	−	−
3〜5 （歳）	500	600	−	−	450	550	−	−
6〜7 （歳）	500	600	−	−	450	550	−	−
8〜9 （歳）	550	650	−	−	600	750	−	−
10〜11 （歳）	600	700	−	−	600	750	−	−
12〜14 （歳）	850	1,000	−	−	700	800	−	−
15〜17 （歳）	650	800	−	−	550	650	−	−
18〜29 （歳）	650	800	−	2,500	550	650	−	2,500
30〜49 （歳）	600	750	−	2,500	550	650	−	2,500
50〜64 （歳）	600	750	−	2,500	550	650	−	2,500
65〜74 （歳）	600	750	−	2,500	550	650	−	2,500
75以上 （歳）	600	700	−	2,500	500	600	−	2,500
妊　婦（付加量）					+0	+0	−	−
授乳婦（付加量）					+0	+0	−	−

性　別	マグネシウム (mg/日)							
	男　性				女　性			
年齢等	推定平均必要量	推奨量	目安量	耐容上限量¹	推定平均必要量	推奨量	目安量	耐容上限量¹
0〜5 （月）	−	−	20	−	−	−	20	−
6〜11 （月）	−	−	60	−	−	−	60	−
1〜2 （歳）	60	70	−	−	60	70	−	−
3〜5 （歳）	80	100	−	−	80	100	−	−
6〜7 （歳）	110	130	−	−	110	130	−	−
8〜9 （歳）	140	170	−	−	140	160	−	−
10〜11 （歳）	180	210	−	−	180	220	−	−
12〜14 （歳）	250	290	−	−	240	290	−	−
15〜17 （歳）	300	360	−	−	260	310	−	−
18〜29 （歳）	280	340	−	−	230	270	−	−
30〜49 （歳）	310	370	−	−	240	290	−	−
50〜64 （歳）	310	370	−	−	240	290	−	−
65〜74 （歳）	290	350	−	−	230	280	−	−
75以上 （歳）	270	320	−	−	220	260	−	−
妊　婦（付加量）					+30	+40	−	−
授乳婦（付加量）					+0	+0	−	−

性　別	リン (mg/日)			
	男　性		女　性	
年齢等	目安量	耐容上限量	目安量	耐容上限量
0〜5 （月）	120	−	120	−
6〜11 （月）	260	−	260	−
1〜2 （歳）	500	−	500	−
3〜5 （歳）	700	−	700	−
6〜7 （歳）	900	−	800	−
8〜9 （歳）	1,000	−	1,000	−
10〜11 （歳）	1,100	−	1,000	−
12〜14 （歳）	1,200	−	1,000	−
15〜17 （歳）	1,200	−	900	−
18〜29 （歳）	1,000	3,000	800	3,000
30〜49 （歳）	1,000	3,000	800	3,000
50〜64 （歳）	1,000	3,000	800	3,000
65〜74 （歳）	1,000	3,000	800	3,000
75以上 （歳）	1,000	3,000	800	3,000
妊　婦			800	−
授乳婦			800	−

1　通常の食品以外からの摂取量の耐容上限量は，成人の場合350mg/日，小児では5mg/kg体重/日とした。それ以外の通常の食品からの摂取の場合，耐容上限量は設定しない。

微量ミネラルの食事摂取基準

鉄（mg/日）

性別 年齢等	男性				女性					
					月経なし		月経あり			
	推定平均 必要量	推奨量	目安量	耐容 上限量	推定平均 必要量	推奨量	推定平均 必要量	推奨量	目安量	耐容 上限量
0～5（月）	－	－	0.5	－	－	－	－	－	0.5	－
6～11（月）	3.5	5.0	－	－	3.5	4.5	－	－	－	－
1～2（歳）	3.0	4.5	－	25	3.0	4.5	－	－	－	20
3～5（歳）	4.0	5.5	－	25	4.0	5.5	－	－	－	25
6～7（歳）	5.0	5.5	－	30	4.5	5.5	－	－	－	30
8～9（歳）	6.0	7.0	－	35	6.0	7.5	－	－	－	35
10～11（歳）	7.0	8.5	－	35	7.0	8.5	10.0	12.0	－	35
12～14（歳）	8.0	10.0	－	40	7.0	8.5	10.0	12.0	－	40
15～17（歳）	8.0	10.0	－	50	5.5	7.0	8.5	10.5	－	40
18～29（歳）	6.5	7.5	－	50	5.5	6.5	8.5	10.5	－	40
30～49（歳）	6.5	7.5	－	50	5.5	6.5	9.0	10.5	－	40
50～64（歳）	6.5	7.5	－	50	5.5	6.5	9.0	11.0	－	40
65～74（歳）	6.0	7.5	－	50	5.0	6.0	－	－	－	40
75以上（歳）	6.0	7.0	－	50	5.0	6.0	－	－	－	40
妊婦（付加量）初期					＋2.0	＋2.5	－	－	－	－
中期・後期					＋8.0	＋9.5	－	－	－	－
授乳婦（付加量）					＋2.0	＋2.5	－	－	－	－

亜鉛（mg/日）

性別 年齢等	男性				女性			
	推定平均 必要量	推奨量	目安量	耐容 上限量	推定平均 必要量	推奨量	目安量	耐容 上限量
0～5（月）	－	－	2	－	－	－	2	－
6～11（月）	－	－	3	－	－	－	3	－
1～2（歳）	3	3	－	－	2	3	－	－
3～5（歳）	3	4	－	－	3	3	－	－
6～7（歳）	4	5	－	－	3	4	－	－
8～9（歳）	5	6	－	－	4	5	－	－
10～11（歳）	6	7	－	－	5	6	－	－
12～14（歳）	9	10	－	－	7	8	－	－
15～17（歳）	10	12	－	－	7	8	－	－
18～29（歳）	9	11	－	40	7	8	－	35
30～49（歳）	9	11	－	45	7	8	－	35
50～64（歳）	9	11	－	45	7	8	－	35
65～74（歳）	9	11	－	40	7	8	－	35
75以上（歳）	9	10	－	40	6	8	－	30
妊婦（付加量）					＋1	＋2	－	－
授乳婦（付加量）					＋3	＋4	－	－

銅（mg/日）

性別 年齢等	男性				女性			
	推定平均 必要量	推奨量	目安量	耐容 上限量	推定平均 必要量	推奨量	目安量	耐容 上限量
0～5（月）	－	－	0.3	－	－	－	0.3	－
6～11（月）	－	－	0.3	－	－	－	0.3	－
1～2（歳）	0.3	0.3	－	－	0.2	0.3	－	－
3～5（歳）	0.3	0.4	－	－	0.3	0.3	－	－
6～7（歳）	0.4	0.4	－	－	0.4	0.4	－	－
8～9（歳）	0.4	0.5	－	－	0.4	0.5	－	－
10～11（歳）	0.5	0.6	－	－	0.5	0.6	－	－
12～14（歳）	0.7	0.8	－	－	0.6	0.8	－	－
15～17（歳）	0.8	0.9	－	－	0.6	0.7	－	－
18～29（歳）	0.7	0.9	－	7	0.6	0.7	－	7
30～49（歳）	0.7	0.9	－	7	0.6	0.7	－	7
50～64（歳）	0.7	0.9	－	7	0.6	0.7	－	7
65～74（歳）	0.7	0.9	－	7	0.6	0.7	－	7
75以上（歳）	0.7	0.8	－	7	0.6	0.7	－	7
妊婦（付加量）					＋0.1	＋0.1	－	－
授乳婦（付加量）					＋0.5	＋0.6	－	－

マンガン（mg/日）

性別 年齢等	男性		女性	
	目安量	耐容 上限量	目安量	耐容 上限量
0～5（月）	0.01	－	0.01	－
6～11（月）	0.5	－	0.5	－
1～2（歳）	1.5	－	1.5	－
3～5（歳）	1.5	－	1.5	－
6～7（歳）	2.0	－	2.0	－
8～9（歳）	2.5	－	2.5	－
10～11（歳）	3.0	－	3.0	－
12～14（歳）	4.0	－	4.0	－
15～17（歳）	4.5	－	3.5	－
18～29（歳）	4.0	11	3.5	11
30～49（歳）	4.0	11	3.5	11
50～64（歳）	4.0	11	3.5	11
65～74（歳）	4.0	11	3.5	11
75以上（歳）	4.0	11	3.5	11
妊婦			3.5	－
授乳婦			3.5	－

性別	ヨウ素（μg/日）							
	男　性				女　性			
年齢等	推定平均必要量	推奨量	目安量	耐容上限量	推定平均必要量	推奨量	目安量	耐容上限量
0〜5 （月）	—	—	100	250	—	—	100	250
6〜11 （月）	—	—	130	250	—	—	130	250
1〜2 （歳）	35	50	—	300	35	50	—	300
3〜5 （歳）	45	60	—	400	45	60	—	400
6〜7 （歳）	55	75	—	550	55	75	—	550
8〜9 （歳）	65	90	—	700	65	90	—	700
10〜11 （歳）	80	110	—	900	80	110	—	900
12〜14 （歳）	95	140	—	2,000	95	140	—	2,000
15〜17 （歳）	100	140	—	3,000	100	140	—	3,000
18〜29 （歳）	95	130	—	3,000	95	130	—	3,000
30〜49 （歳）	95	130	—	3,000	95	130	—	3,000
50〜64 （歳）	95	130	—	3,000	95	130	—	3,000
65〜74 （歳）	95	130	—	3,000	95	130	—	3,000
75 以上 （歳）	95	130	—	3,000	95	130	—	3,000
妊　婦（付加量）					+75	+110	—	—[1]
授乳婦（付加量）					+100	+140	—	—[1]

1 妊婦及び授乳婦の耐容上限量は，2,000μg/日とした。

性別	セレン（μg/日）							
	男　性				女　性			
年齢等	推定平均必要量	推奨量	目安量	耐容上限量	推定平均必要量	推奨量	目安量	耐容上限量
0〜5 （月）	—	—	15	—	—	—	15	—
6〜11 （月）	—	—	15	—	—	—	15	—
1〜2 （歳）	10	10	—	100	10	10	—	100
3〜5 （歳）	10	15	—	100	10	10	—	100
6〜7 （歳）	15	15	—	150	15	15	—	150
8〜9 （歳）	15	20	—	200	15	20	—	200
10〜11 （歳）	20	25	—	250	20	25	—	250
12〜14 （歳）	25	30	—	350	25	30	—	300
15〜17 （歳）	30	35	—	400	20	25	—	350
18〜29 （歳）	25	30	—	450	20	25	—	350
30〜49 （歳）	25	30	—	450	20	25	—	350
50〜64 （歳）	25	30	—	450	20	25	—	350
65〜74 （歳）	25	30	—	450	20	25	—	350
75 以上 （歳）	25	30	—	400	20	25	—	350
妊　婦（付加量）					+5	+5	—	—
授乳婦（付加量）					+15	+20	—	—

性別	クロム（μg/日）			
	男　性		女　性	
年齢等	目安量	耐容上限量	目安量	耐容上限量
0〜5 （月）	0.8	—	0.8	—
6〜11 （月）	1.0	—	1.0	—
1〜2 （歳）	—	—	—	—
3〜5 （歳）	—	—	—	—
6〜7 （歳）	—	—	—	—
8〜9 （歳）	—	—	—	—
10〜11 （歳）	—	—	—	—
12〜14 （歳）	—	—	—	—
15〜17 （歳）	—	—	—	—
18〜29 （歳）	10	500	10	500
30〜49 （歳）	10	500	10	500
50〜64 （歳）	10	500	10	500
65〜74 （歳）	10	500	10	500
75 以上 （歳）	10	500	10	500
妊　婦			10	—
授乳婦			10	—

性別	モリブデン（μg/日）							
	男　性				女　性			
年齢等	推定平均必要量	推奨量	目安量	耐容上限量	推定平均必要量	推奨量	目安量	耐容上限量
0〜5 （月）	—	—	2	—	—	—	2	—
6〜11 （月）	—	—	5	—	—	—	5	—
1〜2 （歳）	10	10	—		10	10	—	
3〜5 （歳）	10	10	—		10	10	—	
6〜7 （歳）	10	15	—		10	15	—	
8〜9 （歳）	15	20	—		15	15	—	
10〜11 （歳）	15	20	—		15	20	—	
12〜14 （歳）	20	25	—		20	25	—	
15〜17 （歳）	25	30	—		20	25	—	
18〜29 （歳）	20	30	—	600	20	25	—	500
30〜49 （歳）	25	30	—	600	20	25	—	500
50〜64 （歳）	25	30	—	600	20	25	—	500
65〜74 （歳）	20	30	—	600	20	25	—	500
75 以上 （歳）	20	25	—	600	20	25	—	500
妊　婦（付加量）					+0	+0	—	—
授乳婦（付加量）					+3	+3	—	—

資料15：参 考 図 書

〔第 1 章〕
・永井　徹監修, 青木紀久代・平野直己編：乳幼児期・児童期の臨床心理学（ライフサイクルの臨床心理学シリーズ 1 ）, 培風館（2012）
・石井直明・丸山直記編集：老化の生物学－その分子メカニズムから寿命延長まで, 医学書院（2008）
・今津ひとみほか編：母性看護学 2 　産褥・新生児, 医歯出版（2001）
・六角僚子・柄澤行雄：高齢者ケアの考え方と技術, 医学書院（2001）
・東京都老人総合研究所編：健康長寿をめざして, 東京化学同人（1994）

〔第 2 章〕
・厚生労働統計協会：図説 国民衛生の動向, 特集－地域における医療・介護改革の推進－（2016）
・西堀すき江編：よくわかる栄養ケア・マネジメントハンドブック　第 3 版, 中央法規出版（2013）
・野中　猛・上原　久：ケア会議で学ぶケアマネジメントの本質, 中央法規出版（2013）
・住居広士編集代表：介護福祉用語辞典, ミネルヴァ書房（2009）
・日本在宅ケア学会監修, 白澤政和・福島道子編集代表：在宅ケア事典, 中央法規出版（2007）

〔第 3 章・第 4 章〕
・江澤郁子・津田博子編：Ｎブックス 四訂 応用栄養学　第 2 版, 建帛社（2016）
・厚生労働省：日本人の食事摂取基準（2020年版）
・栢下　淳・上西一弘編：栄養科学イラストレイテッド 応用栄養学, 羊土社（2014）
・多賀昌樹・山田哲夫・内山麻子・佐藤七枝：サクセス管理栄養士講座 応用栄養学－ライフステージ別, 第一出版（2013）
・母子衛生研究会編：授乳・離乳の支援ガイド　実践の手引き, 母子保健事業団（2008）

〔第 5 章〕
・高野　陽・髙橋種昭ほか：子どもの食と栄養　第 5 版　健康と食べることの基本, 医歯薬出版, pp.78～110（2016）
・向井美惠編著：乳幼児の摂食指導, 医歯薬出版, pp.8～107（2015）
・厚生労働科学研究班による食物アレルギーの栄養食事指導の手引き2017
　https://www.foodallergy.jp/wp-content/themes/foodallergy/pdf/nutritionalmanual2017.pdf（2020年 1 月30日閲覧）
・五十嵐隆総編集：小児科臨床ピクシス18　下痢・便秘, 中山書店（2010）
・厚生労働省：「離乳・授乳の支援ガイド2019年改定版」2019年 3 月
　https://www.mhlw.go.jp/content/11908000/000496257.pdf（2020年 1 月30日閲覧）

〔第 6 章〕
・堤ちはる・土井正子編：子育て・子育ちを支援する子どもの食と栄養, 萌文書林（2016）
・国立保健医療科学院：乳幼児身体発育評価マニュアル（2012）
　http://www.niph.go.jp/soshiki/07shougai/hatsuiku/index.files/katsuyou.pdf（2020年 1 月30日閲覧）
・厚生労働省：保育所における食事の提供ガイドライン（2012）
　http://www.mhlw.go.jp/bunya/kodomo/pdf/shokujiguide.pdf（2020年 1 月30日閲覧）
・伊содержание善也・武田英二編：子どもの病気　栄養管理・栄養指導ハンドブック, 化学同人（2012）
・小川雄二編：子どもの食と栄養演習　第 5 版, 建帛社（2020）

〔第 7 章〕
・文部科学省：平成30年度　学校保健統計調査報告書（2018）
・厚生労働省：健康日本21（第二次）分析評価事業（2016）
　www.mhlw.go.jp/seisakunitsuite/bunya/kenkou_iryou/kenkou/…/kennkounippon21/（2020年 1 月30日閲覧）
・安達知子：婦人科疾患の診断・治療・管理, 日産婦誌, 61（12）（2009）
・スポーツ庁：平成30年度　体力・運動能力調査結果の概要及び報告書
　https://www.mext.go.jp/b_menu/toukei/chousa04/tairyoku/kekka/k_detail/1421920.htm（2020年 1 月30日閲覧）
・文部科学省：学校給食実施基準の一部改正について（平成30年 7 月31日）
　https://www.mext.go.jp/a_menu/sports/syokuiku/1407704.htm（2020年 1 月30日閲覧）

〔第 8 章〕
・文部科学省：平成30年度　学校保健統計調査報告書（2018）
・木戸康博・小倉嘉夫・真鍋祐之編：栄養科学シリーズ　NEST　応用栄養学　第 5 版, 講談社（2016）
・灘本知憲編：新食品・栄養科学シリーズ　応用栄養学　第 4 版, 科学同人（2015）
・栢下　淳・上西一弘編：栄養科学イラストレイテッド 応用栄養学, 羊土社（2014）
・日本栄養改善学会監修, 木戸康博・真鍋祐之編：応用栄養学　ライフステージ別・環境別, 医歯薬出版（2012）

〔第 9 章〕
・江澤郁子・津田博子編著：Ｎブックス 四訂 応用栄養学　第 2 版, 建帛社（2016）
・医療基盤・健康・栄養研究所監修, 渡邊令子・伊藤節子・瀧本秀美編：健康・栄養科学シリーズ 応用栄養学　改訂第 5 版, 南江堂（2015）
・森　基子・玉川和子：応用栄養学　ライフステージからみた人間栄養学　第10版, 医歯薬出版（2015）
・厚生労働省：平成26年　患者調査
・大中政治編：エキスパート管理栄養士養成シリーズ 応用栄養学　第 3 版, 化学同人（2012）

〔第10章〕
・江澤郁子・津田博子編著：Nブックス　四訂　応用栄養学　第2版，建帛社（2016）
・医療基盤・健康・栄養研究所監修，渡邊令子・伊藤節子・瀧本秀美編：健康・栄養科学シリーズ　応用栄養学　改訂第5版，南江堂（2015）
・森　基子・玉川和子：応用栄養学　ライフステージからみた人間栄養学　第10版，医歯薬出版（2015）
・大中政治編：エキスパート管理栄養士養成シリーズ　応用栄養学　第3版，化学同人（2012）

〔第11章〕
・田村　明・天本理恵・熊原秀晃・藤木理代・三田有紀子・大和孝子：イラスト応用栄養学，東京教学社（2014）
・大庭建三：すぐに使える　高齢者総合診療ノート，日本医事新報社（2014）
・日本老年医学会編：老年医学系統講義テキスト，西村書店（2013）
・日本老年医学会編：健康長寿診療ハンドブック－実地医家のための老年医学のエッセンス，メジカルビュー社（2011）
・日本老年医学会編：改訂第3版　老年医学テキスト，メジカルビュー社（2008）

〔第12章〕
・厚生労働統計協会：厚生の指標2019，介護保険制度の概要（平成30年度），国民衛生の動向2019/2020，平成18年身体障害児・者実態調査結果，平成30年簡易生命表
・社会福祉士養成講座編集委員会編：新・社会福祉士養成講座　社会保障　第5版，中央法規出版（2016）
・障害者福祉研究会監修：障害者総合支援法　障害支援区分認定ハンドブック，中央法規出版（2015）
・吉田貞夫編：JCNセレクト10　高齢者栄養ケアUPDATE－介護予防から終末期まで栄養ケアの現在がわかる－臨床栄養別冊，医歯薬出版（2015）
・徳田克己監修：ユニバーサルデザインとバリアフリーの図鑑（2013）

〔第13章〕
・渡邉早苗・山田和彦編著：栄養士養成課程のための栄養学実験実習・演習　基礎と応用　第3版，建帛社（2016）
・江澤郁子・津田博子編著：Nブックス　四訂　応用栄養学　第2版，建帛社，pp.39～83（2016）
・食事摂取基準の実践・運用を考える会編：日本人の食事摂取基準（2015年版）の実践・運用，第一出版，pp.2～5（2016）
・八倉巻和子他編著：Nブックス　五訂　公衆栄養学，建帛社，pp.118～126（2016）
・厚生労働省：日本人の食事摂取基準（2020年版）

〔第14章〕
・高松　薫・山田哲雄編：Nブックス　改訂　運動生理・栄養学　第2版，建帛社（2017）
・Thomas, D.T., Erdman, K.A. and Burke, L.M.：American College of Sports Medicine Joint Position Statement. Nutrition and Athletic Performance, *Med. Sci. Sports Exerc.*, **48**（3），543～568（2016）
・坂本美子編：スポーツ・健康栄養学，化学同人（2013）

〔第15章〕
・近藤和雄・鈴木恵美子・藤原葉子編：新スタンダード栄養・食物シリーズ10　応用栄養学，東京化学同人，pp.198～250（2015）
・竹中　優・土江節子編：応用栄養学　栄養マネジメント演習・実習　第3版，pp.195～204，医歯薬出版（2014）
・田村　明・天本理恵・熊原秀晃・藤木理代・三田有紀子・大和孝子：イラスト応用栄養学，pp.238～254，東京教学社（2014）
・日本栄養・食糧学会監修，香川靖男編著：時間栄養学　時計遺伝子と食事のリズム，pp.29～113，女子栄養大学出版部（2012）
・大中政治編：エキスパート管理栄養士養成シリーズ　応用栄養学　第2版，pp.203～218，化学同人（2010）

索　引

163

〔編著者〕 （執筆分担）

渡邉 早苗	女子栄養大学名誉教授	第1章，第2章，第12章
松田 早苗	女子栄養大学短期大学部教授	第9章，第10章
真野 由紀子	東北女子短期大学教授	第3章，第4章

〔著 者〕（五十音順）

小長井ちづる	十文字学園女子大学人間生活学部准教授	第14章
髙泉 佳苗	仙台青葉学院短期大学准教授	第6章
深作 貴子	相模女子大学短期大学部専任講師	第11章
増野 弥生	桐生大学医療保健学部教授	第7章
水野 時子	郡山女子大学短期大学部教授	第5章
矢ケ﨑信子	元東海大学短期大学部教授	第13章，第15章
山田 恒代	二葉栄養専門学校教授	第8章

Nブックス
応用栄養学概論〔第2版〕

2017年（平成29年）11月1日 初版発行～第2刷
2020年（令和2年）3月25日 第2版発行
2021年（令和3年）2月1日 第2版第2刷発行

編著者 渡邉 早苗
松田 早苗
真野 由紀子

発行者 筑紫 和男

発行所 株式会社 建帛社 KENPAKUSHA

112-0011 東京都文京区千石4丁目2番15号
TEL (03) 3944-2611
FAX (03) 3946-4377
https://www.kenpakusha.co.jp/

ISBN 978-4-7679-0666-9 C3047
©渡邉・松田・真野ほか，2017，2020.
（定価はカバーに表示してあります）

壮光舎印刷／ブロケード
Printed in Japan